U0060133

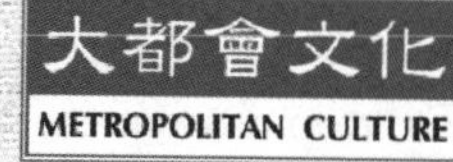
大都會文化
METROPOLITAN CULTURE

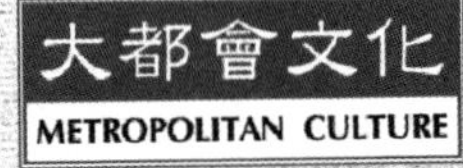
大都會文化
METROPOLITAN CULTURE

大病之後才明白

何裕民醫師與癌症交手的生命體悟

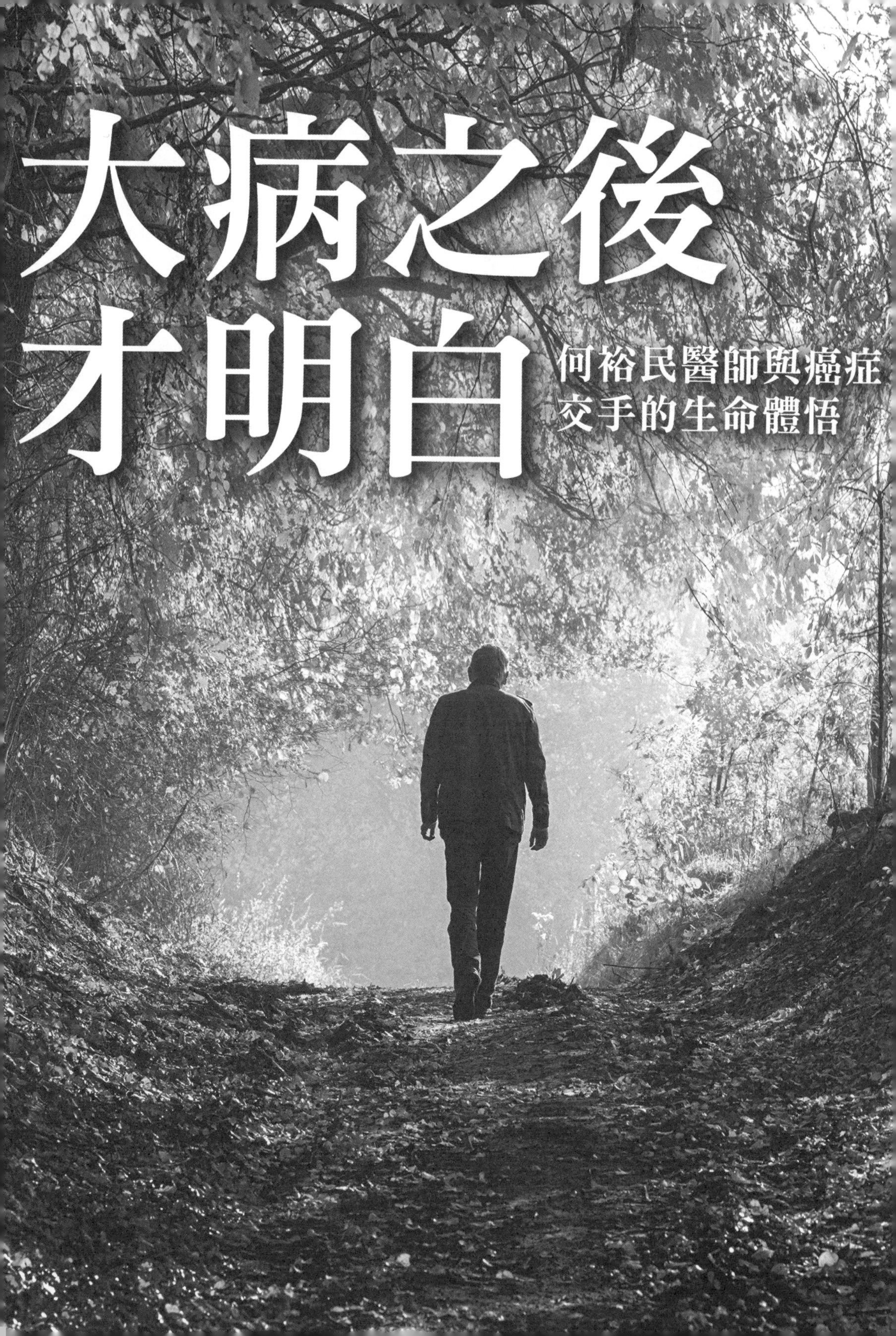

前言
捱過寒冬，倍覺春暖

我發現，一個人從失敗與痛苦中學到的，遠比成功所給的還要多。

——美國演員 凱瑟琳・赫本

我的藏書中，有幾十本特別值得珍視的書，都是關於癌症康復者的書。這些書，大部分是當事人成功抗癌後寫下的自我體驗，送給我留作紀念，彌足珍貴；有些則是臨終前他對生命的感懷及醒悟，就像于娟寫的《此生未完成》，令人唏噓不已，痛徹心扉；也有些是他們離開後，別人對他們的留念和回憶，如肯恩・威爾伯（Ken Wilber）的《超越死亡：恩寵與勇氣》（*Grace and Grit: Spirituality and Healing in the Life and Death of Treya Killam Wilber*），反映出對生存智慧的理解、對生命意義的思考以及對死亡的檢視等，有著特別深沉的人生哲理。在我幾千冊藏書中，這些書充其量只占百分之一左右。但因為這些書都是當事人面臨死神時泣血滴淚寫成的，閃爍著對生命真諦的領悟，凝聚著對生活本質及人生意義思索的結晶。

生活在健康或亞健康狀態中的普羅大眾，因缺乏對這些關乎生死等嚴肅重大問題的思索及領悟，全然不知健康之可貴，在疾病危險臨近之時，大多仍猶如溫水中的青蛙，故泣血滴淚寫成的這些書，就顯得十分凝重而有普遍意義與價值。俗話說得好：「參悟了死，才能更好地活。」我十分看重這些書中所提及關乎人類共性的難題，即一些結論及心得。儘管我沒有每本書都認真看完，但是書放在那裡，就是一種精神力量，經常提醒我，也促使我一直反思生命、生活及人生的一系列最基本問題。

在某大城市癌症俱樂部的會議室裡，掛著一幅該城市副市長親筆寫的一個條幅——「向戰勝癌症的生命強者致敬！」這句話我贊同一半。的確，癌症康復者是生命的強者，他們經歷了苦難的折磨，渡過了癌症難關，贏得了勝利；但不是戰勝了癌症。人類最好別奢談「戰勝」癌症（包括各種疾病），曾經有人假冒我的名義出版《癌症完全可以戰勝》一書，我第一時間提出抗議，要求立即下架。因為戰勝疾病只是人類一廂情願的夢想，體現著新教主義人類至上、無所不能的狂妄。其實，人類應該謙卑點，不用說癌症，冠心病、高血壓、糖尿病，包括風濕、關節炎、感冒等，人類能夠「戰勝」嗎？除非江湖郎中或醫學騙子，否則，嚴肅的醫學家都會聳聳肩、搖搖頭，說不可能，但這不等於人類無能為力。人類能夠推遲或延緩疾病的發生發展，減少它的危害，控制一些症狀，幫助當事人守住健康。

俗語說得好：「缺啥別缺錢，有啥別有病。」因為大家都知道，生病是可怕、要命的，而且生不起，不管在身心上、財力上、社會生活中，都是難以承受的，特別是罹癌。人們最好都能離癌症等疾病遠遠的，然而，現實又是殘酷的，中國平均每分鐘就有八個人被確診罹癌，而患了其他疾病的人就更多了。你越不希望它纏上你，它卻非常中意你，不時就會盯上你。因此，對癌症等疾病的躲避與防範成了人們的一大願望。但不幸的是，它還是時不時地發生並發展著。

俗話說：「經歷過寒冬，方知春暖。」我們這一代出生在新中國成立初期的人，就是因為經歷過太多磨難，其中不少人才有著堅韌的毅力。與大病博弈也一樣，要嘛大病把人打趴了，一蹶不振；要嘛堅毅者更加強大，並在磨難中得到昇華。

在與癌症患者長期接觸中，我從他們身上獲益良多。我特別看重他們通過痛苦而備受折磨的抗癌歷練，不少人因而對生命及生活的意義深有感悟。有些人則對人生的基本難題進行痛苦的思索，凝練出了對生命真諦的深刻認知，而這些，正是我們這些沒經歷過病痛的芸芸大眾所欠缺的。

筆者總結出他們的精神財富，可用一句話來概括：學會「活在本真中」。

「人就是人」（命題看似重複，卻是著名哲學家高清海教授的哲學遺著，也是他最後寫成的代表性書籍《人就是「人」》的書名）。人有不同於其他生物的諸多特性，就理想狀態而言，人應該「活在本真中」。

何謂「本真」？咬文嚼字的話，指事物（這裡指生命、生活、人生）本來所有的屬性，不去追求、獲取不屬於自身之物，或強行改變自己。

也可以說是本源、真相、天性、原本狀態、不加修飾的內心世界及追求等。

或者簡單地說，本，就是本來、本質；真，就是真實。就像一首歌裡所唱的，平平淡淡才是真。換句話說，平平淡淡就是真。

而要做到這一點，首先需「自知」。大病一場，有些智者往往痛定思痛，善於自我反思，冷靜下來思索，知曉自己的真實需求，明白自身的優劣，找準人生的定位；然後追隨內心，凡事坦然，不為外擾，活在真我中。

而平平淡淡，既指「自知」後的平常心與淡然（其實，人內心真實的需求並不多，很多都是相互比較後添加的）；又指因為內心平靜後遇事坦然，不易為外擾所困。《黃帝內經》之「恬淡虛無，真氣從之」即此意。而「真氣從之」，生命處於本真中，機能協調，內外平和，自然可活得舒暢、康寧、好德而壽。

其實，諸葛孔明的「淡泊明志，寧靜致遠」這句名言中，明志，從入世解，可釋為明確志向；從出世解，也可釋為洞悉自我需求。致遠也一樣，從入世解，可釋為實現巨大抱負；從出世解，可釋為活得更久遠、舒暢。前提都是淡泊、寧靜。

當然，這些從理論上來說，似乎是老生常談，但結合罹患癌症等大病之後的思索，一個個活生生的生存故事及人生領悟，可就顯得深沉且富有醒世意義了。

眾所周知，凱薩琳・赫本（Katharine Hepburn）是二十世紀一代影后，一生獲獎無數，被評為美國百年來最偉大的女演員，位居第一名。晚年，她患有惡性腫瘤及帕金森氏症等病。關於惡性腫瘤，由於年事已高，她自己決定不進行醫學干預，醫生尊重了她的選擇。九十六歲時，她在康乃狄克州的家中安詳地駕鶴西去。她曾經富有哲理地說：「我發現，一個人從失敗與痛苦中學到的，遠比成功所給的還要多。」

筆者只是一位臨床醫生，充其量是個對某些醫學哲學問題愛好思考者，何以不知天高地厚地涉及生命、生存、人生等純哲學命題或宗教範疇？這絕非閒來無事，而是有感而發、不吐不快。在與大難不死的癌症患者長期交往中，歷歷在目的所見所聞，觸動了我的神經，有時甚至深深地刺痛了我（筆者在電視節目中，談到一些勇者抗癌經歷時，眼睛多次濕潤就是例證）。我心靜時會反思他們的經歷，回味他們的體驗，感受他們的領悟。與數萬例患者或長或短地接觸後，我有種使命感，非要把這些人類痛苦體驗的「精華」（或者說財富）化作文字不可，以便有一本當今眾人可以享用關乎生命、生存、人生意義的活教材。

當然，平時筆者還對一些基本問題的研究頗感興趣，近年來又承擔了國家社會科學基金的重點項目——《中醫傳統文化核心價值體系及其現代轉型研究》。在溫習古文獻的過程中，我們深刻領會到了中華民族既是個偉大的民族，也是個經歷了諸多磨難和坎坷的民族。先秦的哲人們就已睿智地歸納出了人生的要義，這些體現在儒家、道家等典籍中。例如，《尚書》中就歸納了「五福」一說，歷代也肯定並延續了這一說法。所謂「五福」非常明確，「一曰壽、二曰富、三曰康寧、四曰攸好德、五曰考終命」。核心則是「康寧」，康寧包含「體康」、「心寧」；康寧決定著壽和富；壽、富、康寧又取決於「好德」，取決於品行；而這些又決定著壽命。重要的是，只有平平淡淡，活在本真中，才能體康心寧。

我們可以看到太多的古文獻及古代中國智者們，踐行著「五福」等的宗旨。歷史的深厚積澱給了後世（包括現代人）莫大的智慧，指引著人們思考該怎麼活，該追求什麼。什麼才是生命、生活的本真……這些，可以說是指引人生活的一盞明燈。而如今，由於社會急劇變化，舊有的秩序被打亂了，新的秩序尚在建構中。芸芸眾生的人生旅程缺乏路標和目的地，光怪陸離、誘惑無窮的現實商業世界，直把人刺激得神魂顛倒，天天踮起腳尖、拚命地趕路，卻不知路在何方？目的地在何處？如此趕路究竟為了什麼？因此，放眼當今世界，財富倍增，幸福感卻暴跌；生活必需品不缺，溫飽唾手可得，心裡卻慌得很；醫療技術快速發展，各種疾病（怪病，包括癌症）卻氾濫成災；期望壽命有所延伸，心身康寧卻成奢望……在如此喧鬧而無所適從的時代，靜下心，好好重溫古賢哲們的教誨，並結合癌症康復者磨難後的領悟（他們畢竟是在生活旅途中有過大坎坷、摔過大觔斗、經歷過極地酷寒而倍知生活之春暖者），也許能夠平靜我們內心的浮躁，撫慰我們枯竭了的心靈，喚起你我重新尋找真實的生命價值、生活意義、人生真諦。至少，我們應該開始思考這類問題。

透過癌症領悟人生，學會好好地「活在本真中」。

因為平平淡淡，身心康寧才是真。

目錄

前言 捱過寒冬，倍覺春暖 21

第一章 癌症——人類的新常態
癌症，就是人類的新常態 21
罹癌，再常見不過的現象 23
人類抗癌成敗史百年回顧 25
從躲避到征服，再到博弈 27
與癌症博弈的戰略性轉折：成效初顯 29

第二章 應對癌症新常態，從改變認知做起 33
一個悖論引發的質疑 33
癌症的概念須重新界定 35
癌症新共識：只是一類慢性病 37
癌症的不同類型及特點 41
癌症機制的「同花順」假說 42

癌症需不需要「早診斷」？ 45
來自患者的感受：積極治療未必是福 47
何謂「抗癌」成功 48
癌症發病的「車禍」隱喻 50
第三章 面對癌症肆虐，該認真思考生命意義了 55
尼采：知道為什麼而活的人，便能生存 55
賈伯斯臨終遺願：想與蘇格拉底喝半天茶 57
于娟：我們要用多大的代價，才能認清活著的意義 60
美國才女崔雅臨終前的反省 62
癌症患者遺憾啟示錄 64
台灣「美名富」的生死經歷感悟 66
生命的主張不能放棄 70
中國亟須生命觀啟蒙教育 73
藉著意義的尋找，體悟人生，學會好好地活 74
第四章 生命的神聖及脆弱 79
天人合一：生命是大自然的餽贈 79
生命——自然之禮的缺憾及困頓 80

生命：呈現為拋物線樣規律 84
生命是「瓷花瓶」，有使用期限且脆弱 87
生命：不堪承受之輕，超載超重早晚易折 90
生命有自我修復功能，但能力有限 94
喧鬧的醫院與「三百萬中國人早死」 97
為什麼醫生罹癌，死得更快 101
遠離大病盯纏，常始於對自我生命的尊重 104
你怎麼珍惜生命，生命就怎樣回饋你 107

第五章 生命的本能與智慧需尊重

111
西方的本能及需求說 111
肝主疏洩的中國「本能說」 114
鬱為百病之源 117
過度壓抑本能：類同於自我漸滅生機 119
放縱自我：不亞於自尋短見 121
身體智慧超乎想像，善領悟者康 124
學會「順納」自己的一切 127
康復本能的內外因激勵之差異 132
快樂追求的雙重屬性 136

生命不欣賞賭徒性格 139

第六章 心身和合，方為完整的生命 143

心身和合，人方為天下「貴」 143
心理（神）的最高層次是「靈（魂）」 146
心身關係：莫衷一是之歷史認識 149
心身「共軛」：用科學數值揭示的客觀事實 153
中醫的傳統認識：心身互動的層次特點 154
心理常可「暗中支配」身體 156
臨床醫學：從關注實驗室，到查論文，再到講故事 160
善於從「二十世紀的困惑」中走出 163
從心理學的人本主義到積極心理學 166
積極情緒「拓延-構建」理論的啟示 171

第七章 患了癌，先學會心靈自救 175

三分之一癌症長在心上 175
恐癌之害，關鍵在於恐懼本身 179
木桶短板理論：癌症患者先救心 182
患者需要的，首先是安全感重建 184

自救：先從愛自己，尊重自己開始 188
善於及時自我激勵和「獎賞」 191
不斷給自己加油，輸入正能量 192
學會自我轉移聚焦焦點 194
及時適度調整期望目標 197
「逆時針」心理效應，重返最佳狀態 199
期待效應：心存企盼，會有善果 201
善用心理學的「巴納姆效應」 204
斯托克代爾悖論的啟示 206
加入組織，找到「家」 208
需要社會支持，善與健康者為伍 210

第八章 人生意義的多元性 213

一段對話引發資優生自殺：需儘早思考人生意義 214
「我」的本性之多重 216
人生意義的多元性：「合乎德」即可 219
受本能驅使，充其量只是「寵物生活」 220
別過他人給你設定的人生 222
也別給他人指定或計劃人生 226

控制慾：雙刃利劍，內心虛弱的表現 227
憤青：社會並不只有一個標準 230
拓寬視野，或許就能改善 233
聽從內心的真實呼喚 237
康寧在「五福」中的核心意義 240
合乎德，益康寧，就是有意義的生活 242
同樣快樂：或益壽，或折壽，取決於合德與否 244

第九章　生活，只是自我態度的映射

第九章　生活，只是自我態度的映射 247
你怎麼看世界，世界就怎麼回報你 247
雨中情、豔陽天，都包含著美 250
積極態度者，更容易體驗成功 252
支撐生活的正是這些點滴小事 254
從做最好的自己，到生活在閒暇隨性中 255
掙脫完美主義，才能享受生活 258
放低標準就幸福：很多事，夠好了就可以了 261
別被虛幻的「面子」囚禁了 264
雙面人的生活：即使再成功，也要不得 266
言情小說不等於現實 267

生活無處不精彩 269
只過自己能夠承受的生活 272

第十章 生存：最核心的是簡單 277

關於快樂：哲學家與亞歷山大的對話 278
莫言：人類的好日子不多了 280
簡單：生存的本質，遠離慢性病的關鍵 282
一簞食，一瓢飲……不改其樂 284
要想活得長久些，只能活得簡單些 289
千萬別把「想要」的，統統變成「需要」的 291
是你擁有了房產，還是房產囚禁了你 294
過於算計和功利：戕害健康 295
富翁姐弟「比拚」的悲劇 297
胰臟癌患者：「幸福藏在簡單裡」 300
單純的人也許傻，複雜的人才會蠢 302
停一停腳步，讓靈魂跟上 304
減法生活，帶給你快樂 306
知足，不僅常樂，且可助成功 309

第十一章　給予和接受：人生最大意義所在 311

學會給予，幸福人生的真諦 314
笑納生活賜予的一切 316
若只是占有，定會空虛，索然乏味 319
人，賴他人以活！核心是「愛」 321
家屬親友的愛，不可替代 323
「給予」與「愛」，其實很簡單 325
給予，可以使人長壽 327
被需要不僅是幸福和責任，也是生存動力 330
救人者，也救了自己 332
心存感恩與感激：不僅關乎道德，也關涉康壽 335
人生的最高境界在於奉獻 336
精神上的「授」與「受」：最豐滿的意義 338

第十二章　生命：在適度張力中最滋潤 343

在悲觀與樂觀兩極中，盡可能游近樂觀 344
面對病困險厄：善在征服和妥協中選擇 347
學會在認真及糊塗之間做「二八」區分 351

在奉獻與當下享受中求得平衡 353
協調好人生的最高目標及最低期望 356
張弛於積極進取及愜意閒暇之中 359
革命與保命中的取捨——不值得的拚命 361
在感性與理性中自在地游弋 363
做好最壞打算，爭取最好結果 366
「登得了峰」與「下得了山」皆英雄 368
生活打不打折中的辯證法 370
生活，「允執厥中」才滋潤 372

第十三章　重新認識自我，活在本真中 375

無聊為百病之源 375
最簡單的，就是把分分秒秒填滿 378
生活，雖缺憾很多，但仍是美好的 379
哲人眼裡的生活意義 382
「生活意義」的自我評估 384
善於講和，生活的第一課 387
捨棄瑣屑，獲得大益 390
不行春風，焉得秋雨 393

寬容、包容與從容，愉悅生活的要素 396
認清自我，安頓好心靈 399
過靈魂相伴隨的生活 403

第十四章　樂齡患癌：莫道桑榆晚，為霞尚滿天 409

老年，人生新的驛站 409
「階梯人生」和「黃金時段」 412
樂齡中的人生哲學 415
智者：「胸無塊壘」而康壽 417
高齡患病，樂齡之事 420
知曉生老病死之理，更需要追求善終 422
向死而生，活出真滋味 425
從容善對生死離別 429
能否讓人們安詳地睡去 431
活著愜意，死有尊嚴 435

後記 439

第一章

癌症——人類的新常態

很可能，癌症對我們來說，也就是常態，而我們注定最終走向致命的結局。

——美國 辛達塔．穆克吉

半個多世紀前，恐怕很多人聽都沒有聽說過「癌症」這個詞。現在卻談癌色變，成了經常糾纏人們、逃不過的最常見話題。癌症究竟怎麼了？我們還是從它的發病史及危害現狀說起吧。

❖癌症，就是人類的新常態

辛達塔．穆克吉（Siddhartha Mukherjee）是印度裔美國醫生、科學家和教授，在哥倫比亞大學醫學中心擔任癌症醫生和研究員，有感於人類應對癌症的尷尬窘境，他歷時六年，憑藉詳實的歷史資料、專業文獻、患者專訪等資訊，追尋和闡述了癌症的起源與發展，且較系統地分析、總結了人類對抗癌症的漫長歷史過程及現代狀況，寫下了洋洋大作《萬病之王》（*The Emperor of All Maladies: A Biography of Cancer*），此書一經問世，便好評如潮，獲得了普立茲獎等殊榮。他通過前瞻性分析，在《萬病之王》中明確指出，儘管歷史上癌症並不多見，但進入現代後，由於多種因素，癌症，就是人類的新常態。他在書的最後總結道：「很可能，癌症對我們來說，也就是常態，而我們注定最終走向致命的結局。的確，在一些國家受癌症影響的人口比例無情地從四分之一增長到三分之一，再增長到二分之一時，癌症無疑將成為無法避免的新常態。於是，問題不再是我們在生命中是否會遇到這種永恆的疾病，而是我們何時會遇到它。」

以前（幾乎包括整個二十世紀前半葉之前的所有時代），人們總認為癌症只是生命中的一種例外，是災難降臨當事人，是身外的「惡魔」纏身。因此，汲汲於用各種方法來去除此惡魔——包括早期的宗教驅邪、烙鐵燙烤、截肢隔斷，也包括近代的擴大根治術、大劑量化療、放療等等。究其認識論根源，都是基於癌症是惡魔纏身，務必澈底清除乾淨這一基本點。就其病因而言，無論是病毒說、放射說、汙染說、毒素堆積說等，都只是對「惡魔」纏身改換了「門面」的解釋。

然而，直到二十世紀後半葉，人們才開始逐漸弄清楚，原來癌症就是生命的一部分，儘管不是那麼令人喜歡的一部分。癌細胞只是體內的「壞孩子」，它和「好孩子」同根同源；只是發育（細胞成熟）不良或退化而已。到了八〇年代，人們突然發現更為驚人的事實，居然「原癌基因」原本就是正常基因，之所以成為驅動癌變過程的「元兇」，可能是因為相互間協調出了差池，或信號傳遞上有些不順暢。直到二〇〇三年，科學家才明白原來細胞的「正常」和癌細胞的「異常」之間，並不存在根本性的不同，其主要區別只是在於積累的基因突變釋放了癌細胞的標誌性行為。或者說，只是某些基因表達偏高或偏低的差異。

因此，伴隨著科學的發展及醫學的進步，癌症的發病率將繼續飆升。因為進步讓人的平均壽命延長了；進步的標誌是人們越來越遠離自然，生活在純粹人造的環境中，被各種化學毒素所圍困；進步又讓人一改過去自然界恬淡地棲息，日出而作、日落而息的生活方式。所有這些，都可能導致癌症發病率的攀升。這可謂是一個人人啼笑皆非的結論，可它卻是真實的。

❖ 罹癌，再常見不過的現象

其實，進入後工業化社會，被癌症盯上是芸芸眾生再常見不過的現象。早在二十世紀八〇年代，美國專家就預測，如果美國人均期望壽命達到九十歲，將有百分之四十七的男性及百分之三十二的女性最終將以罹癌的方式結束生命。

又如，二〇一三年六月，據英國慈善機構麥克米倫癌症援助中心預測，近二十年來，英國癌症發病率增加三分之一以上。到二〇二〇年，百分之四十七的英國人將罹患癌症，但其中百分之四十的癌症患者可長期「帶癌生存」。

再如，據二〇一五年初最新的英國研究結論，一九六〇年以後出生的英國人，有一半將會罹患癌症。該研究機構利用一種複雜而精確的癌症風險計算方法，推翻此前有關「三分之一英國人將罹癌」的預測。該機構估計，將近百分之五十四的男性將會罹癌，而女性罹癌的比例不足百分之四十八。

根據英國專家的分析，更多人患癌的原因之一是死於心臟疾病和感染疾病的人數不斷減少，人的壽命越來越長，加上有許多不健康的現代生活方式導致多數人罹患癌症。但好消息是，罹癌後治癒的機率越來越大。

倫敦大學瑪麗皇后學院從事該研究的教授彼得．薩悉尼（Peter Sasieni）說：「癌症並非不可避免，有許多方法可以預防癌症。」例如，減肥、戒菸以及保持健康的生活方式等，會將罹癌的風險從百分之五十降低至百分之三十。

然而，困境不僅侷限於歐美，而是全世界。世界衛生組織所屬的國際癌症研究機構（IARC）

二〇一四年公布了全球最新腫瘤流行病統計數據（GLOBOCAN，2012），該數據顯示，二〇一二年，全球新增一千四百一十萬例癌症患者。其中，中國新增三百一十萬二千萬例，占百分之二十二（這個數據絕對是保守的，中國每年的癌症新增患者應該比這個數據高出至少百分之十五以上）；全球八百二十萬人因癌症死亡，中國占百分之二十七，即二百二十一萬四千人死於癌症。全球三千二百六十萬人帶瘤生存，中國占百分之十五（四百八十九萬人）。IARC認為，到了二〇二五年全球每年新發癌症患者預計將達一千九百三十萬例，主要與人口增長、生活方式和老年化有關。特別是發展中國家，癌症負擔將持續增加。

中國癌症發病的快速飆升情況更為嚴峻，尤其以沿海大城市為甚。二〇一二年，中國首次發布癌症發病情況登記年報，年報顯示，中國每年新發癌症病例約為三百一十二萬例（數據是縮水的，因為農村很多地方根本沒有報告制度），平均每天約有八千五百五十人，中國每分鐘有六人被診斷為癌症。據上海市權威的官方機構分析顯示，二〇一四年上海癌症發病率已達十萬分之四百一十八萬。換句話說，每年每千個上海人中，便有四人被診斷為癌症。而在一九九七年，這個數字只有十萬分之二百五十六萬。

僅以肺癌為例，二〇〇六年與一九七三年相比，中國增加百分之四百六十五。就北京而言，北京市衛生局統計數據顯示，二〇〇一年至二〇一〇年，北京肺癌的發病率增長了百分之五十六，且這一趨勢還在加劇當中。素以嚴肅著稱的新華社媒體，也以在某期刊的封面出現「癌症爆炸」的醒目字眼。（《瞭望東方週刊》，2007年第24期）

癌症高發，你我將難以倖免，這不是杞人憂天，而是現實。你我可能會被癌症盯上，這是再普通不過的事了。因為罹患癌症就是新常態。因此辛達塔・穆克吉說：「問題不再是我們在生命中是否會遇到這種永恆的疾病，而是我們何時會遇到它」。還有，就是該怎麼更好地認識它、更有效地防範它以及更從容地應對它。

❖ 人類抗癌成敗史百年回顧

一九七一年十二月下旬，時任美國總統的尼克森在其橢圓形辦公室裡簽署了《國家癌症法案》。在同年的國情咨文中，總統還用了約一百個詞，強烈提議展開深入的癌症研究，以尋找根治癌症的方法。現在看來，這未免太狂妄了點。千萬別以為這只是政治家們的無知，因為科學家們早就在摩拳擦掌，一心一意地準備迎接癌症被戰勝的那一刻。例如，早在二十世紀五〇年代，就有美國著名學者堅信癌症很快將被攻克。一九六三年，美國國家癌症研究所（NCI）所長恩迪考特（Kenneth Endicott）更認定：「下一步，（癌症）完全治癒，勢不可擋。」一九六八年，著名的癌症研究專家蓋伯（Solomon Garb）教授則出版了《治癒癌症：國家目標》（*Cure for Cancer, A National Goal*）一書。可以說，政治家是在科學家的擺弄下，大張旗鼓地鼓動全國力量來征服癌症，且有積極的配套措施，包括巨額的經費投入。僅就資金而言，要精確計算美國從一九七一年至今在癌症研究領域投入多少經費是不可能的。粗略估算，各方面總投入不會少於二千億美元。

然而，略帶嘲諷及苦澀的是，二十世紀八〇年代後期，就有人不斷地檢討說這是一場不可能見效的錯誤運動。二〇〇二年國際癌症預防聯盟（CPC）在文件中明確承認：「我們輸掉了這場戰爭。」美國國家癌症研究所也在世紀之交時承認了這一點。

在美國政府對癌宣戰四十年後，全球頂級的兩份科學期刊——英國的《自然》（*Nature*）雜誌和美國的《科學》（*Science*）雜誌於二〇一一年先後發表了與癌相關的紀念專集。《科學》雜誌評論說：「癌症領域，是四十年前令人不解的問題，如今依然困擾著研究者。但客觀地說，巨大的投入包括興建諸多研究機構和癌症中心，至少奠定了癌症研究的基礎；人們初步了解了癌症基因的性質，對於某些相對較為罕見的癌症，也有了一些有用的治療藥物。人們已明確，很多癌症源自慢性感染，而慢性感染又與病毒相關，故開發了一些抗病毒疫苗，如抗人類乳突病毒的疫苗，降低了子宮頸癌的發病率；B型肝炎疫苗的開發和推廣，也將改寫肝癌的防範史。」

二〇一二年九月，《新英格蘭醫學雜誌》（*NEJM*）刊載了〈癌症研究二百年〉一文，指出「癌症之戰才剛剛開始，要想取得最終勝利還有很長的路要走」。該刊回顧了創刊二百年以來人類與癌症抗爭的歷史進程，認為「癌症研究初露萌芽」，「癌症的研究已經從過去的『黑匣子』狀態過渡到了今天的『藍圖』規劃階段」。在有系統地回顧幾大療法（手術、放療、化療、免疫、標靶等）得失的同時，該刊特別強調，「無論癌症治療是否變得容易，預防仍然是最重要的」，而「預防癌症的重中之重是改變人們的生活習慣」。例如，尼古丁是已知最有成癮性的物質之一。迄今為止吸菸或被動吸菸是導致肺癌的最常見原因，估計其致死者占癌症死亡人數的百分之四十。從二十世紀六〇年代厲行戒菸，到一九七〇年美國禁止菸草廣告，多種措施使吸菸人數顯著減少，在美國，吸菸人數銳減到一九五〇年的一半數字；一九九〇年男性肺癌的發病率開始下降，隨後一九九一年肺癌死亡率開始下降。可見，主要是預防有效地減少了癌症的危害。

該刊還有系統地回顧了美國癌症患者生存率的變化。二十世紀六〇年代末，美國所有癌症的五年相對生存率為百分之三十八，而現在是百分之六十八。線性預測表示，到二〇一五年五年生存率會升高到百分之八十；美國自從一九九〇年開始，癌症整體死亡率下降百分之二十四；直線預測顯示，到二〇一五年，癌症整體死亡率將減少約百分之三十八。到那個時候，人們預防和治療癌症的能力會變得更強。《新英格蘭醫學雜誌》總結：「總而言之，把癌症轉變成可治癒或慢性疾病的前途是光明的，當然道路也是曲折的。」

因此，可以預測，綜合的方法將會改寫人類與癌症的交往歷史。英國帝國醫學院的腫瘤學教授卡羅爾·西克拉（K. Sikora）在名為〈癌症２０２５：癌症醫護的未來〉（Cancer 2025: future of cancer care）的報告中寫道：「到了二〇二五年，癌症將會和糖尿病、心血管疾病以及哮喘一樣成為慢性病，雖然會影響患者日常生活，卻不會導致必然死亡。」

❖ 從躲避到征服，再到博弈

我們認為，近百年來，人類與癌症的「交手史」大致可以分成三大階段。

第一階段，十九世紀末以前是以「躲避」為主，最好別被惡魔盯上，但事實上這是不可能的。因此，人們面對癌症無能為力，只能聽憑自然，好在當時癌症發病率並不是很高。

第二階段，整個二十世紀人類可以說是狂妄的，一心試圖「征服」癌症，無論是外科的根治術——始自於一八九一年的外科泰斗霍爾斯特德（William Stewart Halsted）倡導的根治性乳房切除術；內科的超大劑量聯合化療；放射科的大射野、超劑量照射；包括幾種方法同用，甚至再加上骨髓移植，都是如此。其宗旨只有一個：用狂轟濫炸來澈底「戰勝」癌症。

最典型的要數沃納·貝茲沃達（Werner Bezwoda）的療法。他是二十世紀八、九〇年代世界上最「傑出」和最「成功」的癌症治療專家。他以大劑量化療加移植，每位患者數十萬美元的診療費用，取得了征服乳癌的「非凡成功」，轟動全球。整個九〇年代，他不時地出現在世界各地，大談他的成功。甚至大膽宣布化療「劑量限制的障礙」已被「克服了」。大量婦女蜂擁而至，接受他的治療，全世界約有四萬名乳癌婦女進行了這類治療，涉及費用二十億至四十億美元。結果，二十世紀末真相被披露，整個事件就是欺詐、數據捏造、一場騙局。二〇〇〇年二月，隨著貝茲沃達的身敗名裂，狂妄的癌症征服療法終於偃旗息鼓，很不情願地退出了它所主導的癌症治療舞台。

此事件之後，人類低下了高昂的頭，檢討了自身無知所帶來的狂妄，與癌症展開了新一輪的「交手」，這就是第三階段。這一輪的「交手」，既不是試圖「征服」癌症，也不是無奈地逃避，而是盡可能努力地在知己知彼基礎上，借助智慧與癌症進行「博弈」。就像《新英格蘭醫學雜誌》所說的，有了「藍圖規劃」的、相對有持久力的相互對壘與抗爭。

現在，可以說人類正式進入了借助智慧與癌症「博弈」的階段。

二十世紀人類對癌症征戰的「落敗」，確實需要有系統的反思，筆者總結認為：

(1) 十九世紀前的「躲避」：惹不起，可以躲。但實際上，當時，想躲也躲不了。這只是人類對癌症一籌莫展、十分無奈的流露，也體現著人類的謙卑。

(2) 二十世紀的「征服」：伴隨著科技進步，促使人們不惜代價，一心只想征服它。反映出該時代「科學至上」、科學無所不能的科學主義之印記；也留下了人類狂妄而不可一世的痕跡。

(3) 二十一世紀的「博弈」：在極其痛苦（患者所承受的）及卑劣（欺詐、捏造、騙局）面前，敦促人們進行沉思與反省，與癌的交手進入借助智慧「博弈」的新階段。今天，對癌症再也不應奢談征服，這種帶有敬畏的態度，或許顯得更為理性、從容與科學，從而會更有實效。

❖ 與癌症博弈的戰略性轉折：成效初顯

辛達塔．穆克吉在《萬病之王》中，分析檢討了二十世紀美國抗癌的百年曲直歷史，提出美國從二十世紀初一心狂妄地試圖征服癌症，一連串地碰壁與失敗，到了九〇年代中後期，開始出現明顯的戰略性轉折，包括手術、化療、放療等都開始有所收斂，講究適度，並接受辯證地看待「根治」與「姑息」、治癒（cure）與呵護（care）的關係，加強了有效預防、姑息呵護等。例如，手術從一味地擴大根治，轉向局部或改良；化療從多藥物、大劑量、長療程，轉向少藥物、適度劑量、短療程；放療則更主張侷限於有限照射域。與此同時，對微創、標靶及自然療法（包括傳統中醫藥）等則又寄予了厚望。

其實，隨著醫界賢哲、美國的恩格爾（G. L. Engel）教授（1978）倡導醫學模式須從原先單純的生物醫學，轉向社會-心理-生物醫學模式，部分醫界菁英在思考同一個問題：在人與疾病抗爭過程中，怎樣設定目標，才是最適度且合理的？

例如，美國海斯丁中心（Hastings Center）發起的、始自二十世紀八〇年代末的全球性「醫學目的」之討論——未來幾十年裡，我們應如何理解醫學？醫學的最終或最佳目的究竟是什麼——已於九〇年代中期得出結論：很多情況下醫學應適度收縮自己的野心及狂妄，應從一味地對疾病「征服」，轉向必要時的「姑息」。該中心並以《倡議書》方式，向全球醫療機構及其政府主管提議：對於疾病，必須從只知道「治癒」，轉向更多的「呵護」。很顯然，這可以視為醫學界的一大戰略性轉折，它反映出人類重新開始學會了敬畏（自然、疾病）、尊重（規律、本能），並表現出適度的謙卑與恭敬——因為人只是「自然之子」，而並非只知道狂妄並想凌駕於自然之上。癌症領域的上述戰略性轉折，則是其體現之一。

更可喜的是，十多年後，這一轉折在癌症領域上獲得明顯的效果，以美國女性癌症的發病率變化為例。

美國從二十世紀八〇年代開始注重全民癌症預防工作，經過若干年努力，已在女性中明顯獲益了。不久前，美國公布了新的癌症調查結果，就明顯地反映出這一成果。

(1) 原先發病率最高的乳癌，近幾年來發病率已趨於穩定，九〇年代後，死亡率逐步下降，二〇〇四年較一九九〇年下降了百分之二十五點四。

(2) 女性發病率處於第二位的肺癌，一九九〇年以前，發病率和死亡率每年呈增長趨勢，但近年來開始出現下降趨勢。

(3) 胃癌、腸癌和子宮內膜癌發病率近年來略有下降，九〇年代後死亡率逐年有較明顯的下降。其中，腸癌死亡率下降了百分之二十五點四。

(4) 卵巢癌發病率一九九〇年後輕微下降，但死亡率數值穩定。

(5) 子宮頸癌也有變化，與一九九〇年相比，二〇〇四年子宮頸癌死亡率下降了百分之三十一。

一九九八年到二〇〇六年，女性癌症發病率每年下降百分之零點五；一九九〇年到二〇〇六年，女性患者死亡率下降了百分之十二點三。

上述成績，主要是健康的衛生知識及防範癌症常識的普及，推行健康的生活方式，包括性行為等所獲得的。

據辛達塔．穆克吉在《萬病之王》中的分析，女性癌症（特別是乳癌）控制明顯成功，源自兩大因素：

①重視普查。

②告誡少用雌激素。

筆者在此補上重要的兩條：

①強調適度治療。

②善用自然療法。

男性健康也同樣出現曙光。二〇一〇年七月，在《癌症》（Cancer）雜誌上，美國癌症學會公布了該國癌症的統計數據：二〇一〇年，美國查出一百五十二萬九千五百六十個新發癌症病例，其中，男性七十八萬九千六百二十例（女性七十三萬九千九百四十例），前三位是前列腺癌（百分之二十八）、肺癌（百分之十五）和直腸癌（百分之九）；二〇一〇年，全美有五十六萬九千四百九十人死於癌症，其中男性二十九萬九千二百例（女性二十七萬零二百九十例）。二〇〇〇年至二〇〇六年，男性癌症發病率每年下降百分之一點三。男性癌症發病率下降較多是因為肺癌、前列腺癌和直腸癌發病率明顯下降；女性癌症死亡率下降主要因為乳癌和直腸癌發病率明顯下降。由於在癌症預防、檢測和治療方面的進步，一九九〇年至二〇〇六年，美國男性癌症死亡率下降百分之二十一，期間被癌症奪去生命者減少了七十六萬七千人（含男女）。在所有癌症中，男性的三大殺手是肺癌（百分之二十九）、前列腺癌（百分之十一）和直腸癌（百分之九）。

例如，最明顯的數據（均來自美國癌症學會）是二〇一三年男性新發肺癌患者較二〇一〇年少了三百五十三例（從二〇一〇年的十一萬八千四百四十三例，降至二〇一三年的十一萬八千零九十例）。

這些結果被癌症專家們稱為「希望之光」。「這個數據非常鼓舞人心，人們在預防、診斷、治療癌症方面所付出的努力終於看到了回報。」美國腫瘤流行病學家大衛．奧斯佩博士指出：「以往發病率最高的十五種癌症，男女性發病率都有所下降。其中，男性肺癌、前列腺癌、結直腸癌下降明顯；女性乳癌和結直腸癌下降明顯。」出乎意料的是，在各類癌症發病率中，男性的下降比例都比女性要高，「他們在健康方面所付出的努力值得讚賞」。

而男性肺癌發病率下降的成就，辛達塔．穆克吉分析認為，主要歸功於有效控制菸草。控制菸草，也就是控制自我不良行為。關於乳癌等女性癌症高發病率和高死亡率的下降，一大半歸功於少用雌激素、推行健康生活方式等，那麼，人類學會「好好生活，活在本真中」，看來就是防範包括癌症在內的慢性疾病、守住健康、爭取盡享天年的不二法則。

第二章

應對癌症新常態，從改變認知做起

醫學科技進步如此之大，如此之快，以至人們來不及思考進步中帶來的很多問題，常常忘記醫療的根本目的，忘記自己從哪裡來，要往哪裡去。

——中國科學院院士．中國科學技術協會主席 韓啟德

既然癌症已經成為新常態，那麼，人們應該如何應對呢？這可是個需要理性深刻反思的嚴肅大命題。

❖一個悖論引發的質疑

有研究顯示，一九七五年至二〇〇五年的三十年間，美國甲狀腺癌、腎癌、乳癌、黑色素瘤和前列腺癌的發病率都增加了三倍左右，但這五種癌症的死亡率並沒有明顯變化。一種解釋是，在這三十年間癌症發病率的確不斷增高，但由於診療水準的提高，做到了及早發現、及早治療，大大降低了死亡率。這與後面將要提及的相關研究揭示不同癌症篩檢組和對照組死亡率並無明顯區別的結論相矛盾。因此，更可能的解釋應該是，近幾十年醫學診斷技術的快速進步，查出了很多本來不治療也不會死的「癌症」患者，人為地提高了發病率。

後一個解釋是韓啟德院士做出的結論，他是資深而成就顯著的病理學家，現任北京大學醫學部主任、中國科學院院士，兼任中國科學技術協會主席

等職務。他認為主要是不必要的癌症篩檢，查出了很多本不致命的「癌」，引起人群廣泛恐懼的同時，還人為地提高了癌症發病率。有鑑於他的特殊身分，此論可謂是驚世駭俗，被媒體譽為「顛覆醫療認知」。但我卻為他的深刻分析及敢於直言而深深折服，他的所言表明，他是一位睿智且有道義感、有良知的學者，故值得尊敬。

當然，筆者完全認同他的這一分析。

事實上，現已有不少嚴肅的科學研究支持這種解釋。例如，有研究發現，對非死於甲狀腺癌者的甲狀腺做薄層切片病理檢查，其中百分之三十六的人患有甲狀腺癌，如果切片更薄些，也許會發現更多的甲狀腺癌患者。法醫學家尼爾森在對死於非癌症的四十至五十歲婦女進行屍體解剖，乳腺組織切片中發現約百分之四十女性乳腺已經癌變。底特律的科學家薩克爾等進行研究，對五百二十五例意外死亡的男性死者前列腺做病理切片，發現即使二十多歲的年輕男性中也有近百分之十的人前列腺已經癌變。而且，癌細胞的檢出率與年齡明顯相關，七十歲以上者，百分之八十以上患有前列腺癌。但他們生前並沒有任何症狀與徵兆。

由於醫療水準的提升，診療中無意發現的腫塊越來越多。其中，多數是非致命性癌症。韓啟德院士舉例說，一項在五十歲人群中進行的研究，肺臟電腦斷層（CT）發現，吸菸人群中百分之五十有腫塊，只有百分之三點六會成為致命性肺癌。非吸菸人群中百分之十五也有腫塊，只有百分之零點七是致命性肺癌。腎臟和肝臟的斷層掃描，分別發現百分之二十三和百分之十五的人有腫塊，其中，只有百分之零點二和百分之零點五為致命性癌症。對甲狀腺做超音波檢查，發現百分之六十七的人有腫瘤，其中，只有百分之零點零一為致命性甲狀腺癌。

可明確地說，人群中確實存在相當數量、終生沒有徵兆、不會出現麻煩、不做病理切片也不會被發現的「癌症」。結合進化論及遺傳學家的研究，細胞在適應中時時刻刻都在呈現「鐘擺效應」，擺動幅度過大，就可能出差錯（細胞蛻變），差錯累積過多，會誘發癌變。因此，只要生存著，只要有進化，細胞癌變就是難以避免的，但這些蛻變不等於就是人們一般理解的致命性癌魔。

❖ 癌症的概念須重新界定

鑑於上述事實，國外也有強烈的呼籲。例如，二〇一三年，在美國一些重要癌症研究機構擔任顧問的資深腫瘤專家建議，應當對癌症的診斷和治療方法進行徹底改革。其中，特別強調須改變癌症的定義本身，把這個惡魔般的詞從一些常見的診斷中澈底去除。

這些建議來自美國國家癌症研究所的一個專家工作組，他們發表在《美國醫學會雜誌》（*JAMA*）上的論文說：一些癌前病變或症狀，如影響乳房的原位導管癌，並不是真正意義上的「癌」，應當去掉「癌」這個字，進行重命名。這樣患者就不會太害怕，也不太會尋求很可能是不必要的乳房切除手術。

他們認為，許多在乳房、前列腺、甲狀腺和肺部等部位進行癌症篩檢中所發現的所謂「癌變」，完全不應被稱為「癌症」，應當被重新歸類為ＩＤＬＥ（indolent lesions of epithelial origin）症狀，意思是「上皮源慢性病變」。其中「indolent」（可譯為「慢性」）意思是惰性很大，發展緩慢或不活躍的。

「我們需要一個二十一世紀的癌症定義，而不是十九世紀的癌症定義，而我們一直都在使用後者。」美國癌症學會（American Cancer Society）首席醫療官布勞利博士（O. W. Brawley）說。

呼籲重新定義癌症的更強大原動力是來自醫生、科學家和患者權益倡導人士對現狀的擔憂，因為今天冷酷的現實是，每年幾十萬（甚至幾百萬）的男男女女正在接受不必要、有時有嚴重損害的診療方法，以治療癌前和癌性病變，而這些病變本身很有可能永遠不會產生致命的傷害。

近年來，高敏度篩檢技術的出現，提高了這類所謂「偶發瘤」的發現可能性。偶發瘤，是指進行醫學掃描檢查時意外發現的腫塊或異常病變，這些腫塊幾乎永遠不會出現任何問題。然而，一旦醫生和患者得知這樣一個病變存在，他們通常會認為必須馬上進行活檢、治療，並想盡辦法摘除它。這一定會為患者的身心帶來巨大的痛苦和風險，這通常被稱為「過度診斷」，因此而承受不必要治療，這稱為「過度治療」。

美國國家癌症研究所的有關負責人認為，過度診斷是一個公共衛生領域的重大問題，也是該研究所的一個研究重點。「我們還是無法說服人們，乳房X光檢查、前列腺特異抗原（PSA）測試和其他篩檢手段所發現的問題，並非總是傳統意義上會殺死你的惡性（癌症）徵兆。」國家癌症研究所主任、諾貝爾獎得主瓦慕斯博士（H. Varmus）說：「正如公眾正在逐步認識到這一點，一些科學家也正在認識到這一點。」

加州大學舊金山分校卡羅爾·弗蘭克·巴克乳房保健中心（Carol Franc Buck Breast Care Center）主任埃瑟曼（Laura J. Esserman）博士是這份報告的主要起草者，她說，解決這一問題的方法之一，是更改篩檢中發現病變的名稱。

其實，筆者完全贊同這一倡議。臨床上，像一些老年性的前列腺局部性癌症、一般甲狀腺局部性癌症、肺的肺泡癌、腦下垂體微腺瘤，包括胃的腸上皮化生、多發性腸息肉等，都是常見惰性很強的病變。動不動就手術，化、放療，往往得不償失。

但我深知，這些提議在短期內是不會被接受的，其阻力主要來自醫療界，包括部分社會人群。

刊載上述消息的《紐約時報》（*The New York Times*）在同一篇文章中，就轉引了史隆凱特林紀念癌症中心（Memorial Sloan-Kettering Cancer Center）裡伊芙琳．勞德乳癌研究中心（Evelyn H. Lauder Breast Center）醫療總監諾頓（Larry Norton）博士的觀點，他反駁說：「哪些原位導管癌會演變成惡性癌症，哪些不會？你能告訴我嗎？」「我很希望我們知道這個答案，但並沒有非常精確的方法。」

此話不假，就像當時對於根治性乳癌手術的反對者詰問一樣。因為多數民眾被灌輸了癌症絕對是另類的惡魔，故一旦已知，的確多數人進入了癌變快速發展的倒計時，恐懼、擔憂足以促使它加快進程。如果不知，或者沒被發現，這些「上皮源慢性病變」中的絕大多數不會發展成惡性癌症（注意，癌症前面多加了「惡性」兩字）。丹麥學者的基因探針研究發現四十歲女性乳腺組織中百分之四十有異常蛻變細胞，到了五十至六十歲後，這個比例逐漸減少。美國前列腺局部性癌症的前瞻性研究發現，二十年後只有百分之七的患者最後死於此癌，都是例證。

的確，我們不主張鴕鳥對策，但對於被惡魔化且泛化了的癌症概念，我們卻堅定地認為有重新定義之必要。因為僅僅「癌症」這個詞本身，就足以殺死很多無辜者。

考慮到歷史上「癌」的諸多艱難變遷，相信癌症的重新定義不會一帆風順。尤其是還有不少人「寄生」在癌症防治的利益鏈上，會有人為的大阻力存在。

❖癌症新共識：只是一類慢性病

筆者在幾年前寫下了《癌症只是慢性病》一書，引起了很大反響。不僅獲得了許多獎，銷售了數十萬冊，而且，被譽為是癌症領域認識上的一場革命。現在，癌症是慢性病已經成為醫界及社會的普遍共識。

大學有關部門曾要求筆者就這一觀點申報科技進步獎。而申報科技進步獎必須委託第三方「科技查新」，證明你的創新性。一檢查，這觀點居然是本人最早正式提出的（筆者在二〇〇二至二〇〇三年間的上海人民廣播電台990，民生健康節目裡，最早公開且多次宣講此觀點；二〇〇六年六月，在一份公開報刊上發文闡述「癌症只是慢性病」觀點；世界衛生組織二〇〇六年十二月在一份文件中，以《面對慢性病：癌症》為題，涉及此觀點；之後，國內著名化療專家孫燕教授也明確談及了這一點。此後類似的觀點討論就越來越多，《健康報》等都就此展開了專題討論）。

問題不在於誰先明確提出，而在於憑什麼這樣說。

換句話，為什麼說癌症只是慢性病？「慢性病」代表什麼呢？很顯然，這些問題仍然需要深入淺出地做出回答。

二十世紀八〇年代起，醫學界就討論過到底要把癌症分到哪一類疾病裡，那時的國外專家們傾向於最好把癌症單獨分成一大類疾病。

可經過二十多年的研討，人們逐漸改變了看法，並漸漸地達成了新共識：癌症只是一種慢性病，只不過有點特殊而已。這是對癌症認識的根本性變革。

「癌症是慢性病」包含了幾個含義。

第一，癌症的發病常常是一個漫長的過程。從生物動力學來看，從細胞蛻變發展成癌症，最短的要四到五年，稍快的十餘年，通常需要二十多年。所以，臨床看到的胃癌患者往往是四十到五十歲發病；源自母體感染的肝癌患者往往是三十到四十歲發病，他也許從小就是肝炎病毒帶原者；肺癌患者則大都是五十到六十歲開始出現症狀，他也許已經抽了二十到三十年的菸……這個緩慢的發展過程是慢性病的一大特徵，它顯示人們完全可以早期防範、杜絕或推遲癌症的發生。

具體而言，臨床所看到的癌症問題只是冰山一角，底下還有很大一塊尚未被發現。如把癌症比喻為一場戲，我們所看到的只是最後一幕，已是尾聲，沒有看到癌症的發生、發展過程。既然已認識到癌症的孕育、發生、發展是一個漫長過程，就應該重視早期防範。因此，確定癌症是慢性病，就要將臨床工作重點往前移，不能等到了癌症生成之後，而是要在健康時就從生活細節做起，防癌要趁早。

有鑑於此，癌症防治須往前推移才能看出成果。因為在幾十年前，這些致癌的危險因素就已存在，人們有充分的時間進行預防，做到早期阻斷。如果不前移，讓癌症發展到了晚期，就只能看到糟糕的後果了。前述關於美國的成功，就是例證。

第二，臨床上如果合理應對的話，大多數癌症的病情發展並不快，不是馬上會要命的，甚至可能不影響壽限。對此，後面引用韓啟德院士的研究，癌症有三種發展類型，可以支持這一觀點。

第三，即使已經出現了臨床症狀，甚至屬於晚期，合理的對策是想辦法令其轉化為慢性病，讓其進展速度慢下來，讓它像糖尿病、高血壓一樣得到控制，讓患者能與癌症和平共處很多年。目前很多癌症患者經過治療可以很好地帶癌生存。最好的例子就是慢性骨髓性白血病，可以生存幾十年。

作為輔助證據，研究表明，癌細胞的進程往往是走走停停的，常會停頓於某個階段，不再惡化，或長期帶癌生存而不表現出明顯的進展。若應對合理，甚至會倒退回去，回歸正常。這一事實既可解釋為什麼很多死於其他疾病的老年人，屍檢會發現有惡性實體癌，但活著時卻沒有任何不適；更可說明很多癌症有自癒現象，或者沒有運用征服性療法，只是使用各種溫和的自然療法而臨床痊癒。

特別需要強調的是，晚期癌症還可能扯扯「後腿」，把它轉為慢性疾病，這是《健康報》上專家討論的共識。晚期乳癌的肝轉移、肺轉移，腸癌的肝轉移等患者活了十到二十年的不是少數，也是鐵證。例如，沸沸揚揚的自行車賽手阿姆斯壯（Lance Armstrong）曾經因為偷吃禁藥而被炮轟，但不得不承認他是個抗癌英雄。一九九二年起他參加國際比賽，一九九六年世界頂級公路賽時被確診患了晚期睾丸癌，癌變已擴散到體內。當時醫生對其康復不抱希望。但他於一九九八年二月復出，並在其後創造了環法大賽七連冠的奇蹟，被人們稱為「環法英雄」。他偷吃禁藥，是品行問題，而從晚期睾丸癌中康復，有足夠體力參與這類高度競爭性的比賽，則是事實。在這方面，他至少是癌症康復患者的楷模。

美國有研究顯示，乳癌有轉移，術後合理治療，十五年生存率仍舊可以高達百分之八十二，這更是明證。請注意，這是指平均值，而不是個案。

試問，嚴重冠心病平均可以活多久，有資料說只有八年。那癌症不是慢性病是什麼？第四，有生物學研究提示，在有效的免疫監管下，加上周邊微環境良好，蛻變的癌細胞可以長期休眠，不再發展。這既解釋了癌症不同類型的生物學機制，也是韓啟德院士所說的最後一種類型，這也可以進一步說明癌症的慢性病特徵。

當然，癌症慢性病特徵，需要我們以對付慢性病的方式來對待。如果還是停留在過去「寧可錯殺一千，不願放過一個」的征服式對策，那麼，結局仍將是令人悲哀的。此時往往不是真正死於癌，而是死於無知的狂妄對策。

❖癌症的不同類型及特點

如前所述，由於診斷水準的提升，臨床診療中，無意中發現的腫塊越來越多，但其中多數並非致命性的癌症。這些腫瘤常被稱為偶發瘤（incidentaloma）。

基於上述事實，韓啟德院士認為，據其進展程度，癌症（惡性腫瘤）可大致分為三種類型。

第一類：發展極快，一旦發現後，即使立刻治療也往往難以逆轉。

第二類：進展比較緩慢，症狀出現前還有相當長的一段時窗（time window）可被檢出，且病理上還屬於早期，通過治療後可以減緩或中斷其病理進程。

第三類：屬於惰性很大的停滯型，其發展非常緩慢，患者的生命終結時還不會出現症狀或引起死亡。有些甚至自動消失。很多人其實早已存在這類癌症，自己沒有發現，且一直相安無事而已。

韓院士進一步指出，其實，每種癌症都包含這三種類型，只是不同癌症中所包含具體類型機率不同而已。如食道癌、胰臟癌中多數為第一種類型；結腸癌、子宮頸癌中含第二種類型較多；而前列腺癌、甲狀腺癌中多數為第三種類型。

他還指出，近年來，在乳癌、肺癌和黑色素瘤等中也發現越來越多的第三種癌症類型者。

結合臨床四萬餘例癌症患者的長期觀察，筆者補充認為，就總體而言，臨床第一類占百分之五至百分之十五；第二類則占百分之三十五至百分之四十五；第三類占百分之四十五至百分之五十。

根據筆者的臨床觀察，每種癌症的確都包含這三種類型，但其百分比大不相同。前列腺癌、甲狀腺癌中，百分之一至百分之三屬於第一類型；胰臟癌、膽管癌等中，超過百分之四十屬於第一類型。而且，不同細胞病理類型也大有差異。例如，同為肺癌，小細胞肺癌惡性程度很高，百分之六十至百分之七十五屬於第一類型的，不過其特點是來得快，若積極有效地控制，去得也快；第一時間失誤，則後果嚴峻。肺泡癌則有百分之八十五至百分之九十五屬於第三類型，除非過度化療等刺激了它。胰臟癌也一樣，一般腺癌惡性程度不低，神經內分泌癌惡性程度要低得多了。其他癌症也可細分出很多亞型（hypotype），分別有著不同的屬性特點。

依據上述分析，韓啟德院士表示癌症早診斷的價值取決於不同癌症的病理特點。例如，結腸癌、子宮頸癌等，一般屬於第二類的「漸進型腫瘤」，篩檢後有一段時間可以進行有效治療，以避免其進展。而食道癌、乳腺導管內瘤等是「進展極快型腫瘤」，相比而言，前者的篩檢意義高於後者。或更直白地說，「進展極快型」癌症即使發現了，積極措施的實際價值也比較有限。更重要的是，包括前列腺癌、乳癌、甲狀腺癌、黑色素瘤等在內的絕大多數腫瘤都是「滯進性腫瘤」，或可與人體較長期地和諧相處。因此，患者能否從目前的篩檢手段中獲益，綜合效益如何，還需進一步思考。

當然，對於當事人或家屬來說，自我很難確定發現的瘤究竟是「滯進型」的偶發瘤，還是已進入「漸進型」進展的腫瘤，抑或是「進展極快型」的腫瘤。因為僅憑腫瘤發生的部位，並不足以確定這一點。對此，我們的經驗是「一停、二看、三通過」。短期內不妨做些追蹤，根據追蹤結果再下定論，決定對策。對此，我們在《生了癌，怎麼辦》一書中，做了較為詳細的闡述，在此暫不作討論。

❖ 癌症機制的「同花順」假說

儘管癌症很複雜，其大類型有二百多種；細分更多，且各不相同；有些類型雖然傷害不大，但沒有人會喜歡它、樂於接受它。而對付癌的最好方法還是預防，早預防絕對是對的。但預防要有抓手與切入點，要有針對性。

這些，都涉及對癌症發病機制的認識。

雖然癌症機制的科學研究已有近百年歷史，有成果的論文可以說是汗牛充棟。然而，由於認識方法侷限於生物學細節，缺乏整體思維之引領，故依然如同瞎子摸象般，成果高度零碎化的結果是，雖然局部細節了解不少，各個亞分科似乎都有比較明確的進展，但總體認識卻支離破碎，難以形成大致清晰的框架。

這些制約了對癌症認識的深化，也影響到癌症的防範，包括如何從癌症的磨難和挫折中走出，並提升人類的生活品位。

筆者喜好沉思。一個親診案例分析，也許能幫助理解癌症發病的機制。

我有個老患者，姓馮，從事汽車配件。一九九八年時他的企業已相當不錯，他原來就有膽囊炎、膽結石，我建議他手術切除。但因為沒有徵兆，他也的確一直非常忙碌，自認為沒有時間。該年年底前的一天，他告訴我要到北京去與外商談個大生意。那天，他踩著時間節點匆匆趕到機場。非常遺憾，天下了點雨，他的車和別的車相撞了。他匆忙處理後趕到機場，飛機已經飛走。那時的航班沒有如今這麼頻繁，當晚在機場飯店住下，他有點不舒服，因為車禍與人理論時淋了點雨。第二天他趕頭班飛機到北京，到談判地點時，外方代表已走了。他很鬱悶，在驅車回機場路上感到很不舒服，被重新送回北京城裡的醫院。經檢查有高熱，膽囊炎發作，只能住院治療，一住半個多月。這半個多月他特別鬱悶，僅僅因為小小的擦碰，丟了大訂單，生了一場大病，人也瘦了。回到上海，企業也出了點事，等他把企業調整好，慢慢恢復活力，變得生龍活虎，好像一切都過去了。

沒想到，春節過後三個多月，他妻子發現他臉黃、尿黃，出現黃疸。經檢查，確診為膽管癌。其實，我很早就提醒他，要控制膽囊炎症，實在不行要早點手術，可他一直沒當回事。

這個癌症個案，非常典型，其發病就是疊加效應。他一直處在持續壓力的慢性壓力狀態（經營企業），又有慢性膽囊炎、膽結石症候群（慢性炎症），局部也許早就有異變（癌前病變），只不過沒有表現出來。他是工作狂，平時非常累，也不會輕易「吭」一聲，充滿激情，所有不適都被自我忍下掩蓋了；病症早期的蛛絲馬跡被忽略了。如果不淋那場雨，如果能趕上飛機，如果不丟大訂單，如果沒有重症感染，如果不鬱悶幾個月，也許，直到今天，他還是癌前病變，不會發展成膽管癌。但禍根總是存在的，或許有一天會爆發；或許會被一直隱藏著，直至老去。患者本人事後則完全同意我的分析。

這類例子經歷多了，我總結出了癌症發生、發展的「同花順」假說。所謂「同花順」，就像打牌，抓了一手的順子，最大的。筆者發現，促成癌症的發生，幾乎都有著「同花順」現象，是一連串因素，如持續壓力、基因變異、免疫力偏差、飲食不當、代謝失衡、神經內分泌功能紊亂等；復加上環境汙染、個人嗜好不良（抽菸、酗酒）等；再遭遇某些小機率事件，誘發了「蝴蝶效應」，最後促成癌症的發生、發展。至少，大多數癌症發生的機制，不是一兩個環節失常所能解釋，每每涉及多個因素或環節。其中，除了基因、飲食、環境等因素外，其他一些都與慢性壓力有關，可以說慢性壓力是這一過程中的基礎性環節。

這樣，我們可以拼出癌症發病機制的整體圖案，儘管多數細節失之粗疏。

基於此，防範癌症就有了粗略的路線圖各個相關環節都需糾治，以改善癌變可能的基礎狀態；持續的慢性壓力不可取，會導致沙漏效應；小機率事件不可大意，才可以堵住「蝴蝶效應」的放大……而這些，都涉及生活方式。

❖ 癌症需不需要「早診斷」？

筆者從事癌症研究三十多年，熟知癌症防治有朗朗上口的「三字訣」——那就是世界衛生組織二十世紀八〇年代所倡導的「早預防、早診斷、早治療」。但從九〇年代後，在諸多的論著或科普書籍（含講座）中早預防依然是筆者十分強調的；早治療則要看是「什麼」類型的癌症；對於早診斷我則很不以為然，因為我認為盲目強調，很可能是個巨大「陷阱」。因此，近二十年來，筆者絕不再提癌症的「早診斷」問題。

韓啟德院士有感於今天臨床對慢性病危險因素的過度控制及對癌症的過度篩檢（即俗話說的早診斷）之利弊，二〇一四年十月在南京醫科大學講課時，他強調說：「人們所公式化認定的癌症『早發現』並沒有證據表明能夠降低癌症死亡率。面對癌症，很多人都有個觀念：要早發現、早治療。人人都去檢查，健康體檢都要帶上癌症指標的檢查，這個有沒有用呢？結論是否定的。」

他還以充分的實證醫學證據來論證這一點。

他先以前列腺癌為例，用前列腺特異性抗原（PSA）來篩檢前列腺癌被認為十分可靠。因此，二十世紀八〇年代中後期至今，PSA得到了廣泛應用。美國有一個相當規範的實證醫學研究，對七萬六千多例五十五到七十四歲男性進行追蹤，其中，一半的人為篩檢組，每年做一次血液PSA檢測，外加直腸指診（肛門手指觸診，是傳統的前列腺檢查方法）；另一半人為對照組，不做任何篩檢。百分之九十二的人完成了十年的隨訪，近六成的人完成了十三年的隨訪。結果顯示，定期篩檢組中發現前列腺癌一百零八點四例／（萬人．年），對照組中為九十七點一例／（萬人．

年），篩檢組較不篩檢組多查出百分之十二的患者。但死於前列腺癌的人數，篩檢組為三點七例／（萬人．年），與對照組的三點四例／（萬人．年）沒有顯著差別，而篩檢組的死亡率還高出百分之十。因此，顯然缺乏明確的意義。

歐洲多中心的前列腺癌篩檢隨機研究結果略有不同，他們研究了十八萬名中老年男性，其中七萬二千八百九十人每四年做一次PSA檢查，其餘為對照組，不做相關檢查。近九年的隨訪中，篩檢和未篩檢組的累積發病率分別為百分之八點二和百分之四點八，有些差別，篩檢組的死亡率相對下降大約百分之二十。但如作進一步思考，死亡率相對下降百分之二十意味著每篩選一千四百零九人才能減少一例死亡。而根據發病率之差，每篩選一千四百零九人，將多檢出四十九例患者，其中四十八例屬於過度診斷，患者常活在恐懼中。故韓院士認為，綜合來看，篩檢者並沒有從早診斷和隨後的早治療中獲得明顯的益處。

進一步以肺癌為例，美國一項四十五萬人群的薈萃研究，比較了運用各種篩檢肺癌檢查的效果。與不篩檢組比較，每年X光的胸部檢查，肺癌死亡率沒差別；每年兩次以上檢查組，肺癌死亡率反而增高；如果胸部X光加痰細胞學檢查與單獨胸部X光檢查比較，死亡率似乎降低，但統計學上沒有顯著差異。僅在吸菸和曾吸菸（戒菸少於十五年）的肺癌高危人群，顯示CT檢查與X光胸部檢查相比，肺癌死亡率有所降低。而與前面歐洲前列腺癌降低百分之二十死亡率例子一樣，落實到個體則意義不大，沒有說服力。故普通人做肺癌篩檢，並不能減少肺癌死亡人數，而抽菸者的肺癌篩檢則有一定意義。

二〇一四年，《柳葉刀》醫學雜誌發表了加拿大研究人員的結果，他們在近九萬人的研究中發現，四十歲以上女性按照先前美國建議，每年接受一次乳房X光檢查，在五至二十五年之間，儘管發現的乳癌患者有所增加，但因此死亡的人數卻沒有變化，故他們否定了每年一次X光篩檢的意義。儘管美國等的學者對此有異議。因為他們先前的研究表明，X光篩檢能使乳癌十年死亡率降低百分之三十。即便如此，從絕對數看，人群中乳癌死亡率只是從百分之零點三三降到百分之零點二三。即每年每篩檢一千個人，才減少一個人死於乳癌，似乎同樣可以忽略不計。

韓院士還提及了國外二〇一一年的一項研究：五十歲男性意外檢查出的腫塊，包括肺、腎、肝及甲狀腺在內，百分之九十九左右都不是致命性的癌症，十年死亡風險幾乎都小於百分之零點一。有鑑於此，他指出一些終生沒有徵兆或症狀、不產生麻煩的癌，以當前的篩檢手段進行干預，將造成過度醫療。早診斷的科學價值並沒有充足的證據。

❖ 來自患者的感受：積極治療未必是福

我與某位胰臟癌患者因為長期的醫療來往，變成了摯友。二〇〇七年他被確診為中晚期胰臟癌，去了全球最著名的美國約翰．霍普金斯大學腫瘤中心。當時，他的主治專家是以色列裔的美國人，很權威，也很直率，明確告訴他：「我是全球最權威的胰臟癌專家。你這個病，化療可活六個月，不化療只能活三個月……。」而且斬釘截鐵地說：「沒有其他可能！」他回到國內，因為化、放療沒辦法繼續，來我這尋求中醫藥治療。此後，他又去了美國，這時，胰腺的腫塊縮小了，也已經大大超過醫生斷定的六個月。那位醫生很詫異，要求對他進行追蹤，他倆也變成了朋友。因為他倆都喜歡打高爾夫球，常在高爾夫球場上打球聊天。那位醫生閒聊到，美國從尼克森時代簽署「國家癌症法案」後，加強對腫瘤研究的投入；千軍萬馬研究癌症。儘管對癌症的發病率、死亡率沒有直接作用，卻研發出非常多成套而精密的檢測設備與方法。若干年後，人們突然發現：這些設備與方法儘管標誌著科學研究的重大進步，對癌症的早期認識或蛛絲馬跡的發現，似乎很有好處，但這些東西推廣後，是福是禍，說不清楚。似乎並沒有明顯延長人們的生存時間。那位專家認為，許多腫瘤早發現，不見得是好事情。例如，前列腺癌高齡老年男性都會有，一早發現了，告訴患者，你患了癌症，然後需要一連串的診療，也許只能再活四五年，夠積極了吧。但如果沒有發現，他悠哉悠哉，沒有症狀，也許就能拖個七八年；有了症狀後，再診療，還能再活兩三年，不是更好嗎？該患友把這個觀點轉述給我，他深刻贊同該專家的意見，因為他自己是從容與癌症博弈的受益者，而且，「對手」是凶險的胰臟癌。

我當然更贊同，因為臨床患者接觸多了，太有感觸了。

筆者有一位親屬，在文革時被安插到外地參與勞動，一九九四年回到上海，安插的地點在內陸，食用的不是海鹽而是礦鹽，由於長期缺碘，加上工作壓力大，回上海時她脖子長了一大串硬結節，醫院高度懷疑是甲狀腺癌，強烈建議她第一時間手術。她來找我，我摸了摸，像是一塊塊小石頭，硬梆梆的，而且不可移動，也確認她患的是甲狀腺癌，建議她盡快手術。沒想到她笑笑，根本不當回事。只求中醫藥治療。僅吃了兩年藥，後來她遺忘了，二十年過去，身體沒有變化，局部硬塊反而軟化了，原來脖子的憋悶緊繃感也早已消失了。當然，除了中醫藥治療外，上海飲食不缺碘，加上退休了，壓力減輕了，悠哉悠哉地生活等都是促使她康復的因素。

❖ 何謂「抗癌」成功

隨著對癌症認知的深化，我們面臨一個緊迫的現實問題：何謂「抗癌」成功或勝利？

以往常見的癌症治療理念是澈底殺滅癌細胞，腫瘤治癒的常見概念認為，延長癌症患者生存期的唯一前提是借助各種療法以達到體內無癌的程度。這顯然既不現實，又往往造成過度治療以及無謂的傷害。人們已經深刻認識到這一點。我們早在十多年前就呼籲，是到了該好好思考這得不償失的目標合適不合適的時候了。

而改變的核心，首先是適當調整與修正治癌的目的與目標，應如實定義。

中國抱持類似見解的人越來越多，著名的腫瘤學家孫燕院士就曾指出：「人們不再滿足於將腫瘤治好而患者卻變成殘疾或功能嚴重失調，因而過著悲慘生活的情況，『病是好了，人也殘了』的現象再也不能繼續下去了。」更何況，按照過去的思路，多數情況下，患者的病情只是暫時得到控制，癌症並未真的完全治癒。

在這裡回顧一下古人的認識是有意義的，悉達多在《萬病之王》中曾詼諧地分析說，希臘人用了一個發人深省的詞形容腫瘤——「onkos」，表示「腫塊」或「負擔」。這個詞比他們所能預知的更有先見之明。癌，確實是我們基因組中的負擔，也是與我們渴望永生、希望與之抗衡的沉重砝碼。如再往前追溯，它源於古字「nek」，是主動負擔的意思，不像 onkos 是靜態的，它的意思是攜帶，從一個地方移動到另一個地方，負載著東西，穿過長長的距離帶到一個新地方。這種意象不久勾勒了癌症轉移的能力，也預示著科學發現的漫漫軌跡，以及人們對它的某種無奈。他最後說道：「希臘人使用『onkos』形容腫瘤的確有先見之明。癌症天生就『搭載』在我們的基因組中，等待著被啟動。而我們注定在基因裡攜帶著這種致命的負擔，這就是我們自己遺傳的『onkos』。」

換句話說，癌症是人類的新常態。人類不可能徹底摒棄它、戰勝它、躲避它。因為它天生就存在於我們的基因組中，等待著被啟動，我們注定在基因裡攜帶著這種致命的負擔，這就是我們的宿命。因此，一心想與癌症宣戰，試圖征服它，這是一種科學主義的典型狂妄，就像人類想戰勝人類自我一樣荒謬。

對於第三類的癌症，人類無須過度關注，定期觀察即可。對第一、第二類癌症，人類所能夠做的，或者說合理的對策只是儘量讓它晚一點「光顧」，讓它發展減緩，對健康及生活的危害和影響盡可能小一點，並努力減少它對壽限的消損。誠如悉達多在回顧整個人類抗癌史後提出：「我們應該專心於延長壽命而不是消滅死亡。贏得這場抗癌戰爭的最佳方法是重新定義勝利的含義。」

而我們的定義是所謂癌症防治成功或勝利，標準是活得長、活得好。有生存質量的生存時間越長越好，因為「活著就是絕對的原則」。

❖癌症發病的「車禍」隱喻

哲學家說：「大自然喜歡躲藏起來。」

科學哲學家則說：「僅憑實證科學，難以真正揭示複雜事件之謎。」「很多情況下，人類只能借助『隱喻』。」

的確，筆者相信，錯綜的癌症之謎在可預測的時間內，難以借科學手段來有系統地揭祕。只能求助於「隱喻」，或者借助「類比」。

享譽世界的著名基因研究者、美國約翰．霍普金斯大學的沃格斯坦（Bert Vogelstein）曾經借「司機」與「乘客」的隱喻，來解釋諸多參與癌變之基因組之間的互動關係（參見拙著《生了癌，怎麼辦》）。受啟於此，筆者隱約覺得以「車禍」類比癌變的發生，比較妥當。

眾所周知，癌變和基因有關。基因缺陷就像車輛在設計上有問題一樣，這是基礎性的問題。研究表明，誰的基因都有點缺陷，世界上沒有十全十美的基因。而且，基因組研究揭示，與發生癌變相關的基因組多達上萬個，人體整個基因譜也就是兩萬多個，你能說清楚嗎？至少相當長時間內說不太清楚。

車輛設計也一樣，再好的車，也會有這樣那樣的不足。問題只在於，這個缺陷（含「基因」及車輛設計）是致命的，還是一般的。這個問題主要是父母遺傳決定的，它在癌症發生中雖很重要，但一般來說，所占比重不大，百分之五到百分之八。

第二個是車輛製造的問題，車輛製造中某個螺絲沒鎖緊，某個細節沒注意等等，這輛車就容易出問題。類似於個體的出生及發育過程中出現了某些偏差。人從分娩到發育，以及成熟的整個過程都有可能受到內外因素影響而出現某些偏差，存在某些不足與缺陷。在心身醫學的病因學中，這些偏差被稱為「生理始基」。「生理始基」影響到一些疾病的易罹患性。例如，有的人從小胃就不太好；有的人肺先天差一些。這些就是先天或後天發育（製造）的問題。這些臟器往往更脆弱，在某些內外因素作用下，更容易患病（如胃病、哮喘等），包括該臟器的一些細胞也許更易於癌變（如胃癌、肺癌等）。

這些問題可能部分怪父母，但自己也有一定的責任。當然，不同的人，比重不一。往往等自己意識到了，已經頗難有所作為了，因為成年後才會意識到。此時，小心呵護，可以「補其大半」，有所改善。

第三個是使用壽命，就是老了的問題。你的車行駛時間長了、舊了、生鏽了。按規定，車輛都有使用年限，超過一定年限要報廢，因為此時更容易出車禍。人也一樣，不能說報廢，但老了，代謝次數多了，複製過程中出差錯次數倍增；且體內自我檢測（免疫監視及對異常細胞的清除）能力下降。所以，年老了癌症更普遍、更高發。

這個問題應一分為二，年老了，是規律，難以違背，但小心駛得萬年船。經常注意保養，小問題及時修繕，很多人即使百歲，依然生機勃勃。就像善於維護的私家車，使用二十多年，行駛五十萬到六十萬公里，可依然車況良好。而公家車（如出租車）等，不善保養，僅五、六年便破舊不堪。因此，關鍵是平常的養護和小心呵護。

第四個是路面及周遭環境的問題。路況差、天氣惡劣、能見度低、路面膩滑等，都大大增加了車禍的機率，這可比喻為人生活的環境等外界因素對癌的誘發影響。今天，環境汙染等應該對癌症的高發承擔很大責任——越是發達的沿海地區，癌症越是高發，這就是明證。對此，埋怨沒用，只有政府承擔起責任，社會達成共識，每個人積極投身於改善過程中，從自身、從周圍一點點小事做起，才能有所克服。

第五個是如何使用你的車輛，也就是如何善待生命問題。研究提示，長期過度疲勞，生活少有規律等，人處在不規律的慢性壓力狀態中，也是癌症等慢性病易發的高危險因素。一如車輛，要麼不開，要麼一上路總是高速，油門踩到底，不斷超車，那麼車禍也就離之不遠了，哪怕是BMW還是賓士都一樣。車在勻速時最有助於安全行駛及車輛保養；人也同樣，有規律的張弛結合，最有利於健康，可遠離多種疾病（包括癌症）。為什麼「癌」喜歡盯上那些拚命三郎和女強人？道理就在於此。

第六個是超載、超重的問題。大家知道，交通規則明定超載、超重違規。很多時候車禍是因為長期超載、超重，如果捆綁得不好，車也容易翻覆。類似於我們自我的生活方式不好，油膩的吃得太多，蔬菜吃得很少，酒肉一股腦兒往肚子裡灌。現在，癌症在中國有個奇怪的現象，城市癌症發病率大大超過農村，東部地區（不管是農村還是城市）大大高於西部。可以說，生活條件越好，癌症發病率越高。為什麼？長期超載、超重，還加上易於超速啊。這點，完全和自我的生活方式有關，也是不會善待生命的表現。

第七，還有一個因素就是乘客干擾。乘客唱啊、跳啊，讓駕駛分神了，難以集中精力駕駛，車就容易闖禍。就像有些人在生活中，始終心神不安寧，情緒不穩定，很焦慮、很敏感，追求完美極致等，那就等於不斷地干擾著正常有序的生理代謝過程，包括影響正常的細胞複製，出現偏差的機率就大大增加，因此，更容易生癌。生了癌，也不利於康復。誰都知道，車輛要平安行駛，各種干擾因素應該盡可能降低。

上述隱喻，可幫助我們更好地理解癌症發生的錯綜機制，包括相互之間的互動關係。借此隱喻，我們可以進一步分析：

其中，有些因素我們難以避免（或難以改變），如基因自我沒法改變（至少目前沒辦法）。生理始基我們很難澈底糾治，例如，胃已經不好了（虛弱），且多少年來就不好，這難以顛覆。但注重生活方式，注意飲食（別超載、別超重），適當減速（別老是自我施壓），別把自己搞得太累……還是可以有所修復，維持尚好的。

對於外部因素個人無能為力，政府應該發動社會力量來做好它，包括管好飲食安全、管好環境、管好水，盡可能給個藍天白雲……這些是政府的職責所必須做的。當然，芸芸眾生應積極配合，大家共同生活在藍天下，有共同的責任。

其他一些因素，都是關乎個體自身的事了。每個善待自身的個體，都應努力做好它，而且，完全可以做好它。讓自己這輛「車」，能夠安全行駛千萬公尺，充分享受自然賜予生命的恩惠，盡享天年。

比如，到了中老年，你更應該注意你這輛「車」有點老了、破了，你就別再快速超車行駛，開慢一點總可以吧，開慢一點闖禍的機率就會大大降低。

平常別老是超重、超載，讓我們身體的負擔輕一點，不難吧。

我們老強調守住健康的要點是「生活節奏慢一點，悠著點」。這也不難吧。

更重要的是「乘客」別干擾，穩定自己的情緒，別人為地造成車禍。總之，借車禍隱喻，我們可以明白很多很多。

其實，守住健康、遠離疾病（包括癌症等常見慢性病）、盡享天年並不是很難很難、高不可攀的。

難的只是如何「知行合一」。

而要做到知行合一，須認識生命的真正意義，理解生活的真正情趣，領悟人生的真實價值，在此基礎上，人們通常才會義無反顧地信守準則，好好地活著。

第三章

面對癌症肆虐，該認真思考生命的意義

人們行走在世上，總是會為峻嶺之巔、海之波濤所驚嘆，為悠然流淌的河流、浩瀚無邊的海洋、數不勝數的繁星所傾倒。然而對於自身的事情卻棄之不顧。……對自身的事情敷衍了事的態度值得我們警醒。

——古羅馬 奧古斯丁

癌症之所以恐怖而可怕，因為它常常可以置人於死地。因此，面對癌症肆虐，人類該好好思考很多問題了，包括生命的真正意義何在等。

❖尼采：知道為什麼而活的人，便能生存

就像前一章最後所說的，守住健康、遠離疾病（包括癌症等）、盡享天年並不是很難很難、高不可攀的，難的只是如何「知行合一」。

而要做到知行合一，必須認識生命的真正意義，理解生活的真正情趣，領悟人生的真實價值，通常在此基礎上人們才會義無反顧地信守準則，好好地活著。

哲學家尼采曾說道：「知道為什麼而活的人，便能生存。」因為只有如此，他才能知曉生命或活著的意義，從而有了動力和目標。

法國學者曾做過一項民意測驗，結果顯示，百分之八十九的受訪者承認，人需要某種東西（動力）才能活下去；另有百分之六十一的人，認為自己的生活中確實有某種較神聖的（或願意為之獻出

生命的）東西在驅使自己好好活著。

經歷過臭名昭著的法西斯奧斯威辛集中營之苦難僥倖存活下來，且後來成為世界級心理學大師的維克多．法蘭克（Viktor Emil Frankl），曾特別關注過集中營中最後極少數能夠活下來的難民之共性特點。他發現，集中營裡能夠倖免於難的，並不是擁有強烈求生欲望的人，而是有堅定生活信念者。「只有那些經歷過了數次磨難，在生存鬥爭中已經無所顧忌的人才能活下來。」法蘭克總結說：「人們活著是為了尋找生命的意義，這也是人們一生中被賦予的最艱巨使命。」而他自我拷問，認為自己能夠活下來是因為尋找到了生命的真正意義：工作（做有意義的事）、愛（關愛他人）、有克服困難的勇氣。憑藉這些，他們（含其他活下來的難民）擁有一個活下去的充足「理由」，讓這些虛弱不堪的難民能夠承受如此折磨而活著。因為他們堅信，生活充滿意義，生活有終極目的存在。

這些，驅使這位當年在集中營裡被編號為 119104 的待決囚徒，把自己的磨難、經歷及體驗寫了下來，寫就了《活出意義來》（*Man's Search for Meaning*）一書，後來成了影響全球的精神食糧。書中傳遞這麼一種信念：生命在任何條件下都有意義，即便是在諸如集中營這樣最為惡劣的情形下。

法蘭克在書中指出，人們要摒棄環境的侵擾，學會追尋生活的意義，才可能活得更好。法蘭克的告誡，對大病後在生死邊緣掙扎的人，同樣有意義。

與無數掙扎在死亡邊緣的癌症患者深入交往後，我們也認為，尋求生命的意義，重要的不在意義本身，而在於探尋，意義就寓於探尋過程之中。

一個人即使天資並不十分聰慧，只要他鍥而不捨、願意思考，且持之以恆，同樣可以領悟生命的意義。走紅網絡的腦癱詩人余秀華，不就借詩抒發真情性，領悟著生活的真諦嗎？有人讚譽她的詩是將「苦難熬成了心靈雞湯」。至少，她在寫詩中過著屬於自己的生活，體驗著生活的真實情趣。

反觀當下，在精彩而瞬息多變的社會，多少人匆匆忙忙地活著，但卻並沒有很好地思考過生命究竟是什麼？生活的真實意義何在？什麼才是人生的真諦？

等健康警報鳴響，或者生了大病，進了醫院，或者意識到老年已至，才萬分慌忙，追悔莫及。這是被初診患上癌症時，所有患者共有的心態。其實，造成這一尷尬的因素很多很多。其中，最重要的也許應歸因於中國缺乏對生命或生活意義的教育。或許，有人會辯稱國外的情況也一樣。但別忘了，泱泱歷史大國中，唯獨中國沒有真正意義上的宗教，而宗教也在不知不覺中進行著類似的教育，儘管教育的底本不完全一致。

因此，是到了我們該認真思考生命意義的時候，尤其是我們已進入了小康社會，生命及生活的意義不同於以往，更突顯出這一命題的重要性。甚至我們認為要從小開始，加強對生命意義的系統教育。第一，要學會珍惜生命，敬畏生命；第二，要知道生命過程中，總會伴隨坎坷、災難等，這是生命常態，誰都難以迴避。隨著年齡的增長，人都會生病。故應該學會如何從容面對，包括學會敬畏生命、尊重生命、珍惜生命，然後善於生活，並從容面對患病等人生坎坷。

「生老病死為人所習見，卻只有釋迦牟尼產生了頓悟。」哲人周國平先生如是說。

❖ 賈伯斯臨終遺願：想與蘇格拉底喝半天茶

不久前媒體披露了賈伯斯（Steve Jobs）的臨終遺言，也許，它的真實性還可存疑，但對相關人生難題的詰問卻躍然其間，值得品味。

據媒體介紹，賈伯斯臨終時深沉地說：「作為一個世界五百大公司的總裁，我曾經叱咤商界，無往不勝。在別人眼裡，我的人生當然是成功的典範。但是除了工作，我的樂趣並不多。到後來，財富於我已經變成一種習慣，正如我肥胖的身體一樣，都是多餘的東西。

「此刻，在病榻上，我頻繁地回憶起自己的一生，發現曾經讓我感到無限得意的所有社會名譽和財富，在即將到來的死亡面前已全部變得暗淡無光，毫無意義了。

「我也在深夜裡多次反問自己，如果我生前的一切被死亡重新估價後，已經失去了價值，那麼我現在最想要的是什麼，即我一生的金錢和名譽都沒能給我的是什麼？有沒有？

「黑暗中，我看著那些金屬檢測儀器發出幽綠的光和吱吱的聲響，似乎感到死神溫熱的呼吸正性我靠攏。

「現在我明白了，人的一生只要有夠用的財富，就該去追求其他與財富無關、應該更重要的東西，也許是感情，也許是藝術，也許只是一個兒時的夢想。無休止地追求財富只會讓人變得貪婪和無趣，變成一個變態的怪物——正如我一生的寫照。上帝造人時，給我們豐富的感官，是為了讓我們去感受他預設在所有人心底的愛，而不是財富帶來的虛幻。

「我生前贏得的所有財富我都無法帶走，能帶走的只有記憶中沉澱下來、純真的感動以及和物質無關的愛和情感，它們無法否認也不會自己消失，它們才是人生真正的財富。」

古人云：「人之將死，其言也善。」其實，這些話究竟是不是賈伯斯所說已不重要了，因為它的確是瀕臨死亡者發自內心的最後吶喊。而且，追溯及思考都有足夠的深度，故令世人震撼。至少，這段瀕臨死亡者的真心話，是當事人經歷最痛苦過程後對自己一生的全面剖析，不僅是善意、真誠的，而且是深層的，許多都是洞悉了人生曲折後昇華的不刊之論。

什麼才是生命的真諦？什麼才是人生的意義？什麼才是生活的價值？每一個活著的人，都可以在商業巨星兼科技驕子的賈伯斯臨終遺言中吸取教訓和警示。而如此天才、富可蓋世的他，僅僅享壽五十六歲。

如此風光的商業及科技驕子，居然認為「一生的金錢和名譽都沒能給他帶來什麼」。相信如果他有第二次生命或者生命還能夠延續的話，他一定會花更多時間去「追求其他與財富無關的，應該是更重要的東西，也許是感情，也許是藝術，也許只是一個兒時的夢想……。」「能帶走的只有記憶中沉澱下來、純真的感動以及和物質無關的愛和情感，它們無法否認也不會自己消失，它們才是人生真正的財富」。這就是人生的絕唱，且是出自一位頂尖商業及科技的成功者。

媒體還揭示了他臨終前的一個遺願：「我願意用我所有的科技去換取和蘇格拉底相處的一個下午。」這遺願更是耐人尋味。有人認為這是逝者的絕唱；也有人認為這是他對自己拚命工作，未顧及生活其他意義的後悔……不管怎樣，此話語中告誡生存者：別再這麼匆忙了，別再如此廢寢忘食地工作。不妨閒暇時停停腳步，與大師輕鬆交談。讓內心能夠安寧些，讓生活回歸原本意義……這些意蘊是昭然若揭的。

而所有這些遺願，我們可以翻譯成「應該回歸生命及生活的本真」。

何謂「本真」，原是指事物的本源、真相，天然特性、原始狀態，也可指真實、不加任何修飾的內心世界，或事物的真正意義所在。

就賈伯斯看來，生命及生活的「本真」就體現在能給人帶來寬慰快樂，並能沉澱在記憶中的純真感動、無關物質的愛和情感，也包括藝術、自我追求、兒時夢想等，甚至包括與大師蘇格拉底喝喝茶，與親友在海灘邊沐浴陽光，在星空下觀望眨眼的繁星，諸如此類。

這些，才是人生真正的趣味與感受。

其實，這也是很多患者深思後獲得的感知與體驗。

這些，對於現代城市的芸芸眾生，尤其是患著病或潛在的患者，都是應該沉下心來，好好思考思考的。

❖ 于娟：我們要用多大的代價，才能認清活著的意義

近年來，不斷有年輕英傑因為罹癌而夭折的噩耗。幾年前，上海復旦大學青年歸國教師于娟才三十歲剛剛出頭就死於乳癌，引起一片唏噓感慨。不久前，復旦大學又一位年輕女教師因乳癌謝世。其實，類似的絕對不是個案，已是十分普遍的一種現象。而這些青年菁英罹患並夭折於癌症的背後，存在著某種共性。

于娟走了。就像朋友在其那本《此生未完成》中寫的序所說的那樣，她是一個好人，透徹明淨的好人。尤其表現在生命晚期，拼了命地寫著博文，插著輸氧管還在寫，不為名利，只是為了多留些警醒世人的思考，以免重犯低級錯誤。

她的思考涉及到生與死，更涉及到內心和理想。在生命最後的時光，她完全放下了生死、名利、權情等，透徹地剖析著自己，思考著生命及人生的意義。

朋友的書評中說，該書中「所有的浮躁沉澱了，所有的偽裝剝離了，所有的喧囂遠去了，所有的執著放下了。只有一個普通的女子，普通的女兒、妻子、母親對生命最單純的感悟」。

的確如此，她嘔心瀝血，「用心血寫就的文字——將穿越時空，直指人心」。

筆者不止一次地翻閱過《此生未完成》，為于娟留給同代人的一份精神遺產而心酸並感慨不已。

于娟在書裡寫道：「我曾經的野心是兩三年搞個副教授來做做，於是開始玩命地想發文章、搞課題，雖然對實現副教授的目標後該做什麼，我非常茫然。為了一個不知道是不是自己人生目標的事情拼了命撲上去，不能不說是一個傻子做的傻事。得了病才知道，人應該把快樂建立在可持續的長久人生目標上，而不應該只是去看短暫的名利權情。名利權情，沒有一樣是不辛苦的，卻沒有一樣可以帶去。」這個哀鳴，不和賈伯斯如出一轍嗎？可惜，太多人陷入其中而不知。

她生病後接受了痛苦的癌症治療。為此，書中她訴說著「……生不如死，九死一生，死裡逃生，死死生生之後，我突然覺得一身輕鬆。不想去控制大局、小局，不想去多管閒事、淡事，不再有對手，不再有敵人，我也不再關心誰比誰強，課題也好，任務也罷，暫且放著。世間的一切，隔岸看花、風淡雲清。」

一次治療間隙，一歲半的兒子趴在她膝蓋上，唱著「世上只有媽媽好，沒媽的孩子像根草」。聽著聽著，她心焦如焚，痛苦萬分，聯想到自己的孩子也許會落到此般境遇。這時候，她想：「哪怕就讓我那般痛，痛得不能動，每日汙衣垢面趴在路口上，任千人唾罵萬人踐踏，只要能看著我爸媽牽著土豆（于娟兒子）的手去幼兒園上學，我也是願意的。」因為活著、家庭和愛，對她來說，是多麼的重要。

她最後還是依依不捨地走了，告別了這個世界。儘管她病後已大徹大悟，但一切都已經太晚了，完了。她只能用酸楚的「此生未完成」來總結自己短暫而遺憾的一生。並發出了「在生死臨界點的時候，你會發現，任何的加班，給自己太多的壓力，買房買車的需求，這些都是浮雲。如果有時間，好好陪陪你的孩子；把買車的錢給父母親買雙鞋子；不要拚命去換什麼大房子；和相愛的人在一起，蝸居也溫暖……。」之悲哀而震撼寰宇的人生絕唱。

周國平先生在書評中寫道：「如果于娟能活下來，她的人生一定會和以前不同，更加超脫也更加本真。她的這些體悟，現在只成了留給同代人的一份遺產。」

遺憾的是，人生沒有假設，生命只有一次，不容許再來。

《此生未完成》一書的封面設計是我的老友，著名的設計大師朱贏椿先生。此書朱老師特地用了淡素面的色調，《此生未完成》標題前用了一連串省略號，「完成」中的「成」字，只體現了一半，還有一半在折頁後，並選了于娟的一句話：「我們要用多大的代價，才能認清活著的意義？」

整個設計其意蘊太深邃了，刺激起所有人的震驚與沉思。

❖ 美國才女崔雅臨終前的反省

《超越死亡：恩寵與勇氣》記載了一個真實而感人的故事，美麗、活潑、聰慧的美國女子崔雅（Treya），三十六歲時才邂逅了思想界奇才肯恩．威爾伯，兩人一見鍾情，於是決定喜結良緣。然而，就在婚禮前夕，崔雅發現自己患了乳癌，浪漫而美好的姻緣遂引發為兩人共同挑戰病魔的感人故事，並催化了他倆對於生存意義的深思。「一切痛苦折磨也因此成了人未走向彼岸的津渡」。他們在人生大修行中放下了自己。崔雅死後，肯恩．威爾伯在悲痛中根據與崔雅的對話及自己的思索領悟，寫下了該書。不久，該書便廣受重視，成為一本有世界性影響的名著。

臨終前，作為才女及思想感情豐富，且有著比較光鮮成就的崔雅，反省了自己的人生，剖析自己為什麼會生乳癌的原因，歸納了幾條，列舉如下。

(1) 長期過度地壓抑自我情緒，尤其是憤怒和哀傷。

(2)幾年前經歷了一段重大的人生轉折、壓力和低潮，一連好幾個月，幾乎每天都在哭泣，情緒過於低落。
(3)太過於自我壓抑與自我批判了。
(4)年輕的時候攝取了太多動物性油脂、蛋白質和咖啡。
(5)使命感太強，急於確立人生的價值與目標。
(6)小時候常覺得非常寂寞、無助、孤立，無法且不善於表達自己的感覺。
(7)長久以來一直傾向自給自足、自制和過度獨立。
(8)靈性修持（譬如內觀等）一直都是她最根本的目標，但沒有全力以赴。
(9)沒有早一點遇見所愛的人（她戀愛較晚），長期缺乏情感支持。

崔雅雖是美國人，但上述致癌的緣由，在中國罹癌的成功人士中具有一定的普遍性。

筆者接觸過中國諸多類似的罹癌青年才俊，其危險因素似乎還可以加上幾條。

(1)拚命工作，忽略所有其他。
(2)好勝心太強，信奉「哪裡跌倒，哪裡爬起來」。
(3)追求太多，且急於實現。
(4)自我要求太高，信奉完美主義。
(5)付出太多，生活沒有規律。
……

以上這些，都是自我強加給自己的，超離了生命之本真，並非生存本然所需，而且，都是可以放手。也許，放手，結局就大不相同了。

❖ 癌症患者遺憾啟示錄

《論語．泰伯》曰：「鳥之將死，其鳴也哀；人之將死，其言也善。」人之將終，其語多半是善意的，大都是真心大實話。

筆者長期拳拳於腫瘤探究及防治，並與很多患者結交甚深。對臨終時癌症當事人的想法也很關注。這些話，對活著的人，常常有特殊的醒世意義。

因此，了解癌症患者的臨終遺憾，對於今天的健康者，頗有醍醐灌頂之功。

臨床總結顯示，中國城市癌症患者臨終最為遺憾的，按前後次序排列從高到低大致可以分列為：

(1) 我好的時候，為什麼這麼拚命，不知道愛惜生命。

(2) 我為什麼這麼急，什麼都想要，什麼都想做好。

(3) 我為什麼不下定決心戒菸或戒酒（此項多為男性）。

(4) 我為什麼不會控制自己的情緒，這麼愛操心（此項女性為多）。

(5) 我為什麼不早點治療某病（常常是肝炎、胃炎、乳腺小葉增生等），這麼大意！

美國有位從事臨終關懷的護士，她三十年親耳所聞，認為美國癌症患者臨終遺憾程度從高到低，呈現出下列排序：

(1) 希望當初我有勇氣過自己真正想要的生活。

(2)希望當初我沒有花這麼多精力在工作上，錯過了關注孩子成長的樂趣，錯過了愛人溫暖的陪伴。
(3)希望當初我能夠控制一下生活節奏，安排點時間，照顧好自己的身體。
(4)我當時為什麼要長期壓抑憤怒與消極情緒，不及時釋懷呢？
(5)為什麼我不能讓自己活得開心點，而只是習慣於掩飾，在人前堆起笑臉？

澳大利亞有位女護士，她的工作就是照看那些生命僅剩下三、四個月的癌症患者。她記錄下了那些臨終人死前最為遺憾的五件事：

(1)我真希望我有勇氣活出自己，而不是活在別人的期望中。
(2)我真希望自己以前沒有那麼努力工作。
(3)我真希望當初能夠經常停下腳步，安排一些像休閒修行類的事情。
(4)我真希望當初能多與孩子及家人在一起，享受生活樂趣。
(5)我真希望當時能夠讓自己活得更幸福些。

日本也有醫務人員總結了該國癌症患者臨終前的一系列遺憾，涉及更多，按次序主要排列如下：

(1)我為什麼要用大部分的時間來工作？
(2)我為什麼沒有做自己想做的事？
(3)我為什麼始終這麼忙，沒有注意到自己的身體健康？
(4)我為什麼沒有實現當初那個夢想？

(5)我為什麼沒有對某某人明確表白我內心真實的意願。

很顯然，儘管各國文化存在差異，但人們回憶一生（特別是作為癌症患者臨近生命終點，痛苦地回憶一生）時，雖然具體表現有些差別，但也有共通的地方，比如，為過去的拚命工作而懊惱，因生活節奏太快而悔恨，對放棄重要的事宜（或稍微跨過一步就能夠解決的問題失之交臂）而遺憾，生活失去了不少應該有的情趣，大概可以看作是共通的。

可以說，他們的悔恨，是所有活著的人的鏡子。

❖台灣「美名富」的生死經歷感悟

張淳淳是台灣著名美女、娛樂圈名人、作家，後來又轉戰房地產，被譽為「房地產女王」，三十歲不到就名享天下。可謂典型的「美名富」——美麗、出名、富有。她天生麗質，才華橫溢，曾是諸多影星的健身教練。但一場災難（她整形抽脂感染了罕見的「非結核分枝桿菌」，這是種罕見而難以治癒的病，嚴重時要截肢）澈底改變了她的人生觀。現在，她不但沒有截肢，還奇蹟般地大致康復了。儘管治療還在繼續，而九死一生的經歷（兩度自尋短見，並差一點讓母親為其自殺），讓美名富的才女張淳淳開始領悟到：能健康地活著，比什麼都重要。

多才多藝，曾經眼裡只有事業，一刻都不停、完全奉獻於工作的她，現在發現，賺再多錢，買得起好車，住得起「帝寶」，卻買不回健康與親情。「你可以買陀飛輪，但買不到時間；你可以買下帝寶豪宅，但買不到家庭的溫暖；你可以買下一家醫院，但買不到健康。」這就是她病後真實的感悟。

她幾次想到自殺，她母親悲痛萬分，也想一死了之。這時，她醒悟了。「我才發現，棄械投降的消極態度，對我的母親和孩子，傷害很大。」於是，她對母親承諾：「我一定會勇敢，一定會好起來。」

重病，也讓她學會了堅強。當時，她病痛萬分，常需要大劑量注射嗎啡；需要清理大大小小的膿瘡傷口，「最多的時候，高達九十九個」。現在她不僅每天自己清創，而且泰然自若。顯然，她已學會與病痛和平共處了。

大病，澈底改變她對金錢及成功的認識。她曾堅信拚命工作賺錢，就是成功的象徵。但生病之後，「我突然覺得，錢財是萬惡的淵藪。」「我開始痛恨，我這麼努力，結果擁有的卻是會吸引別人作惡、讓人嫉妒的東西（錢財）。」「人生賺那麼多錢，結果只是讓你住頭等病房。」後面這句話，注定會成為經典格言。

生病期間，她最羨慕的居然是看護，「看到她輕輕走路，可以出去幫我買便當，我當下淚流滿面，好羨慕她。」

原來，做一個平常人，可以走路、睡覺、吃飯、洗澡，是多麼幸福的一件事。

「若有機會好起來，不要再瘋狂地工作，不要再用生命換財富。」「我很幸運，上帝讓我體會死亡，更幸運的是，它沒讓我死，還可以有機會看林書豪打籃球。」大病一場後，張淳淳不僅學會了寬容，也學會了珍惜簡單的幸福。

「四十歲以前你折磨你的身體；四十歲以後，身體就會折磨你。」

這是她經歷過寒冬，生不如死磨難後，對生命的感悟和對芸芸眾生的忠告。

錢買不回來命，賺那麼多錢，結果只是讓你能住頭等病房不管是美國的商界及科技界驕子賈伯斯也好，中國明星大學的普通教師于娟也好，面臨死亡時都醒悟到一點：再多的錢也買不回健康，而一份恬淡的生活最是渴求。美名富的張淳淳說得更好：「賺再多錢，買得起好車，住得起『帝寶』，卻買不回健康與親情。」為錢奮鬥了許久的她，沒有病時，享受著成功與滿足。一旦有病，「突然覺得，錢財是萬惡的淵藪。」「我開始痛恨，我這麼努力，結果擁有的卻是會吸引別人作惡、讓人嫉妒的東西（錢財）」。

然而，就是在這點上，人們一而再，再而三地前赴後繼，犯著同樣的低級錯誤。到後來，一次次祈求，希望能用錢贖回健康，但等到的多半是遺憾和含恨。

幾年前，東莞首富在廣深高速路的某下匝道路旁，建了一家非常豪華的民營醫院，號稱東南第一大醫院。然後，就在醫院快落成時，第一個住進去的居然是他自己。醫院最早送走的人，也是他自己。他患了胰臟癌，知道我是這方面的治療專家，並得知我正好在深圳。他的一幫助手就在機場把我攔截，拽著我開車到了該醫院。我非常感嘆有這麼好的醫院，這麼好的設備。因為準備開業，故只有幾個患者住著。最重要的就是他本人，是他自己投資這家醫院，並首先收治了自己。不能不說是種諷刺。然而，我見到他時，病已屬晚期。由於他剛在香港做了個手術，失敗了，造成胰漏、發熱，痛苦不堪，已無妙計可施。雖努力了，最後還是無奈地走了。對這家豪華醫院的擁有者，我無言以對，沉思了許久許久。

我老家有個房地產商，曾排行當地首富，身價幾十億。他一心「抓錢」，在當地口碑不佳，認為他很「摳」。甚至，作為大老闆的他，會與民工因為運石沙多了幾塊錢而發生爭執。他患肺癌後，初期病情不是很嚴重。如此狀態時還死「摳」著錢不放，把錢看得比什麼都重要，沒有好好遵守醫囑。結果，情況一天比一天糟。這時，他大概意識到大事不好了。懇求我再出一趟診，告訴我願意以多少財產來換他一命。我淡淡地笑了，很委婉地說：「醫生不是萬能的，很多東西有內在規律，如果早一兩年意識到，也許就不會這樣。」知道自己快不行了，他變了個樣，到處撒錢。出殯時還特別要求，靈柩車沿著他開發的建案巡視一圈，也許是依依不捨或心有不甘吧。但留給眾人記憶的，只能說是他糊塗，沒有搞清楚錢與命，孰更重要。

上海近郊有個房產商，其合作夥伴罹癌長期在我處治療。他被確診為胰臟癌，家人騙他是胰腺炎，做了手術，算是比較成功的。自己以為無所謂了，其合作夥伴知情，勸他小心，生意放一放，他不以為然。認為自己有的是錢，能住最好的醫院，用最好的藥，根本不當回事，我行我素。術後九個月出現肝轉移，這下慌了，找到我，苦苦哀求。看我對他沒有特別承諾，不放心，第二天我正好外出。他知道了，讓成年的孩子在校門口攔住我，一定要上他的車。車上，孩子和我「談判」，說我能維持他爸兩年，將付百萬酬勞。我說：「對不起，我不做這個交易，我的錢夠花了，你爸很危險，我只能盡力而為……。」

其實，很多情況下，錢只是一堆紙而已。

常有癌症中晚期患者或家屬信誓旦旦地說：「傾家蕩產也要治好病。」有這個意願是好事，但它並不能感動「病」啊。病就是病，對付病，臨時抱佛腳是沒用的。

在重商主義氛圍濃烈的現代中國，很多基本的東西都被扭曲了。

例如，很多人就認為，錢比命重要，錢財高於一切，權力也高於一切。而一般情況下真正高於一切的生命卻不被重視。

很多人鋌而走險，貪贓枉法，也是這種可悲的根源在作祟。

我們前面說過張淳淳「人生賺那麼多錢，結果只是讓你住頭等病房」這句話，注定將成為經典。因為它揭穿了重商主義和金錢至上者的致命悲哀。

這只能說是一種時代和民族的悲哀。

但願這種悲哀盡快地消解。

我們呼籲，要尋回對生命本身的敬畏及尊重。

❖ 生命的主張不能放棄

「生命的主張不能放棄」是身為哲學教授，後又從事企業管理，並頗有建樹的鄭宏波先生（成功拯救瀕臨破產的大企業屯河而成為哈佛商學院經典教案）在罹患沒法手術的晚期胰臟癌，康復多年後的深刻感悟及內心呼喚。以此題目，《健康報》等主流媒體都有過多次採訪及追蹤報導。鄭總本人把診療及康復的具體過程寫成了《病患真言》（曾叫《我與癌症》）的書，中糧集團內部廣為傳播，網路上也可下載閱讀，在此不作描述。

筆者作為他的主要治療的醫生及與他已成為「無話不談」的好朋友，在八年的深入交往中，也深深感受著他對生命本質認知之睿智，及大病後思考生與死大命題之澈底。由於他是著名哲學家高清海教授之高足，而所面臨的疾病又是如此之嚴峻（胰臟癌是真正的「癌中之王」），其之思索，便顯得尤為深邃，值得分享。

的確，疾病是伴隨人生的影子，疾病又是認識人生的契機。人生是一個多樣化的過程，經歷過求學、工作、事業、愛情等之後，都會使人對人生有新的認識。

鄭總談道：「經歷過重大疾病後，更會使人對人生有深刻的體悟。因為大病和戰爭一樣，是波動劇烈的大事件，是直接威脅生命的考驗，不是那些平和的經歷。所以，對人的刺激大、影響深。

現實生活中，一般人是很少會想到死，如果偶爾想到過，那也只是一閃而過，不會細細去想。但當一個人患上了絕症，並且生命已經有了一個為期不久的期限以後，生死問題必然會經常繚繞在心頭。從臨終的角度看人生，類似於從退休角度看工作，你會得出許多和常人不一樣的結論。生是什麼？死是什麼？日子該如何？活著為啥？等等，都不是很容易想清楚的問題。但是想過和沒想過還是不一樣的。」

他認為，人總有生老病死，這是常識。知道這個常識不等於病了就一定很坦然。得病有個想得通的過程，真正想通了，不但會安下心來養病，而且，連生死都看透了，是大有好處的。得病的人都希望康復，但有些病是不可能康復的。得了這些病就要改變生活方式，改變思維方式。一旦改變了，人們會發現原來這個世界上還有另外一片天地。生存方式的變化必然帶來思維方式的變化，思維方式的變化必然帶來思想內容和思考結果的變化。隨著這些變化，人會走向更加成熟。

他強調，生命本是一種自然現象，大自然中有許許多多的生命（植物的和動物的），正是它們的生生死死才使大自然呈現出多姿多彩。因為人是大自然的精靈，人有精神智慧，所以人的生命就和其他所有生命不同，有其獨特的寶貴性。其中最重要的一條就是人的思想和智慧可以流傳下來影響他人，是一種其他生命所不具備、寶貴的精神財富。從這個意義上來講，人生的意義最根本的一條就是你為這個世界創造了多少精神財富，你給後人留下了多少記憶。

尤其是他發出了「生命的主張不能放棄」之吶喊，更是洞悉本質，且響徹寰宇。故很多主流媒體（包括《人民日報》、《健康報》等），都以這個（或類似含義）作為醒目的標題，對此進行聲張。同名文章不斷被轉載、傳播。因為它涉及了每一個人，不管是誰，都需要思考這些基本問題。

鄭總的這一主張，既體現了對生命的極其尊重和小心呵護，又反映出一種不折不撓、理性明智而頑強爭取生存的態度。筆者與他交往頗深，多年間，疾病對他的折磨及治療之痛苦，仍歷歷在目。面臨如此苦難，一般毅力者往往會選擇逃離或情不自禁地退卻，但他則從不放棄。例如，一旦體力容許，他就會掙扎在綠茵場上，進行戶外活動，以求更好地康復。

筆者結合鄭總求治及康復過程，細析「生命主張不能放棄」這一主張，理解其包含著多層含義：

(1) 生命是美好的，它體現在健康的活著當中，故需認真維持生命，並守住健康，不能輕易放棄。

(2) 生命是脆弱的，小細節都可能傷害它，需理性善待，不能忽略小節，要小心加以呵護。

(3) 生命是自己的，應對自己的健康負責，自我的相應權利（含治療方法等的確定）應努力爭取。

(4) 受損後健康的恢復是個痛苦且漫長的過程，為了美好的生命，需要堅忍。

「生命的主張不能放棄」踐行在他的實踐中，例如，他的求醫問藥和康復過程，就是個客觀理性過程。為了治病，他曾遍訪各地名醫，進行比較，而不盲目追從；他的求醫治療過程，更像追求真理的過程——正如他自己所說，從不放棄參與疾病的討論和治療，從不猶豫對治療的自我選擇，從不放棄對生命的強烈主張。

「正確而理性對待」，可以說是他能成功從癌魔中走出的真諦。正確對待，不僅包括正確的藥物、正確的療法，更重要的是，對待癌症體現出的正確人生態度。這還包括得知自己患了癌症，冷靜客觀；選擇治療方法，積極果斷；面對漫長的康復過程，耐心樂觀。「自信、自主、自覺」，這類積極的情緒，引導著腫瘤的發展方向，構成了生活質量的主線，也就成為我們生命質量的一部分。

對他發病過程的點滴了解，我堅信，他之所以生這個病，很大程度上是因為早先拚命地去拯救當時瀕臨破產的「屯河」。不惜生命代價（過度透支生命）地去治理「屯河」。所以，公司被拯救了，但是，過度透支卻差一點要了他的命。教訓是深刻而慘痛的。他曾親口告訴過我：「為了拚命工作，曾經四天四夜沒闔過眼，一波接著一波地處理難題。」人體是肉做的，不是鐵鑄造的，這方面的教訓同樣值得汲取。

❖中國亟須生命觀啟蒙教育

幾年前，筆者與京城一些投緣的知識分子在一起，聊到現實，大家有強烈共識。中國現代社會十分缺乏生命觀教育——歷史上我們曾經有過。唯物主義的無神論教育，「天不怕地不怕」，死也不怕，卻成了順口溜。改革開放幾十年來，物質至上，金錢第一，此外，無畏於一切，甚囂日上；甚至，成了一些人的主導性觀念。敬畏自然，尊重生命，探尋生命意義等，居然成了稀客和怪論。

嗚呼哀哉。正是在這種極不正常的氛圍中，我們看到了一幕幕難以理解的慘劇：河南新密母子三人被錘殺，兇手竟是孩子的親爺爺。

為了「一夜暴富」，雲南曲靖兩名離校的「九〇後」高中學生，九天內在湖南、廣東、雲南瘋狂作案，殘忍殺害了七人。

為了滿足丈夫的獸慾，懷孕女子居然誘騙青年女性到家，供其丈夫發洩欲望，事不成竟然配合丈夫將其殘忍殺害。

從接二連三殘忍地殺害自己親生骨肉的未婚媽媽，到周而復始出現一對對年輕夫妻賭氣時便隨意將嬰兒拋出窗外，到僅僅因為擋路就把嬰兒從嬰兒車中舉起摔死，及經常出現的校園門口殘害幼兒事件，也包括層出不窮的殺醫醜聞，不勝枚舉。我們真的要問，這個社會究竟怎麼了？

如果說這些男男女女、老老少少只能說是低層次人群的偶然事件，還不足以說明什麼。那麼，我們的天之驕子，社會未來的棟樑，又是怎麼樣呢？

從馬加爵、藥家鑫的亂殺無辜慘案，到不久前被宣判死刑的某明星大學學生會領袖毒死同學事件，再加上幾乎頻繁發生的（頻繁到人們已經熟視無睹地步了的）大學生自盡事件，不都是一場場殘忍而無法理喻的悲劇嗎？而且，這些可都是高智商、有知識的人群啊。

紛繁離奇事件的背後，儘管原因或誘因諸多，共通的只有一個：生命意識的缺失及對人性的冷漠。儘管還涉及法治的無知、行為的魯莽和生性的殘忍等。

最為重要的是，社會中相當一部分人的生命意識集體缺失，而且是完全缺失，這才是最可怕，也是最恐怖，更是最可悲的。

連結到生了病的（包括癌症）患者，我們認為他們生病前對生命理解的不足，只是這股漠視生命濁浪中的一些浪花而已。

但透視這些浪花，卻可以幫助分析一些緣由，找到一些對策。

是到了必須加強國民生命觀啟蒙教育的時候了。

而且，亟須立即行動，並從孩子做起，從強化對生命的基本認識開始。

透過生了癌症這本很好的生命教材，讓我們感悟人生，學會生活吧。

❖藉著意義的尋找，體悟人生，學會好好地活

從奧斯威辛集中營煉獄般生存狀態中倖存下來的法蘭克，不僅沒有消沉，而且超越了自我，結合自己苦難的經歷，開創了新的意義療法，激發更多的人絕地重生。他在那本被美國國家圖書館評

為最具有影響力之一的《活出意義來》的封面上，寫著「藉著意義的尋找，將自己超拔出來，去重新愛」。

也就是說，借助對苦難的深刻審視，我們得以更好地理解生命的意義，重新開始真實而有意義的生活。

其實，初步答案上述分析中已經明確給出了，例如，賈伯斯感受到所有的名譽和財富都是虛幻而次要，或改成中國人的說法是「生不帶來，死不帶去」的。「人的一生，只要有夠用的財富，就該去追求其他與財富無關的，應該是更重要的東西。也許是感情，也許是藝術，也許只是一個兒時的夢想。」包括閒暇時散散步，與大師交談交談，讓心神安寧些。這些，就是生活原本的意義。

于娟認定，生死臨界點時她才發現，「任何的加班，給自己太多的壓力，買房買車的需求，這些都是浮雲。如果有時間，好好陪陪你的孩子；把買車的錢給父母親買雙鞋子；不要拚命去換什麼大房子；和相愛的人在一起，蝸居也溫暖」。諸如論文、教授頭銜等都是非必需的。

曾是明星的健身教練張淳淳，病後突然悟道：「可以走路、睡覺、吃飯、洗澡，是多麼幸福的一件事。」遂告誡自己，「不要再瘋狂地工作，不要再用生命換財富」。有機會看看球，欣賞欣賞藝術等，也都是挺不錯的。

古羅馬的哲學家塞涅卡（Lucius Annaeus Seneca）曾經這樣說：「我們應該這樣生活，彷彿此時此刻就是我們的最後時刻。」只有在這種狀態下，你才會認真思考，自己真正需要什麼？喜歡什麼？在意什麼？剩下的有限時間，自己應該怎麼過？因為是無休止的欲望操控著我們，讓我們的心靈始終無法寧靜：浮躁的心，加上被此折磨而難以片刻停頓的腳步，我們何從體驗幸福、快樂或滿足，更何以品味人生的意義。

其實，哲人早已說了，芸芸眾生只有寧靜下來，才會發現原來的我，一直處於一個滿足感的「跑步機」之上。

諸葛孔明的名言「淡泊以明志，寧靜以致遠」，歷代被人們所稱頌。它作為醒世格言，多少人的口頭一直掛著，但現實社會中，又有多少人能這樣踐行呢？

其實，心靜下來想想，每個人內心真實的需求是很有限的。或者說，本真的生活是很簡單的；生活所需的，是很單純的。今天的絕大多數人，誰都不缺柴米油鹽。今天人們缺的只是房子、車子、鈔票，以及位子（官爵），包括孩子上的學校好壞。甚至，連車也不缺，房也不缺；缺的只是原來用的普通帕薩特（Passat），四個輪子的；鄰居（或同事）最近用的是BMW，而且是「五系列」的；我能不能搞一輛「七系列」的，或「賓士」的，超過他，壓過他。因為我們的社會，灌輸給人們太多似是而非的理念：追求越多，獲得越多，證明你越成功。生命所謂成功的標誌，就是你大學畢業後，若干年內，能不能賺個三千萬、四千萬；一個億、十個億更好。以有形的財富，作為衡量人成功的主要尺度。然後，驅使著每個人踮起腳尖，拚命趕路，處在永遠不會停下來的「滿足感的『跑步機』之上」。你能行嗎？值得嗎？

事實上，你的人生旅途只要簡單的行裝就可以了。但是，扛上了車子、位子、鈔票、房子、孩子，還有越來越高、越來越重、不斷許願更新的追求，逐漸地你走不動了，累垮了。每個人都氣喘吁吁的。埋怨的同時，享受不到一絲的快感。這些行囊，遠遠超出了你所需要的和所能承受的。因此，有人中途病垮了，更多人折壽了，甚至像羅陽、李明等一聲不吭地撒手人寰了……。

有些人，只是到了生死臨近前那一剎那，才幡然醒悟：原來，我背得很累的這些行囊，幾乎都不是必要的；不是內心真實需求的，並沒給我帶來真正的滿足感，或者讓我有多麼開心。充其量，只是攀比後一閃而過的虛幻的榮耀感。然後，新的目標又滋生了。就這樣，在無休止的追求中，周而復始地重複著無效之功，在陀螺旋轉般的拚命中，消磨著純真而寶貴的生命。

本來，本真的生活、原味的人生，其基本底線只是渴望能輕鬆地活著，本然些，喝喝茶，和大師及朋友聊聊天，感受一下自我內心，欣賞一下藝術運動，和親愛的人相守一起，和孩子嬉鬧，這是生活最基本的東西。今天，我們的教育卻蔑視最基本的東西，強行把它抹去；而叫人們去摘取那些並不太值得的東西。

據報載，黑幫老大劉漢行刑前後悔不已，他感慨之所以走上不歸路，主要是野心太大。紅極一時的芮成鋼，曾是多少年輕人的「楷模」，但冉冉升起後突然墜落，原因也就兩點：心太大，心太急，要得太多，故後半生戛然而止。

因此，回過頭，靜下心來認真思索一下人生，特別是懸崖邊上那些人的告誡，他們對生命的感悟，很值得我們作為一面鏡子，照一下自己——多給自己一點寧靜的時間，仰望窗外天空，向內省視一下自我：反思我這一生，走到今天，內心的真正需求是什麼？真正缺的是什麼？不太需要的又是什麼？那些浮雲給我帶來的，那些壓得我喘不過氣來的，也許放下些，感悟真實的自己，那我就活得輕鬆得多、愜意得多、幸福得多了。同時，行囊負擔的減輕，我也健康得多，我可以釋懷了。我可以隨性地說，我活在自己的本真中。

有個新近的調查讓我感慨，在中國，小學水準的人，幸福感最強。活得最累，最不幸福，且最危險的是今天的高官高層。越是學歷高者，越活得不痛快。其實，我們的社會教育，芸芸大眾的社會價值指向，發生了嚴重的偏離。因此，我們每個人才會掙扎著、埋怨著、痛苦著、被病盯著，然後，一步步走向了災難或疾病的深淵，導致了每年三百萬生靈的早死。

停下腳步，聽聽內心的呼喚，思考一下真實的自我需求，也許是每個人今天應做的必修課。他會讓你幡然醒悟，重新開始你想要的生活。

強者總是自我寬慰地說：「人是自己命運的主人，我正在做自己的主人。」但現實生活中，審視後發現，許多人的「命運才是他的主人」，特別是強者。

這不是戲話，而是真實，儘管有點苦澀。

要做自己的主人，首先要感悟自己真實的需求。

第四章

生命的神聖及脆弱

人類所犯的最大錯誤，就是拿健康來換取其他身外之物。

——德國 亞瑟·叔本華

理解生命的一般生物學屬性特點，也許是思考生命諸多意義及特徵的起點。

❖ 天人合一：生命是大自然的餽贈

古今中外賢哲都認定，生命是進化的產物，是大自然的餽贈。

中醫學認為，生命起源於自然。人和自然萬物一樣，都是天地自然演進的產物，只不過是演化到較高階段的結果。《黃帝內經》指出，人稟天地之氣而生，其生死取決於氣之聚散。「夫人生於地，懸命於天，天地合氣，命之曰人。」《莊子》也說：「人之生，氣之聚也；聚則為生，散則為死。」恩格斯則在《自然辯證法》中強調「生命是整個自然的結果」，「是整個自然演進的產物」。

《素問》云：「天食人以五氣，地食人以五味。」自然對生命有決定性意義。故中醫學倡導「人與天地相參」，與自然和諧的生存模式。人須「順其自然」，適應四時氣候等內外環境，令身體與自然協調，才能增進健康，減少疾病發生。

哲人如是說：「人，棲居於大地上，來自泥土，歸於泥土，天地自然是人的永恆家園。」而今天，人為造就的一切，阻隔了人與自然絲絲入扣的聯繫，切斷了人的來路和歸宿，這樣創造，無論多麼先進與奢華，算是什麼家園呢？

而今天的很多疾病，就是源於過度地與自然隔絕，癌症就是其中之一。工業化促進了癌症病例的飆升，環境荷爾蒙（往往是聰明人類創造的「傑作」）直接誘發了許多疾病（包括部分癌症）的發生，此話一點不假。在中國，越是發達地區越是生活在人造環境中，癌症的發病率也越高，更是這一論斷的最佳注腳。當然，其間因素複雜，非本書所欲闡述。珍視大自然的餽贈，善待自然，善待自我，時時講究與自然的和諧與協調，卻是必須強調的。這也是中醫學「天人合一」、人應該努力「順應自然」的天才思想之現代解釋版。

敬畏自然，尊崇自然，順應自然，回歸自然，或盡可能地親近自然，走入自然懷抱，以及在親近自然中理解／領悟／欣賞自然之祕、之美，包括借此揭示部分生命及疾病的奧祕，並加以遵循或運用，這就是順理成章的結論。

因此，我們既舉雙手歡迎科學技術對自然的理解及揭祕，又對雄糾糾對自然進行征服（包括醫療領域動不動就是對疾病的「戰勝」）持有相當慎重的保留。須知，以往人類在狂妄地征服自然的過程中，已遭受了不少自然界的「報應」及懲罰。

❖生命——自然之禮的缺憾及困頓

作為大自然的餽贈，人並非完美無缺，相反地，他一降生，就充滿了遺憾，並由此伴生了焦慮。其中，主要的是以下幾點。

人生最大的遺憾與焦慮之一，無論我們如何努力，我們終將走向終點，而且，不知道在什麼時候，以什麼方式結束自己。

對此，中國古賢十分睿智，孔子以「未知生，焉知死」來消解——既然活著的事還沒有弄清楚，就別去研究死了吧。莊周則以「善妖善老，善始善終」（《莊子．大宗師》）來應對。故其妻死後他「鼓盆而歌」。在他眼裡，人的生死就像春夏秋冬交替一樣，循環往復，只是宇宙演變過程的一剎那。因而，明智的人生態度應該是順其自然。

講究人生哲學的古希臘斯多葛學派則認為，人類所擁有的一切，都是從命運那裡「借來的」，命運可以不經我們允許而將它收回。物歸原主了，又何必過度傷感呢。當然，常人很難如此灑脫思考，幾乎不可能做到這一點。

對此，斯多葛學派則給出了兩招以指引人生。

既然我們所擁有的都是從命運那裡「借來的」，故時時要想到，我們並沒有得到永遠擁有它的承諾，任何事早晚都會完結，因此，要把每天都當最後一天過。每過一天，應不時地停下來思考「我們不會永遠活著」；須考慮怎麼來欣賞這天活著的精彩，並讓我們來充實這一天的生活。如親吻孩子時，要記住他終有一死，因為他是作為「禮物」給予我們的，絕不是「不可分離或永久的」，故應充分享受眼下的快樂，和他多接觸交流，盡可能地賦予他愛。又如，當和朋友說再見時，應悄悄提醒自己，這也可能是最後告別，要倍加珍惜。

這些，可以大大增強我們對生活的享受。

這也可以說是中國「知足常樂」的古希臘版。

日常活動中，還要好好考慮自我生存的目標，並加以整理，將它們按主次進行排序。序位中塔尖部分的目標，就是我們生活的高遠目標；它是一些我們不願為其他瑣事而犧牲的大目標。從而自我可以有個明晰的規則：抓主要的，舍次要的。當不同目標可能相互衝突時，就知道了該捨棄什麼，或先做什麼。最大限度地利用機會，以實現最終有價值的生活目的。

同時，斯多葛學派主張在為明天做思考和計劃之際，要記得好好欣賞今天。

人生又一個巨大的遺憾、焦慮與困頓是，在人生的終點或接近終點時，很多人有可能發現自己虛耗了生命。

我們這代人，對蘇聯作家奧斯特洛夫斯基的長篇小說《鋼鐵是怎樣煉成的》耳熟能詳。書中對生命意義的總結，也許都記憶猶新：「人最寶貴的是生命。生命屬於人只有一次。人的一生應當這樣度過：當他回首往事的時候，不會因為碌碌無為、虛度年華而悔恨；也不會因為為人卑劣、生活庸俗而愧疚。這樣，在臨終的時候，他就能夠說：『我已把自己整個的生命和全部的精力獻給了世界上最壯麗的事業——為人類的解放而奮鬥。』」然而，時過境遷，革命已不再時髦，戰爭已遠去。再如何定義人生，的確成了普遍的問題，並由此帶來了嚴重的焦慮。

太多的人，活到了老之將至，甚或瀕臨生死之際（如賈伯斯、于娟）卻突然發現，自己沒有真正活過。或者說，沒有活在自己想要的生活之中，這是一類引起人們普遍焦慮和困頓的現象。

其實，作為生命觀教育的一大環節，就是要促使人們盡可能早地展開對自我生存意義的思考與提煉。

有沒有思考過這類問題，他的生活質量及感受是大不相同的。對此，我們將在後面章節中適當展開討論。

在此，只想就其一般意義做些分析。

上述斯多葛學派的部分觀點，也可作為一種參考，提供某種生存智慧。人與人不同，稟賦、個性、經歷、背景皆大相逕庭，並沒有統一的人生目標及意義。但在這個問題上，仍有一定的共通性。

哲人周國平先生如是說：「熱愛生命是幸福之本，同情生命是道德之本，敬畏生命是信仰之本。」

「人生的意義，在世俗層次上即幸福，在社會層次上即道德，在超越層次上即信仰，皆取決於對生命的態度。」「生命是人存在的基礎和核心。」賺取錢財、建功創業、致富獵名，若其結果不能讓自己安身立命、心神安寧，那是沒有任何意義的。

物質的世紀，尤其要找到精神家園，以安身立命，安頓心靈。

周先生強調說：「一個人可以不信神，但不可以不相信神聖。」「倘若不相信人世間有任何神聖價值，百無禁忌，為所欲為，這樣的人就與禽獸無異了。」

心中有神聖感，就會知道敬畏、尊崇、有所撙節，有所為而有所不為。

周先生還頗有意蘊地說：「一切從工作中感受到生命意義的人，勛章不能報答他，虧待也不會使他失落。找不到內在的富有，也不需要世俗的對應物。像托爾斯泰、卡夫卡、愛因斯坦這樣的人，沒有得諾貝爾獎於他們何損？得了又能增加什麼？只有那些內心中沒有歡樂源泉的人，才會斤斤計較外在的得失，孜孜追求教授的職稱、部長的頭銜和各種可笑的獎狀。他們這樣做很可貴，因為倘若沒有這些，他們便一無所有。」其實，賈伯斯等的感悟也是如此。

借助哲學家深邃的思考，我們不能說這個問題你我都有了明確的答案，但至少提供了破解的思緒與路徑。

人的社會屬性導致的人際關係之遺憾、困惑及尷尬。斯多葛學派哲學大師墨索尼亞斯（Gaius Musonius Rufus）說：「人類的本質非常像蜜蜂。」蜜蜂是不能單獨生活的，一隻蜜蜂被孤立起來就會死亡。人也一樣，多數人只能生活在與他人的交往過程中。人與蜜蜂又有所不同。蜜蜂最講究相互合作，特別是工蜂。人際交往卻不然，既不可或缺，或缺了很難順利生存；交往中又往往招致苦惱、麻煩、焦慮、衝突，甚至戰爭等，這些，是人類痛苦及災難的一大來源。故有「給人帶來最大快樂的是人，給人帶來最大痛苦的也是人」之說。

對於此類遺憾及困惑，中國先秦的哲人聖賢給出了處方：

(1)確立了以「仁」為核心的人際交往價值體系，強調「仁」是立身之本；待人處事原則，並歸納形成了「己所不欲勿施於人」等的一系列行為準則。

(2)把「仁」及道德水準與個體的生存狀態，包括健康長壽等聯繫在一起。「仁者壽，智者康」一直是歷代信奉的信條。《尚書》「五福」中，壽、富、康寧，直接受制於好德（「攸好德」），而且，可以從是否享有天年來倒推他的道德水準（「考終命」）。對此，不僅是中國文化的優秀傳統，而且也在一定程度上得到了現代研究的支持。

本書後面的章節對此命題會有進一步的討論。

❖ 生命：呈現為拋物線樣規律

生命是一個發展變化的過程，通常呈現出拋物線樣的規律。中醫學把這一過程粗略地分為生、長、壯、老、已幾大階段，每一階段都有著各自的特點。《靈樞．天年》就以十歲為單位，描述了健康機體一生的發展變化。一般說來，十歲、二十歲時，機體處於生長發育狀態，「血氣始盛，肌肉方長」；三、四十歲時，人的功能和精力最為旺盛，「五藏大定，肌肉堅固，血脈盛滿」，「五臟六腑十二經脈，皆大盛以平定」；四十歲前後，功能出現了趨向衰滅的先兆，「腠理始疏，榮華頹落」；五十歲階段及其後，衰老過程加速，「五十歲，肝氣始衰」，「六十歲，心氣始衰」，「七十歲，脾氣虛，皮膚枯」；八、九十歲之後，機體已非常虛弱，常處於老態龍鍾狀態，「故言善誤」；進一步發展下去，便可見「五臟皆虛，神氣皆去，形骸獨居而終矣」。

在這發展過程中，男女又有著異同，女子表現出以七年為階段的演變規律，男子則更多地顯示出以八年為階段的發展過程，《素問．上古天真論》便分別對此作了頗為經典的闡述。

人類是自然的餽贈。餽贈不是「全免費」的，而是需要付一定「利息」的。而且，息滾息，越來越重，故有生、長、壯、老、已之階段性特點。中年以後，利息加重，人也無一例外（儘管有程度及時間的差異）地進入衰老狀態。衰老，似乎可以視同於加倍償還利息了。此時，往往表現為：

(1) 機能衰退，百病始生。唐代名醫孫思邈說：「人年五十以上，陽氣日衰，損與日至，心力漸退，忘前失後，……，計授皆不稱心，視聽不穩，多退少進。」（《千金翼方》）寥寥數語，勾出了老年人的心身特點。研究顯示，六十歲以上老人，各種疾病的患病率超過百分之二百三十。癌症也有一個六十二、六十三（歲）現象（退休一兩年內，出現了一個癌症發病率小高峰）。而最近調查則強調，近五十年來，世界平均壽命延長約十五年。但在增齡的十五年中，約百分之七十時間將伴隨著各種病態。因此，伴隨著老齡，人們應該客觀地接受：老了，患病是常態。

(2)生活質量及心身狀態直線下降。有詩描繪老人之態：「老態年來日日添，黑花飛眼雪生髯。扶衰每借過眉杖，食肉先尋剔齒簽。右臂拘攣巾不裹，中腸慘慼淚常淹。移床獨坐南窗下，畏冷思親愛日簷。」（《刀圭閒話》）把人的老態龍鍾及孤獨淒涼心境，惟妙惟肖地點畫而出。

(3)進一步覺悟，日益意識到了遺憾。社會上曾有五十八、五十九（歲）現象，指這個年齡段的人，往往會鋌而走險，做出一些違規之事（比如有權者的貪腐、一般男性老人侵襲婦女等事件倍增）。研究認為這與老之將至，歲月無多，遺憾感日益增強，再不行動將永遠沒有機會等認識有關。

這些特點決定了老年人疾病（包括癌症）的高發。當然，高發的首要因素還應該是生理性的衰老，導致了各項機能的衰減，出錯率（含細胞複製、免疫監視等的出錯）倍增，但上述心身因素也不容忽視。否則，無法解釋六十二、六十三（歲）現象。

也有調查表明：不少人老年人的幸福感較之其他年齡段，有所增強。可能是這些老年人善於換位思考，認識到老已至，負擔也輕了，該好好享受生活了。這是一種正確的態度，常常能夠讓人獲益。

針對人的生命（生理）拋物線樣的規律，也有專家提出了不同的解釋。哈佛教授艾恩海姆提出了人生的兩種意象：第一種是傳統的、生物學觀點的弧形（arch）（即拋物線）模式，生命從個體呱呱落地開始，逐漸攀升，青壯年時達到高峰，然後開始下行，逐步走向衰老。也存在著爬階梯（staircase）模式，也就是讓自己的生命一步一步往前發展，向更高的境界邁進。其實，個體怎麼看待老化過程，往往也就是弧形（拋物線樣）人生觀和階梯人生觀的ＰＫ（Player Kliling，網絡遊戲用語）過程。其結果是截然不同的。著名老牌影星、兩屆奧斯卡影后得主珍・芳達（Jane Fonda）就是後者的受益者。對此，將在本書第十二章中做出介紹。

❖ 生命是「瓷花瓶」，有使用期限且脆弱

二〇一三年春季，滬台兩大電視台聯袂舉辦了一個公開講堂，討論怎樣管理自己健康，我應邀代表上海專家做主題報告，強調隨著社會進步，醫學發展，二十多年後，人民平均期望壽命可再延長十五歲，達到近百歲。每個人只要平日加強健康管控，就可以在現在平均接近八十歲的期望壽命基礎上，多活十五年。更多人活過百歲應該不是夢，但，這是有前提條件的。

在直播的公開講堂上，我形容說：「生命只是瓷花瓶，需好生珍惜才是。」

所謂「瓷花瓶」，好看，但持有者往往並不十分在意。只有當不小心碰破了，甚至碎了，人們才格外後悔，痛心疾首。這是人們對待健康的常見態度。當身體良好，生命中有健康伴隨著，疾苦徵兆沒有顯現時，珍惜者並不多。這也是歷史上有過的通病。《黃帝內經》曾批評說：「今時之人不然也，以酒為漿，以妄為常，醉以入房，以欲竭其精，以耗散其真，不知持滿，不時御神，務快其心，逆於生樂，起居無節，故半百而衰也。」故不知持滿，不知珍惜「瓷花瓶」者，難以享受壽限，大多「半百而衰」。

當然，「瓷花瓶」碰破了（生了病），如破損一般，多數還可修修補補（通常借助醫療手段）；摔碎了，四散了（像生了癌症這樣的大病），能否補好是個問題，誰都不敢肯定。但就算是能夠借助某些手段（醫學）加以修復，修復後的瓷花瓶，畢竟不同以前，是個碎過了的花瓶，其價值大打

折扣。不再是原來意義上的珍品及正品了，而只是次品及廉價物了。人生也同樣。生過病，特別是大病後，許多行為都受限，許多做法都不被容許。否則，再次破碎，或許終將澈底被遺棄（不救）。

其實，大自然是很寬容的，給我們大多數人的使用年限不算短。據研究，人的生物學年限在一百二十至一百五十歲之間，略有個體差異。對此研究結果及計算方法，筆者在《你會管理自己的健康嗎》一書中已做了較為詳盡的介紹，可以參見。

換句話說，生命「瓷花瓶」的壽限在一百二十至一百五十年之間。然後，凡夫俗子就開始做「減法」。各式各樣的傷害、事件、勞損、疾病，包括情緒劇烈波動等，就都在這個限度內被「扣分」。如有學者研究後認為每抽一根菸，減壽十分鐘；醉酒一次，減壽七至十五天；感冒一場減壽二至四天；大病一場（如結核病），減壽三至七年；通宵熬夜，減壽一至二天；嚴重疲憊（若很快恢復），減壽二至四天，若持續無法恢復，則減壽更多；大吵一場，減壽二至三天；持續憂鬱，則憂鬱持續時間除以三，約等於減壽時間（如持續憂鬱達一年，約減壽四個月）……很公平。總之，在個體壽限內，越注意起居操行，減壽越少可以活得越長。反之，則不斷被「扣分」，可期待的壽命就越短。可見自身行為，關乎健康長壽。

故對易碎而有年限的生命「瓷花瓶」，可不善加敬畏、尊持、愛惜乎？

然而，現實是芸芸眾生，醉生夢死，貪圖一時之快，耗竭生命。著名醫學專家、中華醫學會前會長鐘南山先生諷刺說：「中國人四十歲以前，以命搏錢；四十歲以後，想用錢買命。」錢能買回命嗎？錢根本就買不回命，更買不回健康。

一次飛機旅途中，碰到一個同齡人坐在身旁，他年輕時到歐洲學習，如今回到國內發展。和我聊天時，他說：「我現在非常不理解我那些老同學，他們天天拚命工作，生了病也要做，我不知道他們這樣拚命是為了什麼，他們理解生命的真正價值嗎？他們知道自己是為了什麼而活著嗎？」一席話，令我沉思良久……是一系列觸目驚心的傷心事，促成我決意要寫這本原非我專長的書。

二〇一四年一月，寒假前幾天，我多年的老同事兼老朋友、接近退休的沈老師突發腦血管意外，雖經積極搶救，仍撒手人寰，僅僅是一根血管破裂了。稍後，一位與癌症抗爭了整整十八年，沒有任何先兆，只是因為重感冒拖延了幾天，肺部嚴重感染，又因為抗生素過敏，也走了。正好五十九歲，應了民間逢九是關一說。

另一位東北的肺癌患者，在我的建議下，幾年來冬天都在三亞待著，待得好好的，腫瘤控制了四年多，沒有任何不適。因為趕回老家瀋陽，參加女兒婚禮，準備婚禮後即回三亞。卻在路途中傷了寒氣，到瀋陽當天晚上咳嗽不止，一口痰梗阻在氣管。急送醫院，已窒息而亡。婚禮變成了葬禮，全家痛苦不已。

二〇一四年年初，小馬奔騰的董事長李明走了，走得匆忙，才四十七歲，他被稱為傳媒新大亨，正在成功打造影視大業，但只活了四十七年。幾天後，另一位傳媒神奇人物邵逸夫也仙逝了，活了一百零七歲，他打造了東方好萊塢，捧紅了一批明星，更以樂善好施聞名，很多人對他充滿敬意。兩個人都是搞傳媒且成功的，生命卻整整差了一甲子——六十年。如果李明還能夠繼續生存，他也許能成為第二個邵逸夫。真可謂「壯志未酬身先死，長使英雄淚滿襟」！

在此之前，令人更傷感的是，航母下水了，航母飛機起飛了，就在這個過程中，讓人揪心的是指揮羅陽走了，只活了五十歲多一點。但同樣搞航空的偉大科學家錢學森，整整活了九十八歲……這類事例舉不勝舉。

其實，沈老師之撒手人寰，只是腦內一根血管出了問題；羅陽不辭而別，可能也只是某根冠狀動脈血管有了偏差；東北老患者之死，只是一口痰作祟；看來，這些都是不太起眼的小機率事件，後果卻是剝奪了一個活生生的生命。古人云：「命懸一線。」更可謂「一線懸命」，生命之精緻、脆弱及易損，可不慎乎？

的確，中國人需要補上生命倫理教育一課，接下來再認真思考「怎麼活」。至少人人應該記住，生命是脆弱的瓷花瓶，說不定什麼時候會摔破。需小心善待它，把它放在第一位，至生命健康於先，學會敬畏、尊重，遵從生命，呵護健康，從而提高生存質量。就像悉心呵護瓷花瓶一樣，這才是生活中最重要的。

❖ 生命：不堪承受之輕，超載超重早晚易折

哲人如是說：「一切災禍都有一個微小的起因。」的確，瓷花瓶之破碎，往往也在於一時之過，或曰：「風起於青萍之末」。生命也同樣。生命大堤之「管湧」，很可能始自一個「蟻穴」，一個平日忽略的生活方式或壞習慣。

世界衛生組織的研究表明，個人的健康及壽命，不到百分之十五受制於遺傳，百分之十由社會因素決定，百分之八取決於醫療條件，約百分之七與氣候等環境因素相關，剩下百分之六十多則取決於自己生活的方式與行為。可見，大半掌控在自己手中。

進一步分析顯示，二十世紀六〇年代以前，超過百分之六十的中國人死於感染；二〇〇六年，中國死於感染的只有百分之二點六；百分之七十至百分之八十是死於各種慢性病。而這些慢性病不同於感染，大都在一定程度上可以管控，包括癌症、心血管疾病、腦血管疾病、代謝性疾病及憂鬱

症等。不能說預防管控了就不會被盯上，但至少可以延緩它的發生，減慢疾病進程，從而讓生命較好地延續。

研究已非常明確，現代社會中，上述重大疾病是折壽的主要原因。現代社會，五十多歲英年早逝者，要嘛卒於腦血管意外，要嘛猝死於心臟病，要嘛夭折於癌症。美國國家疾病控制與預防中心（CDC）專家曾經預測：「人類若能有效預防管控心臟病及心腦血管意外，人均壽命有望延長十點四歲。

癌症是現代人第二大折壽因素，已成為六十四歲以下中國人首要死因。二〇〇六年衛生部的調查數據，六十四歲以下死亡者中，城市有百分之二十七死於癌症，農村則為百分之二十五。之所以劃出六十四歲界線，是因為六十四歲死亡可以說完全是非正常的。研究疾病控制的專家預測顯示，如果能延緩癌症的發生，則可提高期望壽命四點五歲。

此外，代謝性疾病對人的平均壽命影響也較大。有人估計，在美國它造成了每人平均減壽三點二歲，主要集中在五十歲上下人群中。

如此一疊加，僅僅三、四種大病的有效預防管控，就能增壽十八歲之多了。當然，這只是理想化狀態。但努力加以預防管控，每人平均延年十五歲，絕非空穴來風。

別看這些張牙舞爪的慢性病，似乎影響因素很多，相互間關係不很明朗。實際上，其發病學大都符合「沙堆效應」，屬於自組織系統的臨界點突變。

人們注意到小孩在玩堆沙時，初起沙子一直可往上堆，形成一定規模的沙丘，直到最後一粒沙子放上去後，看似突然，實則必然地引起整個沙丘「崩潰」。這粒沙子中國人俗稱為「壓死駱駝的最後一根稻草」。

其實，「蝴蝶效應」也是其同義詞。

二十世紀八九十年代，美國物理學及系統科學家巴克（Per Bak）據此提出了「沙堆效應」，並由此發展出了系統科學中著名的「自組織臨界」理論。研究中，巴克等發現初始時落下的沙子對整個沙丘影響很小。然而，當沙堆到一定高度時，落下的每一粒沙都可能導致整個沙丘發生細微移動。一旦達到「臨界」狀態，只要再有一粒沙子新落下去，都會產生一種「力波」；儘管微小，但是能貫穿整個沙丘，把碰撞依次傳遞給所有沙粒，導致沙丘發生整體性連鎖改變，最終發生結構性失衡——坍塌。簡單來說，最後一些沙子，不是簡單疊加，而是誘發處於臨界點的整個沙丘的綜合效應（突變）。或者說，駱駝不是給最後一根稻草壓死，而是在這之前它就出了問題，只是沒有累積到臨界點而已。「臨界態」則是系統處於一種特殊敏感狀態，微小的局部變化可不斷放大、擴延至整個系統。生命是典型的「自組織」系統。當該系統達到自組織臨界態時，即使小機率的干擾事件也可引起系統發生災變。慢性病的發生，大都屬於這類現象。前面闡述的癌症「同花順」理論及「車禍」隱喻，都是同一道理。

事實上，涉及生命大部分現象都不能用經典物理學常識來解釋。經典物理學定律就是因果律，簡單的線性聯繫。它可以解釋自然界許多簡單現象及事實，卻不足以解釋複雜現象。特別是與生命相關的疾病發生等現象。就癌症等慢性病發病而言，在持續刺激下，複雜系統（如生命）會出現突變，因為該系統中一部分會影響其他部分，且作用力持續明顯放大，從而誘發了骨牌效應。

仍以「車禍」隱喻為例，為了交通安全，交通管理部門一再強調行車不可超重、超載、超速，否則車禍在即。生命也同樣，持續地超過負荷，不管哪一種方式，都潛伏著危險，都可能累計成禍根，或者使身體在不知不覺中瀕臨「臨界點」。到了此時，細微的小機率事件，足以誘發大的致命災禍。

筆者的好朋友鄭總，為了拯救瀕臨破產的「屯河」，超過負荷地拚命工作，甚至四天四夜沒有闔過眼。結果是企業活了，人被胰臟癌盯上了。

二〇一三年年中，一個馬鞍山的患者給我印象特別深刻。他人高馬大，至少一百八十幾公分高，體重一百一十五公斤，身材魁梧，絕對是泰森級的人物。來找我時，同行有四個跟班的小兄弟，加上他老婆一幫人。一看報告，我傻眼了——因為他半個月前喝酒後吃東西，胸有點憋痛，一檢查，先是查出食道癌；還沒開始治療，住院再一檢查，發現喉癌；再仔細查，又伴有鼻咽癌；全身檢查後，問題更多了，肝內也有疑似腫瘤病灶，原發還是轉移尚未確定。但他自我感覺只是稍微有點胸背疼。對於這位才三十多歲的患者，一看什麼都明白了。直奔主題：「你好菸酒？」他承認，老婆在旁邊數落他：「他可不是一般的好喝酒。每天喝得個爛醉，白酒可以喝一公斤。」然後，又數落著其身後的這幫小兄弟：「都是你們這些人縱容的，幾乎餐餐圍著他，哄著他喝……。」這些小兄弟個個躲在身面，面面相覷，不敢作聲。看來，他人緣大概不錯，但生活方式太糟糕，太率性了。雖然這時他還若無其事，其實生命已垂危了。

他給我留下了太深刻的印象——父母給他的身體多棒，多好的先天資本啊。就是因為長期酗酒，所以喉舌鄰近部位，都被濃烈的酒給燒灼壞了。真的，生命具有不堪承受之輕。如此折騰，咎由自取。此君只看過一兩次病，沒再聯繫。估計很快就走了。

逞一時之能者，必將遭長久之痛。

❖ 生命有自我修復功能，但能力有限

我們說大自然是有智慧的，而且是大智慧。

生命也是有智慧的，也是高超的大智慧。

只不過由於近代科學的進步，加上人類的輕浮與狂妄，把自己凌駕於自然及生命之上，認為自己無所不能，想操控自然及生命，實際上這是枉然，甚至會走向反面。今天令人恐懼的地球暖化，就是人類自己造的孽。

生命的智慧體現在諸多方面，比如生命的進化，從最簡單的生物，演繹到今天天下之最貴的人，這裡就包含著太多的智慧。

有研究表明，人類近百年來還在繼續進化過程中。在沒有發明電之前，天黑了，人們只能入夜而歇，機能也日落而低，七八點就很快進入睡眠；現在則不然，因為電的普及，以及電視盛行，現代人前半夜精力最旺盛。很多人很多的創造性工作都在前半夜完成。研究顯示，目前人類的機能狀態和百年前完全不一樣。這就是進化的結果。

我非常喜歡以科技館旁邊的小池塘為例，來說明自然的智慧。十五年前，由於建科技館的需要，人們在一條水渠旁挖了個坑取土，坑形成了有活水的「水塘」。事後坑被人們「遺忘」了，遂給了大自然「休養生息」的機會。幾年後，當年的水坑逐漸成了棲息著諸多野生物種的生命池塘，形成了大上海城區裡唯一一塊「自然」而成的小濕地。這片幾千平方米的濕地裡，各種野生動植物不少於一百七十種。其中，野生植物超過五十五種，昆蟲不下七十種，鳥類二十餘種，有少見蛙類三種、魚類四種和獸類二種。正是市民的「不知道」和「遺忘」，造就了這片自然濕地。專家研究

後得出一個富有哲理的結論：恢復生物多樣性的最好措施是人類少干預。

無為而無不為。中國古代賢哲如是歸納說。

因為自然界（含人的身體）本身充滿智慧及一定的自我修復能力。

在維護健康、修復疾病傷損方面也一樣。也許有時候，減少人為干預，可能有助於健康的維護或恢復。湯釗猷院士在討論肝癌術後治療時，就睿智地告誡說：「有時候，不治療是最好的治療。」因為人為的科技並非無所不能。

的確，研究證實個體確實有某種自我修復能力，但這種修復能力是有限度的，且其強弱是變化著的、相對的。超過了限度，不但不能修復，還會走向反面。就像現代醫學說的「免疫功能」是中醫所說「正氣」的主要組成部分，免疫弱則易被感染而生病；免疫過強又易發展成自體免疫性疾病，防治常更為棘手。

數十年的臨床經驗告訴我們，有時呵護健康，包括促使癌症患者更好地康復，最好的措施也許是適當、適度干預，並敦促他遵循生活規律，順應康復功能，而不是積極地人為、過分地干預——表現為不斷地、拚命地進行創傷性治療。否則，結果往往更加糟糕。

以肝癌為例，臨床肝癌死亡率很高。我們的資料庫裡共診治了四千多例肝癌病例。可歸納出這類常見情況：介入等創傷性治療次數越多，預後越差，活得越短；順其自然，該出手時才出手，適當且適度地干預，是最好的。

有時手術後什麼都不做，不強行干預，只是嚴密觀察，也很不錯。

如有位章姓院長，是外科醫生，肝癌術後復發了，AFP指標曾高達二百至三百（正常值是二十）。生病後由於他積極參與癌症康復組織，接觸了太多的癌症患者，看多了，對常規的那一套

（治療）持懷疑態度。明確轉移後，堅信此理念，不過分干預，只是嚴密觀察追蹤，排斥了介入標靶治療等，僅用中醫藥調整，配合必要的生活方式調整，一兩年後，指標穩定下降，現在停留在二至五。十多年了，肝硬化都明顯改善，恢復得很好。蘇北一位姓王的小學校長，二〇〇五年後肝癌手術復發，多次介入，求助時已沒辦法做介入了。我也建議他觀察，不到萬不得已，別輕易介入，這期間，只做過一次介入，現在離手術時已十多年了，也恢復得非常好。

類似的例子很多，數十名肝癌患者多年存活後，興奮地說：「我已經逃脫了幾十次的介入，現在活得越來越好，肝的質地明顯改善了。」這就是信奉自然基本規律——「無為而無不為」的善果。須知，人自身有康復及修復能力。

其他疾病也類似。筆者接診過一位先天性單個腎的患者，藥物性損傷導致腎功能嚴重受損（他是中年男性，因為二十世紀八〇年代初用了某種抗生素，出現水腫，一檢查，發現單個腎，此腎功能也明顯受損，只有正常的百分之十五）。照理說，他根本沒有生存能力，誰都不敢給他再用藥（怕誘導腎衰竭）。結果，他自我調整（飲食、生活方式等）後，腎功能居然恢復到百分之三十左右，生存了好多年。

肺也相同，研究證實，借助呼吸功，可以在一定程度上改善切了肺葉者的動態肺功能。臨床上，這類現象並不少見。

如果患了慢性疾病能夠痛定思痛，積極加以控制，有效調整和優化生活方式，且持之以恆者，通常可以有所改善，甚至可以使其對壽命影響有限。

雷潔瓊、周有光年輕時都是體弱多病者，他們卻都成了百歲人瑞了。特別是周有光，年輕時體弱，又患過肺結核和嚴重的憂鬱症，結婚時人們斷定他只能活到三十五歲，但他已經慶祝了自己一百一十歲的生日。

邵逸夫也一樣，他是腸癌患者，享年一百零七歲而駕鶴西去。

我引以為自豪的一位腸癌患者，樂女士，九十三歲時生了癌，沒法手術、化療、放療，只是中醫藥治療，並樂滋滋地活著，現在一百零六歲了。

有時候，人們稍微放手，遵循內在規律，也許事情就會好一些。

這也應該是至理名言。

總之，生命是有一定的自我修復功能的，但這種能力是有限度的，且只對善用者存在。睿智的人，應善於理解自我內在的這種能力，並努力加以開發利用；而欲如此，前提是學會敬畏生命，尊重它，悉心地去領悟它的這些能力。

❖ 喧鬧的醫院與「三百萬中國人早死」

我經常被邀請去各大醫院會診，看過患者感觸越來越深。說今天的醫院如同喧囂的車站碼頭、市集菜市場，一點也不為過，甚至有過之而無不及……。

應該十分莊重、寧靜、神聖的生命休整場所，卻比什麼地方都來得喧囂浮躁。

二〇一五年春節前與幾位老醫生一起吃飯，一位著名大醫院退休了的老院長，年過八旬，因肺部感染，住了一次自己曾經一手管理並發展起來的醫院，感慨萬千。有學生輩的院領導來看望他，並謙虛地諮詢他意見。他說他直搖頭，今天的醫院，看不懂，看不懂。不能接受，完全不能接受……這哪像是醫院，就像是城鄉結合處的農貿市場……。

其實，這只是我們整個社會的一個縮影，集體無意識地喧囂，個個焦躁不安，踮起腳尖拚命追趕，卻不知趕往何處，因而神魂不寧，身心分離。其結果是百病倍增，醫院人滿為患。不是嗎？就在前不久（二〇一五年一月十九日），世界衛生組織（ＷＨＯ）發表了《二〇一四年全球非傳染性疾病現狀報告》。該權威報告宣稱，超過三百萬中國人過早（七十歲以前）死於心血管疾病、慢性呼吸系統疾病、癌症和糖尿病等非傳染性疾病。

ＷＨＯ認定，在全球範圍內，中國人過早死亡的情況尤為突出，並仍在快速發展中。這些，不值得我們好好思考思考嗎？

三年前（二〇一二年一月），陳竺還是衛生部部長時，呼籲要警惕「中國正處於慢性病爆發前期」。同月（僅稍早於此），世界銀行發出「慢性病在中國已進入高增長狀態」的警示。而在當年官方召開的關於慢性病預防控管的會議上，專家報導說，中國每年新增慢性病患者一千萬人，每天都有一晚八千人因為慢性病而死亡。慢性病「爆發」之嚴重性，可見一斑。而且，據權威專家分析，這些慢性病患者中的絕大多數（占百分之七十以上），生病都是患者自身「創造」的。

很明顯，大醫院林立，人滿為患，三百萬人早死，都只是透出一個訊息：中國人到現在還是沒有活明白——平常不尊重自己的生命及自身健康；生了病，只會（或者說「只能」）把命交給那些並不那麼可靠的醫院、醫生及藥物。而對加強自我防控，包括開發自我防範疾病能力，無動於衷。須知醫生及醫院可靠與否，也可以從醫生自己的平均壽命看出來。他們都沒法活得比常人更長（至少有研究顯示，西醫醫生的平均壽命短於當地大眾的期望壽命；而中醫醫生則長於期望壽命），那你又憑什麼將生死大事及疾病管控權完全交給他們？

另外，僅就醫院而言，在這種喧囂浮躁的氛圍中，心神可能恬淡寧靜嗎？身體可以得到休整嗎？疾病有可能康復嗎？

記得二十世紀七〇年代時，我們剛剛做醫生，偌大的龍華醫院次序井然，靜悠悠的，患者也不少，但遠未人滿為患。上海其他一些大醫院的情況也差不多。

當時，人們生活得並不怎麼富庶，卻比較安逸，心態相對平和。

而今天你到上海的任何一家大醫院，都會憋得喘不過氣來。帶著CT片，匆匆而行者，宛如最熱鬧大街上趕著上班的人們。

病房的走道上，臨時病床擠滿了所有空間。

今天，只要是大醫院門口，交通一定是最堵塞的，人、車擁塞，往往寸步難行。

只要是大醫院，裡面一定是沙丁魚般人擠人。

只要是大醫院，都是充滿了喧鬧和焦躁。

二〇一三年年底我去了加拿大，在溫哥華市特地去了列治文中心醫院（該醫院類同於上海的區中心醫院），多年前還去過巴黎及倫敦的一些大醫院，這些醫院的寧靜、安詳而有序，使我想起了二十世紀七〇年代的龍華醫院（儘管當時龍華醫院的硬體差多了）。對比之下，簡直無語！

現在，一切都過去了，醫院澈底「煥然一新」了。中國大城市中，最豪華的也許就是大醫院了，最繁忙的也是大醫院了，最喧囂的或許還是大醫院了。而且，最具諷刺意義的是，天天與尖端醫療設備及醫療健康知識打交道的醫生，他們的壽命卻都不長，低於當地的期望壽命。

一種解釋是，與二十世紀七〇年代末相比，人口的確是增加了。但是生病的比率卻呈現出幾何級數的增長，人口充其量只是加法式的略增而已。

另一種解釋是，我們的平均壽命的確延長了，但醫院裡躺著的不都是老人啊？有更多只是五十至六十歲，甚至四十至五十歲的人啊。耄耋老人大多去了養老院等處。

也許，誰也統計不出來現在的人民平均患病率是二十世紀七、八〇年代時的多少倍。這裡面，難道沒有更深層次的因素值得我們好好檢討、好好分析、好好反思一番嗎？

至少，我們要大聲地說，就醫院和醫療來說，問題太多了。筆者曾以今天的醫學本身「病了」為題，發表過刺耳的批評。它病得不輕——它的導向錯了，價值觀錯了，它的導向就是治「好」病（須知，很多病是治不好的，因此，海斯丁中心強調要從對疾病的「治癒」，轉向對患者的「呵護」），它的評價硬指標就是門診量、住院人數、醫院營收，論文發表數量、得獎數量及級別……。至於生命的呵護，疾病危險因素的預防控管、患者的最大利益維護等，因為太軟了，看不見，摸不著，統統隱藏掉了。沒有醫院管理者會在意這些。因為他們都不傻。從極端意義上說，這樣做，違背了他們的真正最大利益。病少了，客戶也少了。

其實，辯解者可以說，醫院只是喧囂浮躁社會的一個角落而已，醫院也得生存，你也沒法讓它置身局外。也正因為這樣，處於陀螺中心拚命旋轉的醫生們，心身康寧難求，自我身體或生命難保，故折壽者不少，期望壽命短於民眾。

有鑑於此，筆者曾呼籲，需要好的醫學，並就此展開了多次全國性的討論，且開設了視頻公開課。但似乎是個看穿國王新衣的孩子，且提醒得太早了。除了醫學人文學者外，呼應者寥寥無幾。因為重商主義，容不得人文精神。

既然求醫學改弦更張很難，那麼，退而求其次，芸芸眾生應學會善待自己。

須知，生命和健康是至高無上的，我們卻無意中蔑視了它，冷漠了它。因此，它對你的淡漠不以為然，開始懲罰你了。

醒悟吧，別再把賭注全都壓在了醫學、醫院及醫生身上了。他們不是聖徒，他們也只是在熙熙擾擾中謀生，且並不十分可靠。因為很多情況下，他們連自身的康寧及壽命都難保。

善待自己，守住健康，從敬畏生命、尊崇生命，學會活在本真中始步。

❖為什麼醫生罹癌，死得更快

醫生自己罹癌，生存下去的可能性大大低於百姓（特別是西醫醫生），這是眾所周知的事實。二〇一〇年上半年接連發生在上海和台灣的兩件悲傷事，可以作為注腳。

該年春節後不久，上海最著名的肝膽專科醫院，某位四十多歲且頗有聲譽的臨床醫生，在為別人肝區查體時，偶爾彎腰發現自己肝區有輕微不適，一檢查，確診為肝癌。馬上住本院治療，一個多月就走了。這個醫生聲譽挺不錯的，我的很多患者都熟悉、喜歡他。聽說他走了，唏噓不已，傷感萬千。

同年三月分，台灣某大學醫學院的一位三十八歲醫學博士、副教授，肝膽腫瘤外科醫生，也是在給人做手術時感到自己肝區有輕微不適，確診為肝癌。趕緊治療，也只生存了一個多月。

通常，一般人患肝癌被發現後，特別是首發症狀是肝區輕微不適的，至少可以活上三到六個月，那是最起碼的，但他們都只活了一個多月就走了。

這類事件屢屢發生，引起了不少人的反思。

三年前，無錫一位和我同齡的女主任醫生來找我。輪到她看診之前，我就發現她眼睛紅腫腫的。輪到她就診時，還沒有開口說話，就哇的一聲哭了起來，哭了好久才平靜下來說：「我自己是兢兢業業的醫生，沒想到會生這樣的病？」原來，她患的是肝臟膽管癌，首發症狀是黃疸，求治時已經做了手術。整個求診過程中仍哭啼不止。我大聲喝道：「你如此狀態，怎麼給他人看病。」她才停止哭泣。我說：「你這個病，又不是太危險（因為手術做得不錯），如此狀態，怎麼面對他人呢？」她一個勁地說：「我後悔啊，我不該啊，我怎麼這麼糊塗啊。」即使後面複診，開始一年內也老是這個樣子，情緒比常人更差。而且，醫生患了癌，情緒往往遠較一般民眾還差。

現在，已經三年多了，她總算情緒穩定了，癌症也可以說大致康復了。

為什麼醫生本人生了癌，死得更快，最難治，原因很多。

其中緣由之一，醫生往往以健康呵護者的身分出現。現在自己都生了癌，一定會自然聯想到自己作為醫生的澈底失敗。甚至對自己過去所作所為全盤否定。「我這樣行醫多年的人，居然自己都沒法管好自己。不是害人害己嗎？」如此自我否定性的精神狀態，確實無法幫助他們很好地從癌症陰影中走出來。

緣由之二，大多數醫生都是完美主義者。完美主義者更容易生癌，這已是定論（後面章節將展開討論）。完美主義者更無法接受自己在這問題上犯了低級錯誤。門診時常有醫生一遍遍地對我說：「我這個人怎麼會生癌？」其實，生癌不是犯錯，而只是生物學上的一種必然性而已。因此，儘管他們近水樓台，治療方便，但這類完美主義心結（特別是認知上嚴重偏差，行為上拒絕），絕不利於康復。

緣由之三，較常人更甚的恐懼感。由於他們往往已到中年，臨床看多了因為癌症等帶來的痛苦及死亡。因此，醫生自己生了病（包括其他慢性病），常較普通人更為恐懼。他們看到的只是那些痛苦而常常纏住醫院的患者，康復而瀟灑活著的離他們視野較遠。因此，負面（特別是恐懼）情緒常死纏著他們。

緣由之四，賭徒心理嚴重。醫生見多了，各種療法利弊得失常都了然於胸，因此寧可賭一把的人不少。而且，往往是排斥本專業的。最多見的是，內科醫生排斥化療。好幾位西醫醫生見到我的第一句話就是：「我堅決不考慮化療。」而且沒有理由（其中有一位甚至被人認出他是肺科腫瘤專家，對其他患者他強烈主張化療一次不能少，必須足量，足夠療程。而自己則拒絕化療）。其實，漢堡-伯格多夫大學醫院就有過這麼一次調查，臨床要試用一種新的肺癌化療藥。有人對腫瘤科醫生做了專項調查，問題是「萬一你自己得了肺癌，你會參加這項研究嗎？」七十九位接受調查的腫瘤科醫生，有六十四位表示拒絕。他們認為這些化療藥毒性太高，療效並不確切。因為醫生更了解利弊，故寧可不用，賭一把。

上述這些都是重要緣由，但並非我們討論的重點。

我們認為，醫生更容易囿於舊的思維模式，才是問題的又一主因。

今天，絕大多數西醫醫生都是受主流的生物醫學模式熏陶成長起來的。這種醫學模式認定人就是個生物體，說簡單點，人就像堆積木一樣，十大系統（或十一大系統）通過積木一樣堆成人體；雖有內在聯繫，但只不過是線性的；醫生能做的就像修機器一樣，某個地方壞了修一修。因此，醫學越來越向縱深發展，就越來越偏限化、細緻化。研究者之所以在感染性疾病、心血管疾病和代謝性疾病中容易取得些許成績，主要在於深入細緻鑽研這一塊，有可能把細節搞清楚，那至少這個難題基本解決了。因此，醫生不會把感染性疾病、心血管疾病和代謝性疾病等看得很重。因為，在這個小圈子裡他已經透徹地了解了。

癌症卻不然。癌症無法用傳統的生物醫學模式來解釋，它本身是一大類疾病的統稱；同為一種癌症，往往又是多因多果，非線性因果關聯的。進化醫學家認為它是遺傳產物，和進化失序有關；環境學家認為是環境荷爾蒙或汙染導致了它的肆虐；偏重於研究代謝的醫學家則認為是代謝產物堆積導致癌變……諸多解釋，莫衷一是。因此，儘管在基因研究中人們已取得了無數成果（見諸已發表的天文數量級論文），但整體上的認識還是支離破碎而殘缺的。

人們已形成共識，癌症本質上是生物體的內亂，多環節的機能失調，是一種慢性病。故好生加以治療調整，絕大多數患者是可以康復得很好。常人本身是張白紙，願意接受這類更好的解釋，比較甄別後做出取捨，故相對從容得多。

西醫醫生們原先有著固定的思維模式。讓他們改變這模式，接受全新的很難。在舊有框架內，他們（特別是專業醫生）沒法理解癌症究竟是怎麼回事，無法做出解釋。對他們來說，沒法解釋的，一定是無能為力的，故引起恐懼萬分。

而癌症只是慢性病的這些告誡，在生物醫學模式占主導的現代醫生腦海裡，卻沒有立足的空間。他們仍把癌症看作是真正的「惡魔」而感到不知所措。驚慌失措中意志喪失了，生存信心蕩然無存。故往往比常人死得更快。

❖ 遠離大病盯纏，常始於對自我生命的尊重

古希臘醫聖希波克拉底強調人自身的愈病能力，稱其為「自癒力」。他曾說「患者的本能就是患者的醫生」，「患者最好的醫生是自己」。《黃帝內經》主張「正氣」為主，正氣就是人體內原本存在的自我修復能力。每個個體都存在這種能力，只不過有強弱差異。中醫學強調「正氣來復」是自我修復很多病態的關鍵。臨床中醫生的最高境界，不是治病，而是扶正祛邪，促使「正氣來復」。

有位山西籍的原姓老患者，在我這診療了十多年，我們早已成了忘年交。他第一次找我時，是二〇〇二年。開門見山自我介紹，和我校老校長曾是同學，也共事過，交往不淺。該老校長是我敬

重和關係很好的領導。因此，一開始我就對他有了一份特別的關注。那時，他剛剛退休不久，人精瘦精瘦的，身患多種疾病。最後把他打倒的是三期腸癌，升結腸癌伴多發淋巴轉移。然後，他自我介紹說他們這代人是工作不要命的，生性認真又追求完美，當上了一個副廳級幹部，只知道工作，四十來歲就先後染上了高血壓、糖尿病、嚴重失眠、高血脂，並伴有腸躁症等，但還是不辜負組織的信任，玩命地做。直到退休後不久，人消瘦，確診為是中晚期腸癌，這下子澈底垮了。他想：「我這把年齡，該生的病都生了。爹媽給我的時候，是一個好好的身體，現在竟然被自己折騰成這個樣子。」

他做完了手術第一時間就接受我的後續治療，對我傳授的一整套理念非常贊同。我則明確告訴他：「你所有的這些病症，其實都是生活方式惹的禍。因為長期自我施壓，所以血壓才會高；追求完美，典型的完美主義者，往往會伴生腸躁症；長期壓力的生活，會誘發失眠、血脂和血糖代謝的異常，因此，這些病只能說是你不善待自己招致的。當然，現在還來得及。才六十多歲，剛跨入生命新門檻，你還有糾治的可能，還可以很好地發揮自身內在康復潛能。但必須痛改過去的生活方式，學會善待自己，學會尊重生命，對自己寬容、從容一點……。」

他的文化素質很高，又接受我的所有理念，加上已退休，享受著正廳級的待遇，生活無憂。他說：「我需要重新生活，不然太對不起我自己這一生了。」從那以後，我們開始是一年見三四次面，後來是一年兩次，一年一次。現在見面已不再討論治療而是聊天了，因為他早就甩掉藥物了。

二〇〇七到二〇〇八年開始，他每一次見我都帶來驚喜，原來，通過調整生活方式，他的血壓完全控制了，原來每天兩種高血壓藥都控制不好，現在不依賴高血壓藥了；然後，又告訴我血糖也完全不要藥物而控制了；他最糾結的腸躁症，這些年再也沒有犯過了；嚴重的失眠，就在自我鍛鍊中不知不覺地好了（他把這歸功於我的抗癌中藥，但我認為主要是生活方式的調整）。現在，人胖了，臉色也很紅潤，雖是將要八十的人了（一九三八年生），但整體狀態比六十歲時好多了。他說：「原來這些病死命地盯著我，纏著我不放。我稍微改變一下活法，居然都與我拜拜了。」當然，腸癌更是沒有問題。他濃烈的山西普通話，聽得令人別有一番滋味。

其實，要遠離諸多慢性病的盯纏，不完全靠藥物，甚至主要不靠藥物；而是要學會尊重生命，了解生命特點，發掘生命內在的康復潛能，好好地生活，合理地調整自己的起居飲食，一步步重組良好的生命狀態。

我的癌症患者中，原來患有高血壓、嚴重失眠、慢性肝病等的十分常見；有憂鬱焦慮傾向等的也很多；在癌症威脅面前，不少患者痛定思痛，學會善待自己，充分利用自我康復潛能。因此，很多人已把原來必不可少的抗高血壓藥減掉或停掉了，因為他們的血壓已經正常；也常常拋棄了抗憂鬱藥和安眠藥等的依賴。

總之，守住健康，遠離大病，常常始自對生命的尊重和對生活本然的恪守，順其自然之性，本真地活著，這是顛覆不滅的真理。

防範諸多慢性病（包括癌症）更應該如此。因此，在前文提到中國每年早死三百多萬人的分析中，世界衛生組織同時還強調，這些早死案例是完全可以通過自我調整，加以防範的。至少可以減少其中百分之七十的早死人數。這份權威研究中的百分之七十是什麼概念？就是每年可以減少二百一十萬人的早死，多麼巨大的數字啊！

❖ 你怎麼珍惜生命，生命就怎樣回饋你

有個故事很富有哲理，某小男孩因為被母親訓斥，一氣之下，跑到屋後的山谷裡，大聲喊：「我恨你，我恨你……。」沒想到，山谷傳來清晰的回音：「我恨你，我恨你……。」小男孩十分害怕，跑回家對母親說：「山谷有個很壞的小男孩說他恨我。」母親再次帶他到山谷裡，並要他喊「我愛你，我愛你……。」小男孩照做，這次卻聽見一個和善的聲音在對他說：「我愛你，我愛你……。」

其實，生命或生活何嘗不是這樣，它只是你行為的反饋及結果——你怎樣做，它就怎樣回饋你。生命中也是種瓜得瓜，種豆得豆的。你怎麼看待生活，生活就同樣怎麼看待你。你想要別人善待你、尊重你，你首先需要善待他、尊重他。

守住健康，何嘗不是這樣。你先要善待（生命）健康。

筆者在多年的臨床工作中，注意到這類現象太常見、太普遍了。甚至有朋友建議我一定要寫一本這方面的書，書名都幫我擬定了，就叫《生活的回饋定律》。

我有一位哥們，既算是同學，也算是同事，但是這個哥們是「過去式」了，二十多年前，他尚未升到校領導崗位時，我倆關係不錯。我比他年長一些，兩個人都是被安插落戶的。我回上海讀書後，醉心於學術和專業，以當好一個教師、醫生為本分；他卻有政治天賦，努力表現，很快入了黨，升了普通幹部。那時候，他還十分謙和，因為我在學術上出道較早。記得一九八九年夏季的某一天，我倆還在老校區對面的小飯店暢談了很久。他當時很迷茫，已是副處長了，再上去也難；想出國到日本去；不想再幹了，因為前途不明。我則勸他，到日本從頭開始也難。很快地，時來

運轉，之後迎來了一波提拔，他很快接連提升了兩級，從副處級升為正處，沒多久，又升為副廳級，副廳級算是高級幹部了。以後，我們見面少了，也沒發生過任何過節。我發現，他對我的眼神變了。因為我比他大，我職稱評得很早，所以，他原先是非常尊重我的，一直稱我為「教授」（我是我校最早升教授的，故有此雅號），但這時候，他開始叫我「小何」了。而且，老是居高臨下的一副官腔。因此，我們漸行漸遠。我隱約感到他老是猜忌我，給我「小鞋穿」，但我也不在乎。搞學術和臨床的與搞行政和走官場的，屬於兩股道上跑的車——黃河與長江，誰也干涉不了誰，但總是有牽掛。畢竟同學一場，我研究腫瘤，知道腫瘤有易罹患性格，而他具有部分這類特點：壓抑自我；公開場合戴著面具，努力掩飾著；從不流露真實情感；為了目的，善於委曲求全……。

就在三四年前，一位老領導問我：「他來找你了嗎？」我說沒有。原來他患了晚期癌症伴隨肝轉移，治療這類癌，是我的專長，但也許他拉不下這面子，也沒告訴任何其他人；甚至沒有在學院附屬醫院做手術，而是在其他醫院進行治療；堅持瞞過很多熟識的人。特別是病成這樣，還為了爭取某些東西而努力著……聽畢老領導此說，我當時苦笑著，說看不明白，真的不知道為了什麼活著？究竟要爭取什麼？然後，經常隱約聽說惡化了，起死回生了等的消息，讓我感慨不已。由於當事人沒有明說，我也不便去看他。中醫學還有個「醫不叩門」原則（即醫生一般不宜主動請患者找自己治療），但我很關心他的進展。不久前，訃告出現，剛過六十歲的他走了。唏噓之餘，未免有點傷感。畢竟，不善待生命，就這麼匆匆忙忙地謝世了。如果珍惜一點，一定不會是這麼一個過早的結局。

我所了解的他的一生，不能說不成功，因為他官做到了正廳級；也不能說成功，因為他只活到六十歲。今天，活到七十歲的算早死。他的生活不能說不謹慎，從來不亂吃，也很少喝酒，從未聽說過喝得酩酊大醉；幾十年來，他每天堅持早起跑步，很注意鍛鍊身體。但也不能說很會生活，平時總是戴著假面具活著，強行自我壓抑的。我知道，他的城府很深；始終克制著自己；公開場合從不亂說一句話。追求著所謂的成功。我想，也許就是把目標放錯位置，過分在意官位的大小，過分防範他人對他可能的傷害，硬憋著，不善於珍惜本我之生命，所以憋出了這個大病。然後，又過分忌諱別人對他的評說，諱疾忌醫，導致了如此後果。

當然，對已逝的人，做出這些評價也許不是很道德。但類似的情況並不少見，恰恰非常常見。故討論、反思這些的目的，只是為了警示後人——為了更多的人能夠醒悟。更多的人能夠經常想想：人生的意義究竟何在？

人應該活在本真中，學會善待生命。那麼，生命也將會很好地回饋你。

老是自我壓抑，老是戴著假面具生活，儘管短期內可能口碑不錯，卻壓制了真情性，那將是健康之大敵。

但願人們能夠記取教訓。

第五章

生命的本能與智慧需尊重

人們只是用了他們全部潛能的極小部分。每個人身上都存在著偉大的潛能，經過充分挖掘，可以使人生達到前所未有的高度。

——美國 威廉・詹姆斯

「認識你自己」是刻在阿波羅神廟上的箴言之一，也被泰勒斯認定為世上最難為的事情之首。然而，「認識自己」又是睿智者希冀更好生存的基本前提。

認識（人類）自己，似乎可以從探討人生命的本能及智慧開始。

東西方都對生命本能進行過探索，為便於論述，我們先從西方近代認識開始。

❖西方的本能及需求說

嚴格的意義上，本能（instinct）不是一個十分嚴謹的詞，其基本含義是生命本身所固有、不學自會的能力，它包含著欲求、衝動、天性、天資等。

一般認為，本能是大自然賦予生物體自身生存變化的能力，通過本能，生命可以適應自然而求得生命的延續。故沒有本能，便不會有生命。沒有本能驅動，就不會有生命的產生及進化。人的本能，主要源自人的動物屬性，但又得到了某種習得性因素的昇華。

西方心理學認為，本能主要可以通過無意識的行為舉動等顯現而出。

近代，最早涉及本能概念的是達爾文。他認為動物本能是一種先天的生物動力，預設了動物按一定方式活動及進化，使得動物在生存中表現出一種可預見而且相對固定的模式。

美國心理學家兼哲學家詹姆斯（William James）則承啟了達爾文的觀點，強調人有著巨大潛在本能（潛能）尚待開發。例如，人的意識中只有少部分為人所理解和利用。

其後，桑代克（Edward Lee Thorndike）、巴夫洛夫（Ivan Pavlov）等則運用本能概念來研究動物行為的心理機制，並進一步被其後的心理學家用來研究人類行為及其動機。

二十世紀初，弗洛伊德（Sigmund Freud）建立了以本能為基礎的動機理論，認為本能驅動並決定著人的行為模式。他認為雖然有著數不清的多種本能，但認定性本能是其核心，故他的學說又被稱為「泛性論」。他創造出「力比多」（libido，原欲）等新名詞，認為力比多是包含著「愛」的所有本能力量。他強調性本能須獲得施展，若受壓抑，會導致個體異常，甚至得病。性本能的良好施展可以轉化或昇華為推動社會發展或文化創造的力量。

稍後，洛倫茲（Konrad Zacharias Lorenz）等動物學家將本能定義為種屬特有、不變的系列行為。他們發現，在種系發展階梯上，越是高級的動物，其種屬特有的行為越少，而通過習得來滿足需要的行為越多。正是人的本能決定著人類文化的發展方向。這些動物學家被稱為本能研究的「習性學派」。

二十世紀中葉的馬爾庫塞（Herbert Marcuse）則以「愛慾」指代弗洛伊德的「性慾」以闡釋「本能」，並突出了愛與創造性勞動在人類本能中的意義。

有人曾這樣認為，人類自我認識有三大革命，第一次是哥白尼的天文學——地球不再是天國中心；第二次達爾文的進化論——人類只不過是整個動物鏈中的一個環節；第三次是本能說——它否定了人的行為純粹受理性支配的傳統觀念。

隨著心理學的發展，人們常用內驅力、內部動機、內部傾向、內在需求、天性及基因等概念來取代舊的「本能」一詞，其涉及的基本內容卻並沒有改變，其中，最基本的涉及人生理方面的需求，如飢、渴、性、痛苦解除等等。

二十世紀中葉，著名心理學家馬斯洛（Abraham Harold Maslow）推動了本能的深入研究。他指出了早期研究中的不少錯誤，但強調它仍是值得心理學界充分重視的核心內容。認為「我們的機體遠比一般所認可的更值得信賴，有更強的自我保護、自我指導、自我控制的本能」。「機體內部有某種積極生成或自我實現的傾向」。有些個體遭受挫折時會產生病態，而其他人卻不會；某些需要的滿足促進了健康，另一些則不會；其背後都有一些更為基本的需要存在，且這類需求十分「頑固」，常常沒有通融的餘地，它只求適當的內部滿足，而人們總是有意無意地尋求滿足這種需要。因此，不理解一個人其行為內在的動機和目的，要想深入了解他的行為是不可能的。

馬斯洛深究後認為，通常討論的這些本能只是最基本的生理性需求，在此基礎上，還會遞增性地產生出安全的需求、愛與歸屬的需求、尊重的需求及自我實現的需求等。在這些需求遞增層次和序列中，前一種得到適度滿足後，後一種就從潛在狀態中浮現出來，突顯到主要地位。這一系列的基本需求是否得到滿足，常常決定著個體生活的健康與否，社會生存狀態的好壞等。

由於早期的本能說主要是根據動物的行為來定義，故常把本能看成是強大、頑固、不可預防控管且不可壓抑的。但進一步研究顯示，本能之力是隨著動物種系的發展階梯之上升而遞減的。人和動物的本質區別在於動物只遵循本能，只受本能驅使；人除了本能動力外，還受制於環境和文化等，是綜合多個因素後所決定的。比之動物，人的動物本能偏弱，易被氛圍及文化壓抑、改變甚或扭曲。故馬斯洛用「似本能」一詞（類似於弱本能、本能殘餘），以免與動物本能相混淆。弗洛伊德的本能說及力比多、本我、自我、超我也好，馬斯洛的「似本能」及五個需求層次也好，都揭示了生命內在的動力結構。理解這些，並適度加以實現，是確保個體心身健康並遠離大病的關鍵。

現實中，太多的人因漠視了生命本能，故活在不甚健康、幸福、快樂之中，或已被疾病纏身。上一章最後的那個案例，就是長期自我強行壓抑本能，扭曲而虛假地生活著，最後所招致之惡果。現實生活中，類似的教訓太多。因此，希望健康地生存，首先需要學會了解並尊重自我內在需求，並適度地加以施展或實現。

❖ 肝主疏泄的中國「本能說」

《孟子．告子》曰：「食、色，性也。」這是中國古賢最早涉及的本能問題，且清晰地歸納出兩大基本點：飲食，維持生命需求；色，延續生命需求。後續學者對此還展開了更多的討論。其中，醫學界的探討集中在「肝主疏洩」理論中。

名醫朱丹溪指出「人之情慾無涯」，「夫溫柔之盛於體，聲音之盛於耳，顏色之盛於目，馨香之盛於鼻，誰是鐵漢，心不為之動也」。他把本能視為一種抑之不得，與人的自然質性相關的衝動。並認為正是依賴這種「動」，人得以生存和充滿活力，種系賴其以延續（「人有此生，亦恆於動」）。強調：「人非此火，不能有生。」

朱氏眼裡，源於人之動物自然質性的本能，有著明顯的兩重性，一方面，它是生命種系延續的內在動力；另一方面，這種本能常易妄動，過於頻繁、強烈的欲求衝動可損形折壽。朱氏進一步把它與肝聯繫起來，指出：「主閉藏者，腎也；司疏洩者，肝也。……而其繫上屬於心。心……為物所感則易動。……雖不交會，亦暗流而疏洩矣。」其意思是說：這類本能一定程度上受制於「心」（泛指思維及意識等），一旦受到誘惑（心感物）便欲求發動，即便沒有性交（交會），也會有相應的生理反應（疏洩）。

這就確立了著名的肝主疏洩理論，形成了中國的「本能說」。

所謂疏洩，「疏」講疏通，「洩」為發洩；都是指由內而外的發散過程；隱喻人類的欲求衝動往往由內而發，指向外界。

中醫理論中「肝主疏洩」有著諸多功能。歸納之，主要涉及：

(1)促進脾胃運化，確保食慾良好，消化功能正常。
(2)促使膽汁分泌排泄正常，這又有助於脾胃運化。
(3)促進男女性功能，包括男子的射精，女子的行經、排卵等。
(4)促進人的精神情感，使之舒暢、穩定、和順，中醫稱此為「調暢情志」。
(5)調暢血與津液在體內的運行過程，使之循行有序。
(6)調暢氣機。

中醫所說的「氣機」，類似於現代所說的自主神經-內分泌功能。故氣機調暢，可使全身內臟功能協調，各項生理過程和順，既不卑弱，又不過於亢奮。

總之，肝的疏洩正常，則個體在生理、心理諸多方面皆可和諧、穩定。否則，常常陷入心身異常之病理狀態。

透過層層紗幔，可以說中醫的「疏洩」一詞，就是古醫家用來委婉指代人的本能性欲求與衝動。

「肝主疏洩」則是指「肝」主管著這類欲求與衝動。

中國人對「肝失疏洩」也許都不陌生，它是民眾所熟識的病理術語，經常用來描述一些病症。本意上，指的是本能受抑後所出現的一系列不適或症狀。

為什麼「疏洩」歸之為「肝」的功能呢？其實，這是個隱喻。中醫學認為，肝主春，性質象徵「木」，主「升發之氣」（「升發」乃升騰、發動之意，含內在動力之意）；一年之計，唯春天生機盎然，萬物萌生，草木恢復一派生機勃發姿態。自然之態的草木，既有賴於春暖之氣的催化，又需要寬鬆舒暢的周邊環境任其施展枝葉；故有「木氣條達」、（枝葉）「舒暢」，自在地萌發、生長之說。人的生命類似於同樣有生機的草木，其本能也需要自在地疏洩、施展、發揮，實現其欲望，不願意受到過多扭曲、抑制、戕害。可見，這一隱喻意蘊深刻。人洞悉了自我本能後，就應盡可能地順應自然之性，在客觀容許的限度內，充分舒展自我，條暢情性，疏通發洩，一點點、一步步地展現自我，實現多重需求。

就是我的這位老鄉、前輩朱丹溪，金元時期的醫著中就明確討論了奶岩（乳癌）的發生，多半由於自我壓抑，不得於公婆，不得於姑嫂（家庭人際關係緊張），長期肝氣不舒、肝失疏洩所致。

生命的本能需要尊重。理解這一點，我們才可以活得更自在，也更好些。

❖鬱為百病之源

朱丹溪有一著名論述：「氣血沖和，萬病不生；一有怫鬱，諸病生焉。故人身諸病，多生於鬱。」朱氏的門生和弟子，都反覆強調「鬱為百病之源」，「百病皆生於鬱」；不厭其煩地論證「鬱證」的普遍性和危害性。鬱證，簡稱「肝鬱」，類似於今人所說的憂鬱，但其含義廣得多。它的主要病理機制就是肝失疏洩。

臨床上，鬱證（肝失疏洩）的確很普遍。通常表現出下列病理情況：患者由於受某些刺激（多半是消極性的挫折、失意、意願不遂、傷感憂愁等），從而在情緒上表現為悶悶不樂、唉聲嘆氣、悲哀欲哭、哭笑無常等情緒消沉之症；生理上則出現諸如胃口不佳、食慾大減，甚至厭食、腹脹滿等；伴有不自主地長聲嘆氣，性慾冷淡，性功能低下；女子尚可見乳房脹痛、少腹作痛，乃至月經失調等。鬱證可進一步引發膽囊炎、胃脘痛、胃腸功能失調、心律失常、失眠、頭痛、血壓升高、情緒障礙等。長期的鬱證，可最終發展成惡性腫瘤。總之，臨床上它引發的病症非常常見。這些病症中較典型者，即可斷定為「鬱證」。

概言之，「鬱」有兩層含義：① 是情緒憂鬱；② 是氣機失於疏洩而瘀滯；都可表現為（或伴生有）內在諸多臟腑功能不協調，偏於低弱或受阻狀態。這非常常見，遂有「鬱為百病之源」、「百病皆生於鬱」之說。

其實，換成現代語境：今天之憂鬱，乃是百病之源，百病皆生於憂鬱。只不過較之過去，憂鬱之發病，倍增不減，其來勢之兇猛，大大超過以往任何時代。

君不見，城市裡的癌症、心臟病、高血壓、嚴重失眠等，包括一些棘手的結締組織疾病（像紅斑性狼瘡、類風濕、硬皮病、僵直性脊椎炎等）的受害者，追根尋源，很大一部分可以發現早期有憂鬱在其發病過程中起著誘導或催化作用。

君不見，在高智商人群中，憂鬱的發生率高達百分之二十到百分之三十五（含有嚴重憂鬱傾向者）；越是現代化都市，憂鬱越是高發。《曠野無人》的作者，記者出身，先患癌症，後又被憂鬱纏上，結果她在自傳體的書中總結說：憂鬱之害，遠勝於癌症。

君不見，自殺已成為中國第五大死因，且以莘莘學子為多；高學歷、成功人士（企管、官員、學者）占相當部分。而促成這些人自殺的，往往就是憂鬱。

其實，好好領悟一下古今賢哲的教誨——想想肝之疏洩、春生之氣、草木條達等的隱喻，就不難走出陰影了。的確，秋冬天好憂鬱，陰霾天憂鬱更是常相伴；被憂鬱盯上者，往往自我感覺「生不如死」。但冬天已至，春天還會遠嗎？春天一定是生機盎然，一掃陰霾的。須知人的狀態有高低潮，就像是有春冬一樣，這是自然規律。作為一位資深、行醫近四十的臨床醫生（特別是心身醫學方面有較深造詣者），筆者認為憂鬱其實並不難糾治。比起癌症，可以說真的是小巫見大巫。問題只在於我們願不願意正視它（憂鬱），突破憂鬱是心理弱者的認知之誤解，領悟憂鬱與生命本能的關聯性，學會正視它，接受它，從而揚帆起航，令生命本能充分舒暢通達，展現自我，借一個個需求的實現來克服它。

當然，主動尋求專科醫生的指導十分重要。今天的憂鬱治療，已不再是太大的醫學難題。

此外，充實自己關於積極心理學、幸福心理學等的常識，也是大有裨益的。

❖ 過度壓抑本能：相似於自我漸滅生機

中醫學把本能視為源自人的自然質性之衝動，抑之不得；「人非此火，不能有生」；正是依賴這種「動」，人才得以生存和充滿活力，種系賴其以延續。

有一個經典案例：一部分癌症患者偏向於自我壓抑，平日較鬱悶，不愛說，好把想法深藏於內心。這在胃癌患者身上體現尤其充分。東亞民族，特別是日本人，性格比較含蓄、內省，好自我壓抑。日本人的胃潰瘍和胃癌發病率在世界範圍內奇高，其中一個因素，就歸因於習慣自我壓抑。移民夏威夷的第一代日本人群中，胃癌發病率還是很高；直到第三、第四代移民逐漸融入當地生活，學會釋懷後，發病率才與當地接近，這結果更說明這一點。

中國的情況類似。臨床觀察到一個重要現象：「悶格子」（上海人指稱不愛多說者）更易患胃癌。無論男女的中年胃癌患者，都有一個特徵——拘謹，善自我壓抑，人緣好，很少在公開場合發火。不是說他們沒有「火」（指俗語說的火氣、怒火），而是憤怒時習慣於向內轉移，只是鬱悶壓抑、自我強加控制。情感不輕易顯現，喜怒不隨意外露。這是典型的自我壓抑型的個性特徵。

研究顯示，這種個性者鬱悶時易導致胃的保護性因素被削弱（處於強烈自我壓抑狀態時，胃黏膜下的血管收縮，黏膜缺血，保護性黏液分泌減少）；與此同時，破壞性因素增強（胃酸分泌多，可伴有胃痙攣），短期內可導致胃的不適（俗話說「氣出」胃病或胃痛來）。反覆創傷與不斷地修復，久而久之，可誘發並導致胃的癌變。

因此，傳統文化津津樂道的「萬事忍為先」，從社會學角度或從人際關係而言，也許是一種優良品行。但從健康、防治癌症角度而言，卻有害而無益。日本人的胃潰瘍和胃癌發病率居全球第一，也許就和大和民族凡事點頭彎腰先於認可的態度密切相關。這其實是壓抑了自我表達、自我申張、自我宣洩的本能性需求。

心身醫學呵護健康有一個重要原則，須學會及時表達自我意向、宣洩情緒、釋放壓力，可以說是針對這類漠視自我本能的糾治良策。

早在二百多年前的十八世紀中葉，就有研究顯示，修女的乳癌發生率高於其他婦女；獨身女性乳癌發生率也高於已婚女性。現代社會，獨身女性的乳癌發生率同樣高於已婚女性。這是反覆被證明的事實。

進一步研究顯示，年齡超過四十歲的修女，其乳癌發病率甚至超過獨身對照人群。修女乳癌不僅僅高發，而且發生的年齡較對照組為早。在四十五到四十九歲期間有一突變增加的高發年齡段，而國際乳癌的平均高發年齡段則在五十六到五十九歲之間。修女的乳癌高發年齡段也較消化道癌的突變提前了五年。

深入分析顯示，修女乳癌發病率之所以超過獨身對照女性，是因為今天的很多獨身女性仍有其性夥伴，只不過不固定，性生活不那麼頻繁而已。

這表示，修女因為長期孤獨，情緒及性的需求被壓抑，長期得不到滿足，所以乳腺等有內在張力後難以釋放，容易癌變。

結論是，性是人的本能之一，長期壓抑，得不到釋放，會戕害身體。

另有研究表明，長期憂鬱者，其平均壽命短於當地的期望壽命；長期憂鬱者，幾乎沒有長壽的，也就是說長期憂鬱影響壽命。

深入對照研究顯示，陷入憂鬱者，折壽時間相當於憂鬱持續時間的四分之一左右。即憂鬱一年，折壽約三個月。如果二十多歲開始憂鬱，若持續，在五十多歲時，他已經相當於七十多歲年齡了。加上長期低質量的生存狀態，很多機能已明顯退化了。要想活到高壽，勉為其難。

回到中醫學的傳統認識，本能是生命動力（相火）。壓抑本能，等於自我慢慢地熄滅生命之火。說其是慢性自滅生機，並不為過。

而冬春交替，乃自然之道。一如人之狀態，高低潮起伏。只不過有些人明顯些，有些人不太明顯而已（研究揭示，人都有低潮偏於憂鬱時刻）。

多想想春天之美吧。春風徐徐，萬物萌動，春意盎然，綠油油的，一片生機，冬眠之蟲也開始驚蟄而出，性的衝動也有所增強，一派活力，多好。

盡情去擁抱春天吧。趁早激發自我生命本能，找回機體內在活力吧。這樣，我們不僅僅可以活得更快樂，而且可以更少生病，更加長壽，更有效率。

所需要的只是盡快積極行動，克服自我認知障礙；並堅信借助各種方法，這些障礙並不難克服。

❖ 放縱自我：不亞於自尋短見

中國人對生命本能的認識是睿智的，對於本自動物屬性的本能，既不得壓抑，又不可放縱，需講究適度。體現出了中庸、中節為度的中國哲學深刻之理。

中醫養生學文獻浩如煙海，精髓就是這些。

中醫的病因學、疾病防治學強調的也就是這些。

古代養生的代表作《沈氏尊生書》強調：「欲之當節，自少至老，莫不皆然。」

放縱自我本能，其危害無須一一細加評說，只需簡單枚舉一些例子即可。縱酒為害，常令人瞠目結舌。筆者在臨床上看見太多典型案例，罪在酗酒。一位馬鞍山青年，三十餘歲，每天好酒，白酒一公斤是家常便飯，結果是短期內接連查出四種癌：先是因為吃東西噎，發現食道癌；還沒開始治療，只是系統檢查，又見喉癌、鼻咽癌；再一檢查，肝內有病灶，原發還是轉移尚不得知。

今天非高發地區男性的鼻咽癌、食道癌、喉癌、肝癌（尤其是北方）患者，大都為好酒者（超過百分之七十），且「酒風佳」，喜一口悶，不醉不休者。

研究表示，一生酗酒可平均折壽十二至十四歲。俄羅斯就是典型，其男性縱酒世界著名。俄羅斯男子期望壽命只有五十八至五十九歲，比該國婦女和歐洲發達國家的男子平均低十四至十八歲。如一九九四年該國期望壽命六十三點九歲（男五十七點五歲，女七十一點一歲）；二〇〇四年期望壽命六十五點三歲（男五十八點九歲，女七十二點三歲），一般情況，同一個國家男女期望壽命相差只是二到四歲。可為明證。

抽菸會嚴重折壽，這是肯定的。美國權威研究機構早在二十世紀六〇年代就確認了這一點，但具體損失年歲說法不一。一般認為十七歲起抽菸，平均一天一包以上，損失壽命為十五至二十歲。每抽一支菸，折壽七至十分鐘。也許，很多人對此嗤之以鼻，不以為然。但嚴酷的事實不容懷疑，美國人從二十世紀六、七〇年代開始管控抽菸，且越來越嚴格，成效已經顯現。世紀之交後，美國男女的癌症發病率、死亡率都呈現下降態勢，而且越來越明顯。例如，二〇〇〇至二〇〇六年間，美國男性癌症發病率每年下降百分之一點三。原因是肺癌、前列腺癌和直腸癌等高發癌症患者數的減少，帶動了整體癌症發病率的下降。據估計，從一九九四年開始的二十餘年間，肺癌的發病率下降了百分之十七；而男性肺癌發病率、死亡率的下降，主要就歸功於菸草控制。如二〇一二年美國疾病控制與預防中心的一項研究表明，由於管控抽菸得力，二〇〇五至二〇〇九年期間，美國男性肺癌發病率每年下降百分之二點六，女性肺癌年下降百分之一點一。其中三十五至四十四歲年齡段的發病率下降最快，男性年下降百分之六點五，女性年下降百分之五點八。更需強調的是，菸草不僅僅導致肺癌，且對食道癌、鼻咽癌、腎癌、膀胱癌、前列腺癌等的發生都有「貢獻」。有人做了粗略統計，美國數十年的嚴格禁菸，一共挽救了二十多萬條性命，讓美國人多活了一億五千個生存日（折算成四十一萬人／年）；即約等於讓四十一萬人多活了一年。

須知這是在中國肺癌發病率快速飆升同時發生的。例如，二十一世紀頭十年間，北京市的肺癌發病率就上升了百分之六十，真可謂觸目驚心。

酗酒、吸菸，起先都只是源自好奇，習慣後便成為一種本能性嗜好，但並非生存所必須。而戒菸少酒並非很難，只在於自我意志力是否強大，能否嚴加管控。

在食慾驅使下，胡吃海喝，率性飲食，也是放縱本能的一大典型。

美國健康的第一大敵是放縱飲食後的肥胖，調查顯示三分之二美國人處於超重或肥胖狀態，其中肥胖超過三分之一。來自全美健康和營養調查（ＮＨＡＮＥＳ）的數據顯示：相對於歐洲十個發達國家，美國五十至五十四歲人群在心臟病、腦卒中、糖尿病、高血壓、癌症和肥胖等方面更為普遍。且肥胖還是諸多癌症，如腸癌、乳癌、卵巢癌、肝癌、前列腺癌等的頭號元兇。世界癌症研究基金會分析認為，放縱飲食，對促進發達地區的癌症發生，發揮百分之三十五的作用。

「腰帶短，壽命長」的諺語典型地顯示了管控食慾本能的重要性。

既不宜抑性，放縱之也是健康大敵。除了性病外，至少女性子宮頸癌、陰道癌，男性前列腺癌等直接或間接與首次房事過早、性伴侶較多、性生活不夠檢點有關。而且，生了癌還繼續縱慾者，癌症控制的難度大大增加。

任性而愛發脾氣，也威脅健康。觀察表示，暴躁性格是多種疾病的誘發因素，包括心腦血管疾病、癌症等。臨床很多肝癌、肺癌患者往往性格暴躁，難以自控。特別是食道癌患者，多數暴戾急躁。蘋果公司的創始人賈伯斯，就是這類性格的典型。他性格非常暴烈，隨時爆發。有分析認為，他之所以被胰臟癌盯上，一定程度上和他的任性、脾氣暴烈有關。

任性放縱的表現還有很多，如喜熬夜、沉湎於網絡、日夜無度地嬉戲等，都損傷健康，久之則招惹疾病。所以，年輕人別熬夜。

總之，在本能調控問題上，重溫古人的訓誡是有益的。如《壽世保元》歸納養生要點時強調：「薄滋味，省思慮，節嗜欲，戒喜怒，惜元氣，簡語言，輕得失，破憂沮，除妄想，遠好惡，收視聽……。」可以說是高度總結性的。

須知生命的承受力是有限度的，不管以哪種方式，超過了這種限度，早晚會出問題。長期熬夜等已被證明是很多疾病（包括癌症）發生的重要誘因之一，因為它超過了生命所能承受的限度。

❖ 身體智慧超乎想像，善領悟者康

很顯然，生命之本能既不可以壓抑，又不可以放縱——壓抑則生命動力減弱，憂鬱消沉；放縱則亢甚為害，甚至肆虐妄行，戕害生機。

怎麼辦？當遵循古人教誨，學會中節、中庸，撙節而行，掌握適度。

這畢竟說說容易，做起來難。究竟怎麼掌握這個「度」？既和人的生存經歷有關，又和個體是否意識到生命本身的智慧有關。

生物體數十萬年的進化中，在對周遭環境的適應中，逐漸發展出了諸多智慧，這些智慧常常超乎想像。二十世紀四十代曾有一本名著，影響了幾代人，書名叫《軀體的智慧》（*The Wisdom of the Body*），作者是W．B．坎農（Walter Bradford Cannon），二十世紀美國貢獻最大的著名生理學家，曾來中國援華抗日。他發現機體充滿內在智慧，特別是在研究內分泌及神經系統後，他驚訝萬分。鬼斧神工般的精緻與微妙，機體內在的自我調控能力，遠在人的想像力之上。據此，他提出了「自穩態」理論，並強調生命智慧之錯綜複雜，體現在各個層面及環節。這些進展，促成了仿生學、工程控制學等的快速發展。著名學者N．維納（Norbert Wiener）在這些研究的基礎上，創造出了影響整個二十世紀的「控制論」，也澈底改寫了世界面貌及科技水平。

當然，我們不可能都成為專家。但我們可以而且應該留出點時間、精力，好好領悟自我身體智慧，傾聽一下身體的聲音，了解一下內心發出的訊號。

被尊稱為年輕人導師的李開復，患了淋巴癌後改變了原本的生活，才突然領悟到，原來周遭很多東西都是很美好的，但他以前根本沒在意。他過去的焦點都集中於外在的，諸如怎麼「做更好的自己」，從沒關注過內在的細小變化。

人都一樣。中醫有個說法叫「有諸內必形諸外」。意思是說內外一體，內在有變化，一定會在外表（或某些感受）上體現出來（這是中醫學獨特認識論之一）。通過對這些感受的領悟、覺察、體驗，你可能知曉生命有什麼變化、有什麼呼喚、有什麼需求，包括生理方面的，也涉及病理徵兆的。就像當年的李時珍，強調「內景反觀」，「內景隧道，唯返觀者能照察之」（身體內在變化，唯向內體驗者能夠覺察到）。他正是借助這類方法，總結了「奇經八脈」現象。

當然，我們沒法像專業人士那樣深入發掘或覺察生命深奧之理。但我們可以給自己留點時間，創造氛圍，關注一下自身——在喧雜外界逼迫你做的那些事之外，傾聽一下自我內在訊息。其實，心寧靜後，真正留意一下自身變化，常可領悟一些信息，發現一些問題。生命的確會在很多情況下發出「訊息」的。這些訊息常常很有意義，可能是提示，可能是呼喚，或者是警報。自我若漠視它，災難事件很可能接踵而至。臨床上不少癌症患者，回憶起發病前，大都能依稀記得早先已有所覺察，只不過自信而沒在意，從而錯過了最佳時機，追悔莫及。

其實，典型的就像羅陽，出事前肯定有過陣發性心前區憋悶感。

復旦大學一位學者五十六歲死於胃癌，他好酒、抽菸，而且抽的是雪茄，半年多前就感到雪茄味變了，但依然我故，結果八個月後劇痛發病，已屬晚期不治。

很多人發病前確已有訊息，只不過那時候人們關注的焦點在身外——諸如事業、金錢、地位、提升等，常漠視它們。通常這些訊息很微弱，只有心靜時才能有所感受及捕獲。因此，關注自己，常給自己放放假，靜靜心，十分重要。

眾所周知，媒體常大談癌前的幾大信號、心臟病發病的幾大信號、糖尿病的幾大信號等，其實，意蘊差不多。但常人在「健康」時，根本沒興趣加以關注。

明代著名學者呂坤著《呻吟語》，其中養生篇曰：「飢寒痛癢，此我獨覺，雖父母不之覺也……自愛自全之道，不自留心，將誰賴哉？」詰問得多好。

更早的漢代，曹操有詩曰：「養怡之福，可得永年。」須自我善待身體，不忘經常體察自我變化，聽聽內在訊息，如此，方可自愛而求得康壽。

生命的智慧至少體現在身體若出了些小故障，它會主動發出訊息，或有些蛛絲馬跡，向主體求救。問題只在於當事主體是否看重生命，是否尊重生命，是否善靜心地體悟，自我能否覺察，會不會遵循這些訊息速行調整，改變自我行為。

再說，生命還具備自我修復某些病變的智慧，例如，即便是癌症，研究表明早期癌細胞都是走走停停的，甚至有自癒傾向。這些自癒過程也可看成是生命體自我修復智慧之體現。但這只在早期有效，過了時間節點，往往一瀉千里，只有追悔的份了。

至於哪些身體訊息重要，可能會是什麼問題，不僅一般的健康科普書中充斥著這些常識，筆者在《你會管理自己的健康嗎》及新近將推出的關於《康商》（暫定名）的書籍中，都詳細涉及。但我們心裡很明白，這些只是常識。重視者，可視為指南；漠視者，一堆白紙而已。

❖ 學會「順納」自己的一切

接納自我可以看作是動物的本能之一。沒有動物因為自己醜陋而自卑；也沒有動物因為自己殘缺而離群獨居，動物的生存法則中包含接納自己一切的本能。

這也應該是人類生存的一個要點。由於人類有了社會意識，有了美醜，有了對與錯等各種價值標準後，能否順利地接納自我卻成了一個障礙、一個問題，甚至成了一個人生的大難題。

幸福心理學的創導者班夏哈（Tal Ben-Shahar）強調：人能否「順納」自己，是能否幸福的前提條件。猶太教的生存智慧之一，就是強調要接納自己。只有接納自己，才會獲得豐富的物質創造力和精神享受力。

然而，在現實社會中，特別是腫瘤患者，能否接納自己，真的成了問題。

就人類而言，研究表明，一般人都樂於接受自己陽光、成功、美好的一面，而難以接受自己病態、缺陷、醜陋的一面。其實，只有完全接納自我，包括負面的自我，才能真正成熟起來，人生才會更加豐富。因為不管你喜歡不喜歡，痛苦、醜陋也是你（包括所有其他人）生活的一部分。

心理學家甚至強調，順納自我，是為了改變自我所採取的關鍵第一步。

所謂「順納」，指「順從地接受」、積極地包容或者「愉悅地接納」，故「順納」又稱「悅納」，它比通常所說的「接納」，主動積極得多。

講到「順納」，人們常以美國總統小羅斯福（Franklin Delano Roosevelt）作為經典的例子。他是美國歷史上最傑出的三位總統之一（還有兩位是華盛頓和林肯），他在二十世紀三〇年代的大蕭條及隨後的第二次世界大戰中，拯救了美國。傳記記載羅斯福小時候，長相欠佳，牙齒參差不齊且外突，自卑自閉，缺乏信心，怯於交往，是父親用愛激發了他的自信，促使他立志從政。但初期經歷了一連串的失敗，三十九歲以前沒有成功過。就在三十九歲那年，他在救林火後跳入冰水中，遂感到一陣鑽心之痛，雙腿麻痺，動彈不得，確診為小兒麻痺症。正值壯年的他，成了永遠依賴輪椅的癱瘓。萬分痛苦後，他接受了這一殘酷現實（也可以說是「順納」）。就在所有人都認為他的政治生涯澈底結束時，三年後（一九二四年），他在兒子詹姆斯的攙扶下出現在州長競選會場。他的勇氣和毅力得到了非同一般的認可，遂競選州長成功。八年後，在美國經濟最困難的一九三二年，他競選總統成功。政敵們常用殘疾來攻擊他，他自己也不得不終生與癱瘓抗爭，但他總能以出色政績、卓越口才以及努力的付出，將這些劣勢轉變成優勢。傳記作家分析說：「他受人愛戴的一個原因是有著懾人的魅力，愉快地工作，對未來充滿信心。他帶領美國走出經濟困境，改變了美國人的生活方式。為了捍衛民主政體，幫助世界實現了安全。」二〇〇七年還有傳記作家這樣說：「他把自己從輪椅上舉起，把整個國家從自我屈服中解放出來。」

羅斯福的格言是「實現明天理想的唯一障礙是今天的疑慮」。包括對自我的不認可等。因此，能否接納當下的自己，常常決定你能否實現明天的理想。

生活在深圳的小說作家劉某，是一個感情細膩豐富，文筆流暢的才女，三十四五歲時已出版了幾部文集。正當她躊躇滿志時，卻被確診為左側乳癌，做了手術。她原來乳房非常豐滿，在南方生活的她，曾以此為自豪資本。她原本又生性活潑，所以，在文學沙龍中常侃侃而談，很喜歡與人交往，也頗有人緣。

手術很成功。術後由於怕排斥反應，她不敢植乳（做人工假乳）。由於一側缺了乳房，她總覺得已不再是過去的自己，自己是個殘缺的女性，是個有嚴重缺陷的人。她不敢面對這些，對所有朋友封鎖消息的同時，一度消失了。然後，她不遠千里到上海求我診治，且開始時隱瞞了自己真實的身分，情緒非常低落。

幾次接觸後，我知道她所擔憂的不僅僅是乳癌問題，還有更深層次問題。從她送給我的書中，我知道了她的過去，跟她閒聊起來，她說：「我年紀輕輕，就成了少奶奶（少了一個乳房的女性），我有何顏面見人。」

她沒法接受自己乳房生癌這一事實，更沒法像過去那樣面對他人。她甚至說：「走在大街上，幾乎所有人都關注到我左右胸不對稱。」可見，心理障礙明顯。

我覺得這問題比較棘手，這是個沒法自我接納的問題，於是建議她不妨看看班夏哈的幸福心理學。因為幸福心理學有個原則：你只有接納自己的全部，不管是完美的、欠缺的，快樂的、痛苦的，都是你生活的一部分。你只有全部接納它，才能面對它。小說家本身對這類東西有興趣。她看了後複診時和我說：「我好好想了想，想明白了。生乳癌不是我的錯，我沒錯；也不是我的罪，我無非就是身上少了一塊，與幾百萬姐妹一樣（世界上活著的乳癌患者有數百萬），別人也看不出來。我還有健全的腦袋，還有良好的心身。」她說：「我想明白後，倒真的痛哭了一場，現在情緒好多了。」「沒什麼了不起，我同樣可以坦蕩地面對大家。」從那以後，她像換了人似的，繼續她的創作，繼續她的積極社會參與。

只有學會全盤接納自己（或者說「悅納」，或者說順納），才有可能承認並接受事實，才能在認知上認可自我，才可能在情感上包容自我。然後，才有可能面對現在真實的我，一步步走向更好的我。

於街道辦工作的康女士，很能幹，被提拔為街道辦副主任後，工作非常繁瑣，常處於各種矛盾焦點中。她本身就風風火火的，拚命投入工作後，每天下午嗓子都是嘶啞的。二〇一〇年主要負責社區動遷，更忙了。第二年體檢時被確診為喉癌。第一時間做了手術，術後我沒有主張讓她再接受放療，以免損傷更明顯。但仔細看，她的臉還是因為手術有點變形。她也沒法像以前那樣說話了，聲音幾乎發不出來了。

面對人生的劇變，不到五十歲的她，徹底垮了。她說：「我沒法接受目前的我，我完全和過去不一樣了，我現在討厭我自己，我覺得我不應該再活在世界上了。」她拒絕同事來看她，也離原先單位遠遠的，產生了嚴重的厭世心理。

在眾多患友的幫助下，我們一起給她開導：「你的喉癌，我認為一半與你長期有慢性咽炎而沒有多加注意有關，長期啞著嗓子拚命工作；當然社區工作還包括應酬（她經常要喝點酒），可能也有一定關係。這不都是你的錯。既然已經發生了，你就必須承認這個現實。你只有承認了它，了不起就去學學發音（用喉發音），換一種嗓音。」我還給她開著玩笑說：「前幾年，刀郎的歌那麼流行。你現在嗓音，如果走紅的話，也能像刀郎一樣受歡迎。」她笑了。

我還給她強調了家庭對她的期盼：「原先你太忙，根本無暇顧及家庭。現在好了，有充分理由了，可以補償對家庭的欠缺了。再說，你的臉部變形並不明顯，誰會盯著四十多歲女性的臉看，除非有病……。」並也給她傳遞了一些幸福心理學的思想。

在悉心開導下，她接受了我們的建議，回到了原來的街道辦。同時，我們也告誡她：「你以前說話嗓門太大，頻率太快，需要少言、慎言。你現在應該改一改，換一種方法，學會發喉音。我相信大家能夠很快理解你，喜歡你的。」

她這個人本身就很熱情，街道裡口碑不錯。大家認為她是熱心為大眾而累壞的。所以，她換了個面貌，以沙啞的聲音，繼續從事原來的工作時，人們反而更接受她，對她更尊重，更熱情了，說她真是個好人。

她後來自己也感慨地說：「生了病，倒讓我重新認識了生命的價值。不然，以前只知道幹活，什麼都顧不上。現在，大家也理解了我的工作。」

現代主流心理學強調，自我悅納（順納）是動物的本能之一，儘管不那麼顯而易見；自我悅納又是維繫健康情感生活的先決條件。

羅傑斯（Carl Ranson Rogers）是美國著名的人本主義心理學家，我對他倡導的「個人中心治療」一直很推崇，並實施於圓桌診療中。「一個奇妙的悖論是：只有當我們接受『我是什麼』時，恰恰是本人改變開始發生時。」他總結自己豐富的臨床診療經驗後說。

臨床醫學家威廉·沃登（J. William Worden）對悲傷治療有國際性影響。他總結悲傷治療包括四個階段：接受喪親事實；處理悲傷與悲痛；調整失去逝者後的生活；繼續新的生活。他強調，不經歷這四個階段（包括沒按順序實施），將阻礙喪親後悲傷及悲痛的康復進程，且有可能導致持久性的併發症。其中，前兩步就是針對「接納」：接受事實（認知接納）；經歷並體驗痛苦（情感接納）；後兩步則是行為的調整與重新開始生活，是「順納」後的主動調整對策及舉措。

可見，只有積極接納（接受並認可事情本來面貌）後，我們才可能選擇自認為是最適當、最有價值的行為。故當下炙手可熱的幸福心理學大師班夏哈如是說：「只有接納自身感覺，才有可能做出高尚的行為。」

❖ 康復本能的內外因激勵之差異

同樣罹癌，甚至是同一種癌、同一病期、病理類型一致，接受同一醫生診治，但往往結果不同，這是為什麼呢？

對這種現象進行解釋，有很多因素需要考慮。其中，最重要的可能因素就是康復的動因不同。

康復動因也是一種本能，因為沒有人（除非伴有嚴重憂鬱）不想活下去。活下去就是種本能的渴求，但這種康復本能還是需要不斷地加以激勵。

深入分析，此類激勵也可細分成外因和內因兩大類。

大多數患者對於為什麼要康復而活下去的答案表面上都是一樣的：我想活，我還沒有活夠。但進一步仔細作分析，又有很大差異。

有些人可能歸因更多於一些身外之物，例如：「我有很多錢，我沒有好好享受過，我有地位、名聲，我有很好的住所，我生活條件剛剛改善，我還有哪些地方沒去旅遊過，故就這樣死，我死不瞑目。」

有些人則主要歸因於強烈的內心需求，例如：「我的自我價值還沒有體現；我的人生任務沒有完成（如子女還小）；我還需要贍養父母，報答養育之恩；我一輩子醉心的課題只進行到一半；這件事只能我來做，不做好，我死不瞑目。」

心理學家把前者稱為「外因激勵」，後者則是「內因激勵」。

外因激勵雖有效果，但很難持久，碰到困難（如治療痛苦）很快就會消退。臨床上畏懼痛苦而漫長的治療者，往往主要就只有外因激勵，缺乏內因激勵。內因則重在認識自我存在的價值，意識到自己的人生意義所在。這些，就成了他能夠克服重重痛苦和困難而堅持下去的強烈動機。因此，可以持久維持較高水平的激勵效果和全身心的投入。

我們觀察發現，內因或外因激勵似乎與男女性別沒有太大關係。不少女性內因激勵強烈，特別是為了家庭、子女和後代，能夠堅韌地堅守；很多男性則缺乏內因激勵機制，一有變化或痛苦，便意志低沉、埋怨、退縮，乃至放棄。

內因或外因激勵與年齡因素有較大關係，很年輕的，內因激勵通常不是很強烈，可能涉世不深；高齡老人通常也不強烈，也許走了這麼長的人生路，酸甜苦辣都經歷了，不再過分留戀。

有兩個案例能很好地說明問題，而且很巧，兩個人都是神經內分泌型胰臟癌，都有肝轉移；而且生病年齡都在五十四、五歲；都是從事管理的，一個是企業管理（某央企董事長），一個是機關行政管理；都是廳級或副廳級幹部。搞企管的生病在先，二〇〇七年時發現洩瀉、消瘦而確診。由於開始時誤診，把體檢中看到的肝內轉移灶誤認為是肝囊腫，直到手術中才發現已多發性肝轉移，手術失敗了，只能把部分胰體病灶切除。但術後出現傷口潰爛、高熱，癒合不好。我被要求會診時，他十分消瘦，低熱，難以進食，呈惡病質態。傷口潰爛問題在中西醫結合治療下癒合了。他是個非常堅韌的男性，我們後來成了很好的朋友。他明確地告訴我，這輩子他還有很多事情沒做完，一定要活下去完成它。再大的痛苦，再苦的藥，再不能承受的治療，他都能堅持下去。因為他還想做完很多事。他的毅力真的令人佩服。以前很少鍛鍊的他，傷口剛好，身體還很弱的情況下，就讓人扶著，貼著牆盡可能地活動鍛鍊。一旦身體許可，他就進行了球場上的鍛鍊，風雨無阻。堅持了四、五年，終於逐漸康復了。二〇一三年春節前，上海著名的超音波權威胡兵教授悉心檢查，發現他肝內的絕大多數轉移灶已趨鈣化，沒有活性了。大家都為他感到很高興。

另一位也患了神經內分泌型胰臟癌肝轉移的患者，二〇一〇年經由大學找到了我。他做文祕出身，官至副局長（副廳），一般情況尚可，沒有手術，沒有特別症狀，就是厭食，時有洩瀉。我還牽線讓他向前者請教（前者經過三年多治療，此時總體狀態已經挺不錯了），開始時他還是信心滿懷的，一定要活下去。但情緒起伏很大，稍有不適就陰雨綿綿，情緒一落千丈。胰臟癌患者多少有點疼痛。但他的疼痛充其量只是輕中度，不需要特別處理，情緒好時根本感覺不到疼痛。我去看過他多次，每次吃藥都緊皺著眉頭。他常和我嘮叨活得太累。這輩子儘管混了個副廳，沒什麼值得高興，卻患了個最凶險的胰臟癌肝轉移，太虧了。我則激勵他，日子還早著呢，爭取往後活得更好些吧。他老婆則天天勸他吃藥，哄他吃藥，他甚至為此和老婆爭執，說：「我都是為了你們才吃藥治療的。」他有一次情緒低潮時和我這樣說：「家人之所以希望我活下去，因為他們可以享受我的高薪（他薪水很高，一年總共有三十多萬人民幣）。」他自我並沒有這種強烈意願。我分析原因，可能他是一直夾著尾巴上來的（做祕書出身的）。儘管前面同病相憐的患者給他開導過幾次，但效果最多兩三天，很快又有點自我消沉了。認定活著沒有多大意思，就是可以多點錢。活著是受罪，活著只是為了家人，自我缺乏內在強烈的激勵機制。一年半、兩年、兩年半，檢查顯示其病情並沒有明顯發展，但整體狀態是病懨懨的，絲毫沒改善。二〇一三年夏天，因為貪涼，吃了冷飲，誘發腸梗阻，從此江河日下，爾後去世。其實，去世前胰腺病灶及肝內轉移灶變化不大。

本質上，每個人都有內在的生存及康復本能，都有活下去的意願。但為什麼要活下去，不同的人有完全不同的認識。

有的人有非常堅定的信念，如令人非常敬佩的南浦大橋建設總指揮朱志豪先生，二十五年前在造橋緊要關頭查出晚期胃癌，他不棄不退，繼續在病房邊化療、手術，邊指揮工程。他認定自己一輩子還有很多心願沒完成，他想造更多的橋。他此後的確又指揮了黃浦江上的另外兩座大橋建設，現已八十四歲高齡，還在為社會作奉獻。而二十五年前的晚期胃癌活到今天，本身就是奇蹟，這是崇高的內在驅動力所致。

也有些人是覺得「我還沒活夠，我應該活下去。」哪怕是為子女、家庭活著。這些人也有內化的康復驅動力，也常能活得很好。我在《癌症只是慢性病》裡介紹的倪女士，就是期盼女孩成才，一九九八年確診晚期乳癌，多處轉移，當時被斷定只能活半年，同病房的同一病期患友紛紛走了，她卻越活越好，完全康復了。

還有些人缺乏強大的內在激勵因素，就像前面祕書出身的那案例，他很想活，但經不起痛苦，一碰到曲折，馬上退縮；與其這樣活著，找苦受罪，不如隨它去，甚至一死了之。同樣的治療，對於他們來說，效果差多了。儘管他也接受治療，但卻是被迫的，因為家人的勸，因為親友的期盼，而不是他內在的激勵。

從對治療的反饋、指標等認識，都可分析其內因或外因激勵的強或弱。內因激勵為主者，往往對這些更願意從正面去積極理解與接受；外因激勵為主者，多半消極理解，老是埋怨。這也可能是導致前者更容易走向康復的因素之一。

作為醫生，我們要努力發掘患者內在的康復本能，激發他活下去的人生意義感，從更為高遠的層面去激勵他。但作為患者自我，也應意識到生命高於一切。對於你來說，活一天不只是兩個半天的問題，還有更多的意義與價值存在。只有這樣，才能在困厄中永遠保持高揚的生命活力，克服困厄，走向成功。

❖ 快樂追求的雙重屬性

眾所周知，追求快樂，是動物和人的本能。討論人類本能時弗洛伊德將其分成生與死兩類最基本。生本能是驅動一切指向快樂的行為動力之總稱——包括愛慾、性、享受，能帶來愉悅的所有內驅力。死本能則又分成向內和向外的兩亞型：向內如自嘲、自卑、自閉，乃至自殘、自殺等；向外指向他人，如嫉妒、蔑視、嘲諷、詆毀、謾罵、攻擊、施虐，甚至殘殺等。學界基本上接受了這一分類。

細言之，追求快樂有多種形式，也可分成兩大類：單純滿足快感的享樂型和伴有價值實現的意義型。表面上，它們同樣都能帶來快樂，但新近研究卻表明了對身體及健康的長期影響卻大不相同——純粹享樂，酒吧舞廳，遊戲人生，心無目標，紙醉金迷，儘管瞬間也有快樂感，就像《黃帝內經》所言：「以酒為漿，以妄為常，醉以入房……務快其心」，惜大多夭折，「逆於生樂……半百而衰」。

美國學者的研究發現，在分子水平上，人體對所有快樂並不是一視同仁，它會對不同類型的快樂做出不同反應，從而對生存造成有益或有害的長期影響。

美國《國家科學院學報》（*PNAS*）二〇一三年七月期發表了北卡羅來納大學心理學教授芭芭拉·費德瑞克森（Barbara Fredrickson）領銜研究的結果，發現由「崇高目標」驅動的幸福感可在分子水平上增進人體健康，而單純自我滿足型，長期則可能造成負面效應。儘管這兩種情況下，個體都會感受到某種快樂或愉悅感。

「長期以來哲學家一直對快樂的兩種基本形式進行區分：一種是享樂主義形式的快樂，它代表著個人的愉快體驗。」她在論文中寫道，「另一種則是更深刻的『幸福論』（它主張通過由理性支配的積極生活而獲得幸福）形式的快樂。」「這超越了單純的自我滿足，它來源於朝著崇高目標和重要意義而奮鬥。」

她們的理論假設是，如果所有的快樂都是一樣的，那麼無論是「享樂主義」還是「幸福論」驅動產生的快樂，其基因表達模式都應該是一樣的。但她們發現情況絕非如此。「以前，很多研究告訴我們，這兩種形式的快樂不僅會減少壓力和沮喪情緒，還會增進人的生理和心理健康，我們獲得的信息卻有些不同。」

她領銜的團隊在研究中揭示，由「幸福論」驅動的快樂（即做有意義的事而產生的快樂，或伴隨著「道德感」的快樂），會大幅度減少與壓力相關的CTRA基因①的表達。相反，「享樂主義」的快樂則會明顯增加CTRA基因的表達。對這兩種快樂的基因表達結果的分析顯示：純享樂的快樂實際上是要付出代價的。

析言之，那些有著高水平實現的幸福感（由深切感受生活目標和意義而獲得的愉悅感）的人們，他們的免疫細胞中顯示非常有利於健康的基因表現圖譜，其炎症基因呈低水平表達，抗病毒及抗體基因則強而有力地表達。而那些享樂型幸福感（由於滿足自身欲望而獲得的快樂感）的人，實際情況恰好相反。他們擁有不利於健康的表達譜，炎症基因高水平表達，而抗病毒和抗體基因則呈現低水平表達。

研究者最初對這些結果感到吃驚，因為被觀察的志願者都報告說自己感到了快樂。細細分析後她解釋認為，一種可能性是純享樂主義的快感享受者在情感上是「零熱量」消耗。「這些滿足欲望的日常活動只是提供了短暫快樂，長期來看卻對身體造成負面影響。」

她深入分析說：「一些單純的愉悅體驗會讓我們快樂，但是這些『零熱量』不會以有益於健康的方式來幫助我們增長智慧或塑造能力。在細胞水平上，人體似乎對一種不同的快樂會做出更好的反應，那就是建立在歸屬感和使命感上的快樂。」從短期的自我感受來看，「有高水平享樂型幸福感的人的自我感覺並不會比有高水平實現幸福感的人要糟糕。兩者似乎具有相同高水平的積極情緒。然而，他們的基因組反應卻非常不同，即便是他們的情緒狀態同樣的積極」。「這項研究告訴我們，過有意義的生活和感覺到享受對於人類基因組有著非常不同的影響，即便它們產生了相似水平的積極情緒。顯然，相比於意識，人類基因組對於獲取快樂的不同途徑更為敏感。」我們在臨床中也遇到了太多的癌症患者，往往是中年人，由於罹患了癌症，不勝悲哀及痛苦，追悔莫及，認為自己過去太傻，只知道工作，不知道享受，錯過了很多享受生活的好機會。故他們學會了盡情地享受生活，打牌跳舞，娛樂旅遊，當然也很好，很滋潤，很快樂。但這些患者一旦有風吹草動（如某些指標偏高，或受到某些挫折），往往春風吹又生，再次進入病態。且從機率上說，他們進入病態的比率要高得多了。生物學的原因之一可能就是CTRA基因組的高表達。

總之，享樂主義的快樂，可令人感到短期快樂，但潛伏著健康危機；其基因層面可表現為CTRA基因組的高表達，會導致許多健康災難的接踵而至。而有意義地活、做有價值的事（仁者）的幸福感，也能帶來愉悅，表面上兩者沒差異，但後者可同時大幅度地降低CTRA基因組的表達，讓人更容易遠離各種疾病的騷擾。

❖生命不欣賞賭徒性格

動物本能中都有賭徒的印記，這是「叢林法則」中動物生存本能的延續。差異只不過在於不同個體賭徒痕跡的強弱，或者何時何種占主導而已。

從本能角度看，賭徒的特點在於破釜沉舟，或過度自信，且後者居多。他們始終相信自己預期的結果一定會出現。即使暫時沒有出現，後面一定會到來；故常常越戰越勇，加倍下注，提高籌碼，直至輸得精光。

這在一定程度上還和我們教育灌輸的頑強精神有關。我們常告誡學生，別輕易放棄，要越挫越勇，「失敗為成功之母」，下一次很可能就是成功等，卻欠缺了基本的理性思維培養。

賭也是人的一種本能表現。因此，可以解釋為什麼賭徒歷年來都那麼多見。甚至有研究表明，很多政治家或企業家都是賭徒屬性濃烈，帶有豪賭的性格。

如果說，在政治、商業或科學研究創造方面，賭徒心理還有可取之處。那麼，在生命和保健領域，敢於孤注一擲，鋌而走險，那是絕對不足取的，往往會付出高昂的生命代價。

我們可以感性地對待生命，傾聽和感受生命微弱的呼喚，更需要理性地對待生命——就像對本能既不能抑制，又不能放縱一樣。

但絕對不能任性地豪賭生命——以搏一記來討巧獲勝。

有一個案例我印象特別深刻，二〇〇六年春節前後，廣州來了個患者，斯斯文文的女生，自我介紹之前先送給我一本她寫的書，書名是《陳老師教你怎麼做得更好》。然後，開門見山地告訴我說：「我也是教師。」我一看書名，說「妳是教成功學的。」「對。」她是搞勵志教育的。然後，她要求我別在圓桌上討論她的病情，希望我到旁邊的密室談一談。我應允了。到了密室裡，她脫了上衣。原來，她被懷疑患有乳癌，左乳房外上限有個一公分大的結節，很硬，乳房表皮已明顯看出橘皮樣皺褶，一摸，手感質地既硬又不光滑。憑多年經驗，肯定是癌無疑。我問她：「妳知道這是什麼嗎？」她說：「我知道，所有醫生都告訴我了，這是乳癌。」我繼續說：「妳希望我幫你什麼忙？」她說：「我明確告訴你，我是教『成功學』的，我就不想手術，故千里迢迢來找您諮詢。想先問問您，我一定要手術嗎？」我說：「一定要手術。」她反問我：「手術的轉移機率是多少？死亡的機率是多少？」我說：「我很難立即明確回答妳這問題。但手術後，乳腺這種癌的生存率是很高的……。」她說：「我不手術能成功嗎？」我說：「成功率很低。」她說：「低到多少？」我說：「不會超過百分之五。」她說：「你前面那個老太太（排在她前面的正好是一個高齡老太太，也是乳癌患者，因身體不允許沒做手術，帶癌生存著，悠哉悠哉已活了三年多了），不是就沒做手術嗎？她不是三年多都活得很好嗎？」我說：「那情況完全不一樣。那老太太高齡了，她能夠活個十年，很成功了。妳才四、五十歲，妳後面的日子還長著呢。」但她堅定地回答說：「我和她的信念不一樣，我比她堅定得多……。」我說：「這個問題我們不談，我首先希望妳理性對待。希望妳做個手術。這個手術難度不大，損傷也一般……。」她說：「我這一點堅定不移，我拒絕手術。我倒要試試看，我能不能戰勝它。只要有百分之一的可能性，那我就願意付出百分之一百的努力。」

我還很少碰到這樣任性的人。我繼續對她說：「從一個醫生的角度，我一定建議妳這個年齡做手術。但妳一定堅持的話，我可以配合妳治療，但我相信妳會後悔。」「不！」她說，「我要創造奇蹟，我要賭一把……。」很典型，帶有明確的賭徒心理。醫患雙方為此相持了半個多小時，最後，我還是沒能說服她。

她要求我答應她一件事，每隔兩個月讓她複診一次，我同意了。一年下來，腫塊沒有任何變化，還有點變軟了，很好。兩年看下來，也沒有任何變化，且全身檢查沒有任何轉移跡象，她很得意。其實，我心中很恐懼。乳癌不比其他，受內分泌影響明顯，內分泌受制於情緒及心理，誰能確保這個年齡段的女性情緒長期很穩定？要說變化，隨時會有變化。那時候，我們已經很熟識了。我還是建議她：「手術做掉吧，反正你已接近更年期了，做了手術也不影響美觀。」她回答說：「做手術對正氣創傷太大。我不能傷了元氣，我還學過一點中醫。」又是一個陳曉旭（那時候，陳曉旭的死社會影響頗大），我以陳曉旭的例子開導她，她斷然說：「我是教師，不是藝人，我比她們堅定得多。」我澈底無語。

然後，三年多一點，約二〇〇九年年底，由於金融風波波及國內，南方經濟受到點影響。勵志學不那麼吃香了，她的學生也少了。可能還受到一點小挫折，隔了半年多她才來看我。我看她臉色不好，就問她。她說問題不大，遇到一點小挫折，我堅信能挺過去。這次，我給她做檢查，局部腫塊沒有變化，但左鎖骨上出現了淋巴結。我知道事情不好，還是建議她做點化療，配合中藥，再爭取手術。她說：「既然我已經扛了三年多，眼看就要成功了，你卻要讓我退縮。我當然繼續抗爭下去。」「我相信自己一定能夠成功。」「總有一天我能澈底戰勝它。」「我會像世人宣告我的成功。」她發了一通慷慨激昂的高論。我想，大概是職業使然，勵志教育不就是這樣鼓勵人們勇往直前的嗎？但從醫生的角度來看，我完全沒法理解她。

結果，又過了一年多，脖子上的腫塊更大，局部乳房還沒變化。大概二〇一一年前後，肝臟出現了腫塊。這時，離她最初來看病已經五年多了，她還很堅定。說我這五年已經初戰告捷了。然而，我心裡很酸楚：「你這也輸得太慘了。」自二〇一一年後，她再也沒來找過我，估計她走了。

其實，很多人生了癌症還是任性而不是理性，特別是一些演藝明星和有些稍微有點成功的人士，總認為自己過去憑能力過五關斬六將，今後也能順利地戰勝一切。但對待生命，賭徒心理千萬要不得。因為生命你輸不起。財產輸了你還可以重新爭取；企業輸了你還可從頭開始。但生命輸了，沒有重新開始的可能。

人是既感性又理性的動物。其感性往往是生物本能之殘留，理性則是其社會屬性之昇華。缺乏感性，他必將枯燥、乏味、古板而不可愛，且內在生命動力不足；缺乏理性，則又每每盲目、隨意、難以很好生存，猶如隔著玻璃窗想飛向窗外陽光的蒼蠅，一次一次碰壁後，不斷再撞向玻璃；也像與風車大戰的堂吉訶德一樣。因此，真正成熟而領悟了人生真諦者，應是理性主導下的感性豐滿——在理性與感性之間保持某種張力——既活力盎然，人情味十足，又不越規矩，知曉撙節，從而能較好地享受人生者。

面對生命，最要不得的是感性走到極端的「任性」，往往可招致人生之大敗。

① CTRA基因（conserved transcriptional response to adversity），指對逆境的保護性轉錄反應。CTRA基因高表達的特點是，炎症相關基因表達增高，抗病毒反應基因表達下降。其結果則是容易促進炎症形成，引起心血管疾病、神經退化性疾病以及其他疾病（包括癌症等）的發生，並可損害人體對病毒感染的抵抗力。

第六章

心身和合，方為完整的生命

水火有氣而無生，草木有生而無知，禽獸有知而無義，人有氣、有生、有知，亦且有義，故最為天下貴也。

——荀子

本能等並非人類生命的獨特現象，感知覺等也非人類所特有，而欲探討人類生命獨有的屬性特點，恐怕迴避不了身心靈等問題。儘管在中國，所有嚴肅的科學工作者都對此忌諱，但沒法迴避。唯此，人方對得起「最為天下貴」稱謂。

❖心身和合，人方為天下「貴」

身心靈問題近來很熱門，由於芸芸眾生在汲汲營營的過程中無法顧及自我內心的康寧靜謐，「靈修」作為輔助方法應運而熱；更因為一些魚目混珠的「大師」夾帶著商業利益的著力推廣，它日趨走紅天下。除從宗教與哲學外，卻並沒有嚴肅的學者對其概念等進行必要而可信的闡述。書店中堆積的心靈讀本中，只是一些完全靠自悟的語義支撐著。一百個講「靈」者，也許有幾百個連作者自己也說不清卻做出了解釋的靈性、靈魂、靈修等的含義或解讀。

筆者從接觸醫學開始，就對心身問題（特別是心身互動）十分感興趣，從事臨床工作三十多年，深感這問題是關鍵；擔當專業學術團體領袖（中華醫學會心身醫學分會主委或副主委）二十多年，常組織這方面的探索，目前還承擔著心身關係研究的科學研究專題。但總覺得探究這些關係，我們這些人往往是蒼白無力的。

但蒼白無力不等於不重要。

有一點是肯定的，今天除科學解釋之外，臨床上注意到了太多非常識所能解釋的現象。本人臨床中就常常碰到一些奇特的怪現象，似乎涉及心靈等，甚至其背後完全無法用常規科學來解釋的因素。故心靈學、超心理學等世界範圍的流行，並非空穴來風，了無依據。一些早年醉心於腦科學研究的著名學者（包括諾貝爾獎得主）最後皈依宗教，也不是偶然而不可接受的。因為科學理論解釋不了，只能說今天的科學有欠缺與困境。科學大師們最後皈依宗教，只是對自我終身醉心研究卻仍然無解的這一困境，尋求一種解脫。

問題卡在「靈」字上。身心都可解釋定義，身，就是軀體生物；心，就是精神心理。但靈為何物？身心靈並列，顯然身心之外，還有一個靈，不屬於身，也不歸於心。為了探究，近來讀了不少心靈讀本，對照原有認識，似乎有點開竅了。

眾所周知，各古老民族從矇昧時代走出時，諸多的差異促成了他們的思維特點不一。源自古希臘的西方主流，發軔於商業與航海，喜好的是邏輯思維，建立了較嚴密邏輯體系，在此基礎上鍛造出了科學。農耕沒有促使中國產生邏輯思維，中國人更關注的是實用，春耕秋收，一分耕耘一分收穫，有人稱為實用理性，故誕生了實用性見長的農業、建築、水利、醫學等領域的優勢。印度處於南亞次大陸，自然條件優越，物產豐盛，即便不勞作，也餓不死。故印度賢哲更喜歡冥想。不管是佛學還是印度教，色、空等虛玄概念老是盤旋在他們腦海。因此，他們領悟能力超強。但在實證科學和實用技術方面，並不見長。身心靈概念就是印度人好冥想之產物。在世界物慾橫流之際，加上科學對許多現象無法解釋，空靈的身心靈，可滿足人們暫時寧靜心緒，自由而無限地發揮，遂一步步流行走紅了。

其實，身心靈這個概念，本身邏輯上就有問題。身心之外有靈？那麼，靈在心之外。意識、覺悟算什麼，是心，還是靈？何以古今中外通常「心靈」並稱？其實，心與靈只是同一問題的不同表達，不同層次而已。故心靈常可以並列。事實上，很多嚴肅的中外學者，基本上也是這樣使用這些詞彙。

所以，回到荀子對人的定義，人有氣、有生、有知，亦且有義——生，主要指生物特性；知與義，則涵蓋了心理特徵，包括高層次的靈魂等。故人的「心」，內涵則大大超越了其他所有物種。如此心身和合，方成其為「天下貴」。

中國傳統文化中，對上述認識有著豐富而明確的論述。

經典的如中醫學強調「形（身）神（心）合一」、「形與神俱」等。並一再指出，「形神俱備，乃為全體」，「魂魄畢具，乃成為人」。其中，形對應魄，魂對應神；兩者缺一不可，乃成為完整的「人」。「能形與神俱，而盡終其天年」。

這些認識置換成現代語境，可以說「人是心身相關的」，心身和合才是完整的個體。這同樣是個體能否「盡終天年」、享盡康壽的關鍵。

所謂形神合一、心身相關、心身和合，指的是精神心理與軀體生物之間，相互存在著共生、共榮、共軛、互動等密不可分的有序整合關係。簡而言之，心身之間相互關聯，誰都離不開誰，這才是人成其為「人」的最主要特性。

這也是現代心身醫學的核心思想所在。

當然，心和身各自有著不同的層次結構，且各層次之間的關聯十分錯綜。其中，靈（魂）是心理結構中最高層次的，對心有著統攝作用。通過心身互動，這種統攝之力也影響，甚至一定程度上支配著整個個體。

為此，人們才會醉心於身心靈之說。本質上，就是痴迷於其中的「靈」。

❖心理（神）的最高層次是「靈（魂）」

研究揭示，心理是有結構的，就像生物軀體有結構，也像原子有構造一樣。

整個二十世紀，人們破解了原子，一層層分析下去，質子、中子、夸克等，到了最本質的「弦」理論；目前只能止步於此。

生物體也類似，從大體解剖，一直到細微細胞構造，到基因片段，一層層地，暫時止步於基因片段。

心理也有結構。關於心理結構的揭祕，雖歷史悠久，但真正意義上的科學探索，現在僅僅只是開始。

西方現代心理學講究「知情意」等，就是對心理結構的一種認識。

中國歷史上的相關認識複雜得多，中國傳統首先把心理統統歸為「心神」範疇，簡稱「神」。神又可分陽和陰：陽神曰魂，是最高層次的；陰神曰魄，魄是與生俱來的，包括小孩癢了會抓，痛了會叫，母親的奶頭來了會吮吸等，它含有很多本能性的東西，故常與體互稱，曰「體魄」，可以視為低層次的。

魂，又常與靈互稱，故曰「靈魂」。古賢認為它是等到身體發育到一定程度後才逐漸出現。其具體來源古人語焉不詳。其實，今天也沒能說清楚。中醫學認為魂是外來的，五臟俱全，魂才來安居；魂安定了，此人的生命就完整了。

中醫學認為，魂魄之間還間隔著很多層次，如欲、情、思、智、志、意、義等等。對此，《黃帝內經》有段名言：「兩精相搏謂之神；隨神往來者謂之魂；並精而出入者謂之魄。所以任物者謂之心；心有所憶謂之意；意之所存謂之志；因志而存變謂之思；因思而遠慕謂之慮；因慮而處物謂之智。」並還有一些豐富的相關論述，都是探討問題的。有鑑於過分專業，深奧複雜，沒法細究。筆者在國家級研究生規劃教材《中醫心理學臨床研究》中有較為系統闡發，有興趣者可參閱之。

簡言之，其中，欲即本能，包括各種欲求或衝動；情，包括情緒、心境、激情等；思，含感知覺，及由感知覺所啟動的感受、記憶、思慮（思維）等；智，思慮或思維的產物，還包含知識、智慧、決斷等；意，含注意、決意、決斷及各種意向性或志向性活動；志，堅定的志向性活動，如孔子的「吾十有五而志於學」等；「義」則更多的指自我內在的道德約束、行為規範等，如仁義、道義之類；或自我接受且內化為自覺的行為舉措，且這些規範往往已得到社會公認。

當然，心理本身過於複雜，其內在結構錯綜，且相互間有交錯，中國文化的邏輯意識並不強，上述的只是粗淺的概說。本書非此類專著，無法細述。

概言之，其中「智」以上的，如智、志、意、義等，逐漸進入「靈」之範疇。

歸納傳統認識，「魄」主要指一些與生俱來的、本能性的、較低級的神經心理活動——如新生兒啼哭、嘴觸及乳頭會吮吸等非條件反射性動作，以及四肢運動、耳聽、目視、冷熱痛癢等感知覺和一些初級記憶等。

「魂」主要指一些非本能的、高級精神活動。《諸真語錄》強調：「隨魂往來謂之識。」朱熹《朱子語類》指出：「魄能記憶在內」，「魂能發用出來」，「人之能思慮計畫者，魂之為也」。明朝名醫張景岳把夢幻、想像、性識、精神等視作「魂」之用。可以說，「魂」是高級精神活動，含想像、評價、決斷、意志、夢想等；且相對於魄，魂具有興奮、發散及主動性等特點。故曰魄屬「陰神」，魂為「陽神」。這一分類雖古老粗略，卻不無深刻和可取之處。

可見，「魂」決定著每個人之所以成為他自己——獨一無二的，而不是別的什麼的本質特點。自己的所作所為只有基本契合內在的魂、本質的我，才能「形與神俱」、「心身和合」，也才能心身康泰，遠離疾患，而盡終其天年。

鑑此，中國傳統文化強調，人之所以成為人，且最為天下貴，正是因為有靈魂。靈魂是個體精神心理的最高層次，代表著內在、真實、本然的自我。沒有（靈）魂的人，常被斥之為「行屍走肉」，是不屑一顧的。

因此，人之病，最重莫過於形神分離，「魂不守舍」、「魂丟了」之類。遂有各式各樣的「招魂術」、「安魂術」招搖過市；傳統醫學也有一些相應療法。

由此類推，大凡內在整體而有活力的，都有（靈）魂，且其是核心和命根子。如國有國魂，軍有軍魂，黨有黨魂。

推而廣之，醫學也有魂，醫學之魂就體現在對人性的尊重和人文精神的恪守。今天中國的臨床醫學，問題重重，本質上是把「魂」給弄丟了。故筆者最近寫了本書——《召回醫學之魂》。

改革開放促使中國快速發展，面貌日新月異，而很多方面一時跟不上，故出現了許多問題。今天，關於停一停腳步，讓靈魂跟上的呼聲，不絕於耳。

著名作家賈平凹不久前在上海講演，強調文學的意義就在於為社會招魂。

站在這個角度，可以說身心靈的走紅，有其必然性及積極意義，儘管它的邏輯概念有瑕疵。在喧囂嘈雜且飛速變異的商業社會，紅塵中的芸芸眾生，熙熙攘攘，利來利往，被困擾於身外雜物，太多的人瀕於神魂顛倒、魂不守舍之大病邊緣，並已誘使了諸多心身疾病之飆升。三百萬人的早死，不能不追究其責。

這股風氣之走紅，可促使人們對自我靈魂之沉思，對內在、真實、本然的需求之追問。至少，可以讓我們靜心寧息地思考一些更本質的生存問題。這些本質問題的尋覓與思考，對我們每個個體的安身立命都是有益的。不至於迷失在喧囂之市井中。不至於像個幽靈般地迷茫於途中，不知去向何處，沒有了自我。

靈魂是心理的深層次，表層的是人們易於注意的，如欲求、情緒等。故如何安頓好靈魂，將在本章的最後一部分涉及。

❖心身關係：莫衷一是之歷史認識

心身關係十分錯綜。筆者由於醉心於斯，故曾多次做過總結。

古今中外關於心身關係的假說不下二十餘種，至今莫衷一是。

在此，先簡單介紹一下西方的相關認識。如古希臘的柏拉圖（Plato）提出了心身二元說，認為肉體降生後，靈魂潛入前來依附，兩者是割裂、瓜葛不大、不相干的。肉體死後腐朽，靈魂可以不死。

希波克拉底（Hippocrates）提出心身一元論，認為「心靈是腦的產物」。

伊比鳩魯（Epicurus）信奉原子論，認為身體是原子的組合，「靈魂也是原子」。

文藝復興時的笛卡兒（René Descartes）從機械論的立場出發，把人看成一架機器，心理則是另外存在的，充其量這個「我」借助了依附於松果體與身體發生某種作用。

德國萊布尼茲（Gottfried Wilhelm Leibniz）、羅茲（Hermann Lotze）、傑克遜等認為生物與心理現象是平行的，互不隸屬。

近現代一些學者，如赫胥黎（Huxley）、福格（Fergu）、布勞德（Brod）、艾耶爾（Ayer）、普切蒂等認為心理只是腦生理活動引起的結果，是腦生理過程的副產品。

英國的維特根斯坦（Wittgenstein）認定心腦是完全獨立且無關。

也有人持靈魂控制說。著名學者如奧古斯汀、阿奎那（Thomas Aquinas）、弗洛伊德、圖爾敏（Stephen Toulmin）、波普爾（Sir Karl Raimund Popper）等都持類似觀念。他們強調心理控制或支配著生理及身體變化。

麥獨孤（William McDougal）、埃克爾斯（John C. Eccles）和馬戈利斯（Eric Margolis）等則認為心身是二元的，但彼此相互作用，腦是心理活動的基礎，但腦又受心理控制。這一理論一度十分流行。

其中，埃克爾斯是獲得諾貝爾獎的著名腦科學家，他將大腦比喻為計算機，認為「自我」是大腦的程式設計師。故他被稱作是「現代腦科學家中的笛卡兒」。

也有很多人主張心理與生理活動是一回事，且每每一方隸屬於另一方。

如英國貝克萊（George Berkeley）大主教認為身體是「虛無」，「存在就是被感知」。萬物只是「觀念的集合」，真正的「主動實體，就是我的心聖、精神、靈魂或自我」。

中國明代哲學家王陽明也持有類似的觀點，而這自然是極端且荒謬的。

西方學者費希特（Johann Gottlieb Fichte）、黑格爾（Georg Wilhelm Friedrich Hegel）、馬赫，哲學家懷特海得（Whitehead）等則持近似的唯心靈論觀念。認為世界（包括腦在內）都只是心靈的產物或表象。

日本學者大森莊嚴提出「無腦論」，認為沒有腦也可以有心靈。

還有一些學者走向另一個極端，把生命現象（身心都一樣）看作是一種「刺激-反應系統」。而真正的心理是不存在的，它只體現在身體的可量化研究行為之中。代表人物如華生（J. B. Watson）、斯金納（Burrhus Frederic Skinner），及人工智慧之父的英國學者圖（Alan Mathison Turing）靈等。

此外，現代兩位頗具影響的哲學家羅蒂（Richard McKay Rorty）和奎因（W. V. O. Quine）等都持類似的觀點。

日本學者養老孟司則推出了否認心理存在的「唯腦論」。

此外，荷蘭的斯賓諾莎（Baruch de Spinoza）、美國的詹姆士（William James）和卡爾納普（R. Carnap）、英國羅素（Russell）、德國石里克（Moritz Schlick）和奧地利的費格爾（Herbart Feigl）等則認為心身都受控於一類尚屬未知的實體。這類「實體」既非心靈，又不是腦組織或身體，心和身都只是這類未知實體的兩個方面或屬性。

許多學者認為可把心理還原為簡單的物理現象。歷史上持此見者就不少。現代心理生理學家拉什利（Lashley Karl Spencer）、科學哲學家費耶阿本德（Paul Karl Feyerabend）等都認為心理可最終還原為腦的物理活動之集合。DNA雙螺旋結構發現者之一克里克（Francis Harry Compton Crick）也持同樣觀點。當今臨床西醫生中，持此見者居多數。因此，潛意識裡他們往往會漠視心理因素的重要性。

二十世紀，巴夫洛夫（Ivan Petrovich Pavlov）及其學生發展出了大腦功能定位和內臟大腦皮層相關說。他們認為心理活動作為一個功能系統，依賴於腦各個部位的協同活動；意識等就是這些系統整合後活動的結果，並開始了分層次、分結構地探討心身關係。

從事腦研究而獲得諾貝爾獎的美國學者斯佩里（Roger Wolcott Sperry）提出了可歸納為「一元交互作用論」的腦與意識關係的新理論，認為意識是整個大腦活動所「突現」的一種新的特性；由於它位於腦系統內物質活動的最高層系，故一旦產生，對腦的各個層系都具有決定性作用。也就是通常哲學家說的物質可以產生精神，精神一旦產生後，又對物質具有強大的操控作用。其實，類似觀點在中國宋明時期已有了完全雷同的「摹本」（見後述的綺石之觀點）。這是很有意義的事。

在斯佩里貢獻的基礎上，一大批腦科學家、哲學家接力棒似地豐富了「突現的一元論」。此說認為，心理是大腦整體活動的突現性集合。「突現」指系統各要素原本所沒有的性質突然出現，由系統「躍遷」式地發生質變。包括三個要點：① 一切心理過程，均為中樞神經系統的過程；② 心理過程是中樞神經系統相關組織細胞活動的突現；③ 所謂心身關係，指中樞神經系統的不同子系統之間或它們與有機體其他部分之間的相互關係。他們也強調，意識等一旦「突現」（產生）後，對腦的其他各個層系，包括全身機能都具有決定性操控作用。

「突現論」相對較合理地解釋了「心身（意識等於腦組織）」之間的錯綜關係，故頗受現代學者重視。

在此不厭其煩地簡介西方心身認識的歷史脈絡及概況，只是想突顯三點：① 心身關係非常重要，太多的學者進行了各式各樣的探索；② 心身關係異常複雜，故各種觀點紛呈，莫衷一是；③

新近的認識，既注意了基於身體（腦）產生了心理，也特別關注了心理（含意識等）一旦突現後，對生理及身體的強大操控作用。

這些事實至少告誡我們，心身關係很重要，古今學者很重視，心身聯繫很錯綜複雜；粗略了解其間關係特點，對每個人更好地生存，意義突出。

❖心身「共軛」：用科學數值揭示的客觀事實

在具體介紹中國傳統認識前，先提供一組我們第一手研究的科學結論。

筆者在二〇〇六至二〇一〇年主持了國家重點科學研項目「亞健康」課題研究，對社會因素、心理變化及身體症狀三個方面的互動關係做了實證性的調查分析。其中社會因素分成社會支持、社會壓力、社會適應、自信心或滿足感；心理粗略分成憂鬱、焦慮兩大傾向；身體則涉及常見的九類狀態或症狀：疲勞、消化、睡眠、機能失調、免疫力、過敏、衰老、疼痛、便祕。在對全國一萬五千份第一手資料分析中，引入結構方程模型，大樣本結果經數理分析後清晰顯示：心理–身體之間存在著明確的「共軛現象」——心理變化影響身體症狀的總係數高達0.79，身體對心理的影響僅0.14，而社會因素引起心理變化的總係數高達0.68。並揭示出社會因素對身體影響常需通過心理「中介」，而後才作用於身體。

其中，受社會心理因素影響的身體症狀從高到低排列：疼痛（0.9）、免疫力（0.79）、疲勞（0.77）、過敏／機能失調／衰老（並列0.74）、消化（0.73）、睡眠（0.69）、便祕（0.57）（括號中的數值是心理影響係數，數值越高，提示影響越強烈）。換句簡單的話：一分的心理偏差（憂鬱／焦慮）可誘導零點九分的疼痛症狀；即便是最弱的便祕，此數值也高達0.57，近六成的便祕，受制於心理偏差。總結這類明確且密切的互動現象，我們喻之為「心身共軛」。深究的話，這些身體症狀還間接受制於社會生存狀態，因為心理受制於社會的係數值是0.68。

在早先（一九九六年）結束的前期科研中，我們已經發現青年、中壯年時，心身關係以心神主導形體為主；伴隨著衰老和疾病（往往是大的慢性病），或者說到了老年，則身體狀態對心神每每有著更明顯的支配作用。

這些是人們第一次用數據清晰揭示社會–心理–身體症狀之間的內在聯繫。結論非常明確，社會因素明顯影響著心理狀態；並通過心理誘使出現身體症狀。而憂鬱、焦慮等心理傾向，則幾近「共軛」式地影響著身體。這就是「形神（身心）合一」的科學說明，只不過它依據了清晰的數據事實，從而也更有說服力。

❖ 中醫的傳統認識：心身互動的層次特點

讓我們回到歷史，中國傳統文化（中醫學）對這問題的認識豐富而深刻。

如《黃帝內經》就闡述了「五臟生五志」、「五志傷五臟」等，並形成了一系列理論學說。中醫學認為形神（心理或生理）兩大機能活動，既是各成系統，各自有著內在系統結構的；又是相互關聯，錯綜地維繫成一體的，這叫「形神合一」。而合一的複雜互動過程，是通過「心」的整合作用而有序進行著的。《素問．靈蘭祕典論》：「心者，君主之官也，神明出焉。」《靈樞．邪客》：「心者，五臟六腑之大主也，精神之所舍也。」指出「心」不僅是臟腑形體之主，且是精神心理之府舍；不僅控制著各生理過程（形），而且還主宰著精神心理（神）。身心兩大機能正是借助於「心」，被有機地整合成一體的，故個體才能身心互動，健康活潑，生機盎然。

其實，其他學者也對這興趣很大，論述很多。兩漢的桓譚與王充就發生過一場著名的論爭，他們討論身心關係時，分別用燭與火、米與米袋來比喻。南北朝時范縝的身（形）心（神）觀尤為深刻與澈底。他在《神滅論》中指出：「神即形也，形即神也，是以形存則神存，形謝則神滅也。」強調身體與精神是對立統一體，精神心理從屬於身體，身形在就有心神在；人死了，心神也就隨之消亡；形與神互為依存，不能分割。並比喻形神就是刀刃與鋒利的關係；刀刃在，就有鋒利的功能存在。

名醫綺石曾指出：「以先天生成之體論，則精生氣，氣生神；以後天運用之主宰論，則神役氣，氣役精。」這段話翻譯成現代白話就是，精神心理有賴於身體功能而產生（精指身體或物質，氣指功能活動）；一旦它產生後，又將對功能或身體有著巨大的操控（役，通「御」，役使，驅使，駕馭）作用。其實，宋代名醫劉河間就已指出，心神產生後，「能御其形」。這可視為是斯佩里現代認識的中國歷史摹本，也是中醫生之所以在臨床中特別注重精神心理的理論依據。

細細尋覓，中國歷史上還認識到在不同層次，身心關係是不一樣的。中醫學區分出三個神，分別是「元神」、「欲神」、「識神」。其中，元神本自先天，「人有此則活，其滅則人死」；始終發揮著生命之主宰作用。可近似解讀為皮質下各級中樞神經對內臟功能和生命活動的調控機構及其機能。欲神則源自人生物本能，含深藏於內的欲求衝動等，它是生命活動的內在驅動力。它與皮質低位中樞（含丘腦、下丘腦、垂體）等機構的功能有關，支配著性腺等內分泌靶器官。這兩個層次都是生物（腦）決定著元神與欲神；呈現出「心（腦）→身（身體或內臟）」平行的因果調控關係。在這過程中，會產生相應的情緒活動。一般情況下，元神常常調控著欲神；但欲神（本能）一旦勃發，又可干擾或破壞元神功能。古代學者養生特別講究「守神」，就包含守住元神，減少欲神干擾元神的意蘊在內。

「識神」是在元神基礎上的高層次精神活動，似含意識、認知、意志等，與靈魂可視為同義詞，可近似地看作是大腦皮層及部分皮層下的腦功能。它依賴腦功能而產生，受內外因素激發，一旦產生後，又遠遠高於一般腦的活動，可反過來駕馭控制身或腦功能。這一層次的心身關係是最高層次、最錯綜的。它們不是簡單的對應因果關聯，也許，引進「突現」概念，加上中醫學的「神可御形」理論強調的「御（馭）」或「役」字，可更深刻地揭示這一層次的心身關係。

前文揭示的心身共軛現象，就是借助科學手段對錯綜心身關係事實之求證。可能各位看後仍會如墜雲裡霧裡，但結合臨床實例來分析，就一目瞭然了。

❖心理常可「暗中支配」身體

從兩個親歷的案例故事中，了解分析心身之間的錯綜關係。

一個晚期乳癌患者已在我這診療了四年多，各方面情況都穩定，但內心仍糾結。她是學財務出身，一輩子小心翼翼，很認真。這次是她姐姐陪同而來，情況明顯較前一次欠佳。她說：「教授，上次回去後不久我就出現一個大問題，這一個多月沒有排便，幾乎沒吃東西，肚子痛得要死。一直住院，做了各種檢查，又是拍片灌腸，又是ＣＴ、核磁共振，查來查去，沒有任何問題。大家解釋不了……。」病區醫生會診後一致認為她是不完全性腸梗阻，因為沒有排便。但看片子，又沒見腸腔的氣液平面。乳癌轉移到腸道的機率是非常非常低的。故只能怪罪於她後腹膜有個淋巴結，直徑一公分左右，但這個淋巴結以前就有。

我看了看所有檢查結果，包括ＣＴ、核磁共振等，懷疑是後腹膜淋巴結引起腸梗阻，但這從臨床也好，從理論也好，無論如何說不通。但她的確表現為腸梗阻症狀。看看片子，腸脹氣、氣液平面都沒有，也沒法解釋啊。

我反覆追問她發病前後的情況。她想了半天，嘆了一口氣，說：「我想起來了，怪我自己不好，我這些年通過中藥調理，恢復得挺好。病重時一直是老公做家務，現在他不想做了，說我已好了，應該我繼續做了。那天，老公吃完飯就想出去，我叫住他了，他就大聲嚷嚷，堅決不做家務。老公嚷完就走了，氣得我渾身發抖、抽搐。兩三個小時後，肚子劇烈疼痛，排不出便來，從那以後，就一直不好。」我一聽，全明白了。其實她根本不是一般器質性的腸梗阻，而是劇烈情緒誘發的自主神經系統極度紊亂，後者支配著腸道蠕動，故既出現陣發性的劇烈絞痛（腸痙攣），又表現出不排便（腸癱），而腸腔內卻始終沒有氣液平面。

當我給她解釋，說這些症狀是一種心身症的表現，是大怒後（沒用歇斯底里一詞，怕刺激她，畢竟是貶義詞）腸功能紊亂。她聽後愣了半天，說：「教授，你的解釋我完全接受，我可能問題就出在這裡。」然後，我給她對症用藥，內服藥疏肝理氣、調控情緒，外加外敷藥。讓她一星期後再來。一星期後她告訴我，回去沒多久，就放屁了，大便也通了，情況好多了。當然，偶爾有隱隱腹部隱痛。此事現已過去三年了，她自我調控情緒，未再復發，一切已恢復正常。

很顯然，她是由於本能（欲神）勃發（大怒），誘發皮層及皮層下（識神）功能紊亂，強烈的紊亂，干擾了自主神經中樞（元神），導致了腸的痙攣，腸蠕動受阻，故表現出腸梗阻，而且，居然持續了一個月有餘。

臨床上，這類病症人們總希望從病理上，或組織形態上找原因。但忽略了精神對身體的影響。前不久，媒體報導一個案例，印度某離家在外的老嫗，得知家中高齡丈夫死了，幾分鐘後她也無疾而終。這就是典型的實例。可解釋為老嫗獲悉先生死訊後，澈底喪失生存下去的意願（識神或靈魂已熄），遂元神跟著而「滅」，生機自然慢慢地削弱，直至終止了，就像油燈因油耗竭而熄了。

下面的案例更值得玩味。

數年前，筆者診療了一個頗為奇特的患者，老年女性，打扮很時髦，但嘴是歪斜的。子女告知，是在外地旅遊時，突然出現不能吃東西、失音等症狀，然後面部逐漸歪斜，大便祕結，且越來越重。回到上海，很多醫院會診、全身檢查後（因為她原來是乳癌患者，有幾個轉移灶，但沒任何變化），只能斷定說，要嘛是喉返神經受阻了，但誰都沒法下最後結論。因為她的肺和縱隔沒有問題。就這樣，從四月分一直到六月分，病情不斷加重，極度消瘦，沒有醫生願意接治她。最後，多家醫院集體會診後，認為她只能接受姑息治療（潛在意思就是等死），沒有對策了。

她退休前是新華社的醫療記者。我在與她用筆交流時，失音的她，突然蹦出了幾個詞，很顯然，這不能用喉返神經壓迫來解釋。我讓她好好回憶當時情況，她回憶半天說，四月八號那天，突然覺得很不舒服，然後，症狀就越來越重。我懷疑病情沒有這麼簡單，就請她再好好想想，結果，她突然清晰地蹦出：「肯定是這樣，很正常。」我更斷定不是喉返神經問題。不然，不可能清晰發出聲音的。她還告訴我說，她大便很有問題，排不出，且胃口挺差，消瘦只能靠營養液維生，面癱也是呈進行性發展。我更懷疑她的發病與精神情緒有關，因為這些都是不同系統的功能失常，不可能是某一生物性或物理性因素所致。就請她及陪同來的兩個家屬再好好回憶回憶，發病前有沒有發生什麼重大事件？她堅持說沒有。但是她媳婦和女兒想了想，在旁邊說「有」、「肯定有」。原來，就在發病前一天，她好好地在外地療養，突聞兒子生病，很快，第二天就獲悉噩耗了……。

原來如此！我終於挖掘出真正病因了，我知道她是老資格記者，從事醫療衛生報導，她自己潛意識裡應該知道癥結所在，但意識卻讓她否定這一點，故自己拚命迴避。其實，根本不是器質性病變，只是純心理驅動的癔症性改變。

接著，我明確告訴她：「你沒有到只能姑息的地步；你的癥結主要是精神和神經科問題。你表現為神經功能失常（喉返神經、面部神經、腸蠕動神經等），但真正問題是精神上的。是巨大的精神刺激引發了功能性紊亂，癔症性失音和癔症性進行性面癱，不妨先綜合治療。」這時，子女們舒了一口長氣。因為該母親很強勢，又是從事與衛生相關的，了解自己的情況，卻恰恰迴避問題。

她病情加重前好好的，在外地療養時突然接到家裡電話，五十歲的兒子突發腦卒中，第二個電話說病故了。去世前還在單位加班，但單位把他所有醫療信息都毀了，不願承擔責任。老太一急之下，先出現音啞，又出現梗阻、吞嚥困難、進行性面癱，是個典型的　症性發作。老太接受了我的解釋，儘管有點勉強。

據此治療兩個月後，複診時的症狀基本消失。

其實，她只不過是劇烈的心理壓力，激發了強烈的精神障礙而已。如果認定自己病情很重，「哀莫大於心死」，也沒法消解病因，且只能進入姑息治療，再加上惡病質加劇，後果將不堪設想。

可見，心身互動關係密切，特別是識神層面（後一位患者是衛生記者，也許知曉一二，但潛意識裡不承認自己存在精神障礙）時，常會出現很多沒法解釋的症狀，因為識神常調控全身。這些，僅希冀借助藥物來解決是不可能的。可以說，忽略了人的精神心理，就像射擊沒了靶心，疾病防範沒了重心，勞而無功。

還需要指出的是，這兩個案例筆者有意無意地運用了敘事醫學的精髓（見下文），講故事，挖掘其發病緣由，不僅有助於分析真正的症狀起因，以便針對性處理，而且，這本身就是一種有效治療——在敘述過程中，患者往往會暗中情不自禁地長舒一口氣，「哦！原來是這麼回事」。高度恐懼之情頓然獲釋。

❖臨床醫學：從關注實驗室到查論文，再到講故事

講故事並非筆者所獨創，它本身就是醫學的一大傳統（歷史上，東西方臨床醫學都重視問診及對此進行解釋，也可以看作是講故事的原型），更是現代臨床醫學一種新趨勢，稱為「敘事醫學」。欲要把人視為心身合一而完整的，此法意義重大。

當然，上述理論很多西醫學者不以為然，因為他們往往會以至今科學沒有拿出心↓身（心理作用於生物）的明確實驗室證據來反駁。

哲學家說，從個性（散在的經驗）↓共性（散在歸納而成的某種規律）↓再到個性（從一般共性再到具體化），體現著認識的深入及科學的螺旋式發展。

的確，醫學領域也是如此。比如二十世紀的西方生物醫學（特別是臨床），取得了太多的輝煌，但也夾帶著太多的無奈；百年西方臨床醫學，就大概經歷著三波值得重視的變化。透過這些變化的表象看本質，很值得玩味。

第一波，強勢的純生物醫學。十九世紀中葉到八〇年代以前，表現為強調所有的疾病解釋（含病因和療法等）都必須有確鑿的生物學依據。例如，B肝患者必須找到B型肝炎病毒的存在及其生物學特徵的確鑿依據，冠心病確診需要有冠狀動脈粥樣硬化的實驗室確鑿依據。就像新醫學模式倡導者恩格爾教授所批評的——精神異常的患者，也要給出明確的生物學證據（且往往要求是組織結構上的改變）才能解釋；這些，顯然是不夠現實的。為此，恩格爾提出要拋棄舊有，倡導更為寬

泛的新的社會-心理-生物醫學模式（我們關於心身共軛現象的科學研究，可以說是對此的強有力支持）。但這種轉變十分困難（難度和阻力都很大）。

第二波，是二十世紀八〇年代掀起的實証醫學。所謂實証，即循證，尋找臨床可信的證據（已不再是拘泥於生物學或實驗室證據了）。不管人們給實証醫學下什麼定義，它本質上是對強勢生物醫學模式的一大修正——多數情況下，有過硬的臨床依據，即使找不出生物學上的改變，也能被接受。由於這種模式更適合臨床，因此，廣為傳播，臨床醫生都開始「循證」了。但人們隱約覺得，有臨床依據好是好，但這裡只有疾病（含療法），沒有生病的人；且只講一般共性（例如，某癌症用某種化療藥，有可信的論文提示療效達到百分之三十五，就可以了），沒法兼顧個性；而臨床的疾病，每一個都是個性化的。就像黑格爾說的，沒有兩片樹葉是完全一樣的。中國西醫內科開山鼻祖張孝騫教授總結自己看了一輩子腸傷寒的經驗，認為幾千例患者中，沒有兩例是完全一樣的。而腸傷寒是傷寒桿菌引起的傳染性疾病，算是比較單純的疾病——其致病菌傷寒桿菌只有簡單的幾類。遠比各種慢性病，特別是癌症來得簡單。簡單的傳染病尚且如此，更何況其他疾病。因此，實証醫學表現出了明顯的「去人性化」、「去個性化」傾向。這顯然是捉襟見肘、掛一漏萬的。例如前兩案例，如果僅借助循證方法，永遠是無解的，因為她們比較特殊。但臨床幾乎每一例難治性疾病，都是特殊的。不兼顧特殊性，就沒有針對性。

問題更在於，每天湧現的實証醫學證據「汗牛充棟」。美國醫學專家粗略統計，一九九八年以前，一名全科醫生收到的各種臨床指南合計重二十二公斤；如今（二〇一〇年），一名內科醫生想在本領域獲取新知識（循證），每天需要讀十九篇文獻。以前，一位醫學大師可掌握百分之八十以上的醫學知識，且具有絕對權威性。現在則根本不可能。現有超過四千萬份公開發表的醫學文獻，被他人引用超過二百次的僅百分之零點五，有一半論文沒人關注。實証醫學強調的是嚴格的臨床試驗。但即便是遵照這些執行的，其效果也令人尷尬。如對降脂藥預防心臟病的大規模研究表明，每一百位服藥者中僅一位能夠受益，其他九十九位終身服藥者卻一無所獲，而每年需花費一千五百美元。因此，按照實証醫學的診療，只有利於一個抽象群體，無法惠及具體的個人。

第三波，進入二十一世紀，敘事醫學應運而生。所謂敘事醫學，本質上來說就是誘導患者以敘事方式描述不適及其起因，醫患雙方不只是運用拗口枯燥的專業術語，而需要多多加強相互溝通、了解、闡述、解釋。就像前面兩個案例，只有認真誘導啟發患者回憶發病過程細節，講述發病的故事，通過這類敘事，找尋蛛絲馬跡，分析可能因素，才有可能對症分析，針對性處置。

筆者認為，敘事醫學不僅是更強調人性化、個性化，而且也是醫學模式的一種變革（或者說復歸）。因為敘事醫學強調的是敘事，帶有感情色彩地講故事，醫生要學會講，更鼓勵患者要學會講。就在講故事過程中，把個體的疾病特點轉為具體，才能像剝筍一樣，一層層披露出來；而只有知道了他疾病（症狀）的真實起因，你才能進行分析、破解，從而才可能真正幫助解決問題。在這個過程中，醫生自己也增長了見識。更重要的是，敘事中，雙方溝通交流，也發揮治療作用，前兩位症狀的緩解，與敘事後自我醒悟的「哦！原來是這麼回事！」密切相關。如此，才是真正完整、人的醫學。

很顯然，要真正了解患者，分析其疾病發生過程中心身互動的特點，只能借助敘事方法。其實，中醫學四診的一大關鍵就是「敘事」（當然，方式是傳統的）。

非常有趣，儘管臨床醫學家往往看不起心理學家（特別是臨床心理諮詢醫生），但醫學與心理學的關係真的很密切。生物醫學可以說對應於心理學的行為主義學派（心理學行為主義學派強調心理都可具體化到可計量的外顯行為中，就像生物醫學主張疾病行為都應該用生物學印記來定義一樣）。而敘事醫學則是直接從心理學中吸取營養（二十世紀八〇年代後現代心理學出現了敘事心理療法，直接啟發了醫學家）。問題是，進入二十一世紀，心理學早就在倡導要克服「二十世紀的困惑」，主張積極心理學、幸福心理學，並把努力發掘患者自我康復潛能（本能）放在第一位。而臨床醫學呢？似乎還在自鳴得意，認為自己掌握著制勝法寶，可以傲視群雄。其實，臨床醫學仍只是堂吉訶德式的狂妄與傲慢。細細想想，今天有多少慢性病真的能夠借助目前的生物醫學手段來很好地解決？如果我們真的尊重現實，就只能，而且必須低下高傲的頭，認識自己太多的盲點，努力拓展自己視域，吸收其他學科的知識精華，包括心理學在內，才可能做得更好一些。

❖ 善於從「二十世紀的困惑」中走出

人們注意到，隨著生活水準的提升，人們物質生活日趨豐盛，收入及居住條件、醫療保障、工作環境等較之以往，有了質的飛躍，然而，人們的健康水準及心理滿足感卻沒有相應提高，甚至顯現出明顯的剪刀差。

例如，在筆者主持的國家課題亞健康研究中，雲南的王志紅教授領銜雲南地區心理滿足感及幸福感的調查顯示：該省諸多地區，收入最高的省城昆明，幸福感、心理滿足感最低；一些貧窮的少數民族地區，收入只有省城的四分之一到三分之一，幸福感卻很強，心身健康情況總體上贏過省城。

又如不久前（二〇一五年二月），中國家庭金融調查與研究中心發布《國民幸福報告2014》，對健康、收入、婚姻、學歷、職業等各因素與幸福的關係進行解讀，發現收入最高的百分之十人群，若身體不健康，還不如收入墊底的百分之十但身體健康者。每小時工資為二十到三十元時幸福指數達到峰值，超過後幸福指數便開始回落。高收入的「白富美」、「高富帥」與低收入的「屌絲」人群幸福指數相當。

每天工作時間越長越不幸福，故通過加班熬夜換來的錢不能增加幸福感。

「九〇後」的幸福指數最高；「六〇後」最不幸福。也許「六〇後」既要養家餬口，又要擔心子女教育、就業、結婚、買房等；同時父母年事已高，有贍養老人負擔。

特別是調查揭示，學歷越高越不幸福——小學學歷者幸福感最強；博士學歷者最低，博士中又以男性為低。

其實，這類情況並非中國獨有。早已有美國學者注意到，儘管二十世紀人類比過去擁有更多的物質享受，但疾病患者（特別是心理疾患，如憂鬱、焦慮等）只增不減，且呈現出低齡化趨勢。這些，被學界稱為「世紀的困惑」。

導致這一尷尬現狀的原因是多方面的。首先，西方社會在利益驅使下，物質上追求越多越好，講究重商主義。把成功簡單定義為掠取更多，獲得更多。而中國改革開放後，沒守住原先的文化底線，也跟著這股風氣拚命跑。在這過程中，人們只是為了滿足物質上的快感，像陀螺一樣地轉個不停，喪失了心靈的依託。用靈修家的話來說，就是只為了追求小我的快感，而失去了本我。由於學歷較低的人，他的追求往往受到限制，更容易滿足，故幸福感較高。這是解釋之一。

與此同時，環境的躍遷，生活節奏的加快，人們適應新環境的能力不足，儘管通信方法便捷，卻也使人們被迫地囚禁、捆綁在一個小的利益圈內等，很少與自然親近，都是可能的因素。

再次，醫學界也應檢討。醫學科學家們儘管發明了很多新的儀器設備，透析身體奧祕，洞若觀火；卻很少關注心身的另一面——精神心理，且很少講究心身之康寧。有的只是對身體進行代價高昂的創傷性治療；這也許能治癒部分疾病，但並不能使人獲得真正心身康寧。故我們已呼籲：需要更好的醫學（好醫學）。

而在這方面，心理學界已經走在了前面。心理學家做了比較有系統的檢討，他們認為過去心理學，陷入了類似的錯誤「空檔」之中，延誤了問題的解決。

他們分析說，搜尋電子版的《心理學摘要》，截止到二十世紀末，關於焦慮的研究有五萬七千八百篇，而關於憂鬱有七萬零八百五十六篇，提及積極或樂觀情緒的僅三千八百零九篇，消極與積極的研究文章相比為三十四比一。熟悉的心理詞彙也都是病態的，如狹隘、憤怒、嫉妒、憂鬱、恐懼、焦慮、狂躁等，很少有積極陽光的詞彙。這的事實表明，兩個世紀以來，似乎多數心理學家的任務只是理解和解釋人類的消極情緒和行為。

他們檢討認為，這種消極取向的心理學模式，缺乏對人類積極品質的研究與探討，由此造成心理知識體系的巨大「空檔」，應對上述的尷尬負有一定的責任。

更進一步來說，心身關係中，共軛現象的確是種客觀存在，但它具有積極、消極的雙重性。所謂積極，就是良好的心理促進了身體健康，後者又激勵著積極精神。消極互動則相反，身體不適導致情緒低落，情緒不振又反饋於身體，加重了不適感受。而在上述趨勢下，人們關注的焦點往往集中在心身的負性互動上。其中的原因還在於，負性互動可導致明顯的症狀，或加重病情，更易被人注意到。

以往的研究（特別是臨床）都是以患者為主的，常侷限在負性情緒上。

因此，有人批評說，這類研究偏離了主題，需要有個新的模式、新的研究導向，必須關注如何使生命過得更好。

鑑此，筆者在中華醫學會心身醫學十七屆年會（二〇一一年十一月，石家莊）主旨報告提出，心身醫學的「本質」是「承認且注重心身互動關係（包括健康、疾病及整個生命過程），並試圖借助各種方法、手段，促使形成積極的心身互動關係，以利於守住健康，防範疾病或促使康復，或促使生存質量改善。」且應主動與積極心理學等的聯袂，接受輻射，而不只是汲汲於關注病態情緒等的傳統。

總之，如何破解「二十世紀的困惑」，是每位希望生活得更好而又理智者無法迴避的難題。尤其是腫瘤患者，更應關注自己如何從「二十世紀的困惑」中走出。

❖從心理學的人本主義到積極心理學

其實，賢哲們對此一直有關注，其淵源甚可追溯到古希臘和先秦時期。

二十世紀中葉，馬斯洛倡導了人本主義心理學，他認為每人都具有精神健康的潛能，可謂「人人皆可為堯舜」，人都有形成健康個性的天生傾向。但多數人只使用了自己潛能的一小部分。個體之所以出現心身障礙，是內外因素阻礙或限制了個體內在潛能的發揮。故應該積極幫助人們消除阻礙或限制，努力發掘其潛能，促使他們更健康或實現自我需求。他稱心身健康者為「自我實現者」，這些人具有自發、坦率與真實，能接納自己與他人，有良好的現實知覺；常以身外問題為中心；有獨處和自主的需要；功能發揮自主，愉快體驗常新；有神祕的或頂峰體驗；有社會興趣；人際關係深刻；有民主的性格結構；有創造性；抗拒遵從等。馬斯洛開創了研究個性積極面（精神健康）而不是消極面（心理疾病）。

二十世紀七〇年代出現了心身綜合健康運動，而哈伯特．鄧恩是運動創始人。他認為WHO關於健康的經典定義只將健康視為一種靜止狀態，而真正的健康應該是一種向最適功能狀態的不斷追求過程，是一種對意識和生活或生命的審慎推進，而不僅僅是找不找醫生和保健部門。他並認為WHO的健康定義只涉及身體、社會、心理三個面向，遠遠不夠。他們強調心理面向就還需要考慮智力（理性思維）及情感（情緒）、心靈或精神安寧。人類心靈空虛時是不可能發揮最適功能的。故心身健康應有五個面向：身體、社會、情緒、智力及心靈。

一九九〇年，這一學派再一次擴展健康的定義。提出了安康（wellness）的新概念，並將其定義為一種最適的健康狀態。安康使生活具有活力、生機和能力，生命就達到完滿（fullest）。最近，這一運動的擁護者們又增添了第六個面向，即環境健康。包括微觀（即時、個人）及宏觀（生態）環境。

安康（wellness）的六個面向如下。

(1)身體的：指基因遺傳、營養、體能、軀體結構及免疫狀態等。

(2)社會的：理想的安康指形成友誼，有親密關係，且付出和接受愛和情感；能夠給予自己，也能與他人同甘共苦。

(3)情緒的：與人接觸，有表現和自控能力，了解情緒是心靈鏡子，助人不斷接觸外界；良好情緒中享受生活，並從中吸取獨有的豐富經驗。

(4)智力的：智力的安康涉及能以理性方法有效處理信息，以發現和解決問題；也包括創造性、自覺性及發現新的事物等。

(5) 心靈的：有宗教精神，並在此準則指導下生活；能通過崇高的社會活動體驗生活意義；積極參與環保，助老攜殘，維護和諧，促進有意義事業等，感受到在一般生活外，還有更有意義的事。

(6) 環境的：認識到周遭人文及自然環境對健康有重大影響，並通過自身努力，積極參與良好人文環境及自然環境的重建工作。

該學派強調，從健康到疾病，到死亡是個連續過程。一般健康就是沒病，其次是亞健康，再次是病態、殘疾，直至死亡。最佳健康表現為高水平安康，身心完美統一。所有人都可以從增進安康中受益。安康者應對工作滿意、充滿激情、享受休閒時光、擁有健康體魄、積極參與社會活動；高水準安康，需具備善待自己的能力，能給自己信心和信任；能積極感知自我，積極參與健身運動。

二十世紀末，積極心理學的出現是一個新風向，主張用一種更加開放、欣賞性的眼光去看待人類的潛能、動機和能力等，認為缺乏對人類積極品質的研究與探討，將造成心理學知識體繫上的巨大「空檔」。

該學科的創始人是美國學者塞利格曼（Martin E.P. Seligman）、謝爾頓（Kennon M. Sheldon）和勞拉．金（Laura King）等，積極心理學是中國的翻譯，台灣將其翻譯成「正性心理學」，香港則譯為「正面心理學」。

塞利格曼注意到長期以來對人類的研究，百分之九十五聚焦於憂鬱、焦慮、偏見等負性情緒。而心理學應有三項使命：防範心身疾患、使生活更豐富充實、開發人的潛能。如此偏差，顯然忽略了其他使命，使得其逐漸退化為受害者的心理學。

他們強調每個人本身都存在可抵禦心身疾患的力量，涉及勇氣、關注未來、樂觀主義、人際技巧、信仰、職業道德、希望、誠實、毅力和洞察力等。因此，他們主張積極預防，預防疾患的關鍵在於系統地挖掘和塑造個體內部各項積極潛能。其具體的深度策略包括，灌注希望、塑造力量和敘述過程，其內涵是增強被治療者的力量，而不僅僅是修復他的某些缺陷。因為對以往經驗的總結明確了一點：人們不能依靠對問題的修補來謀取幸福及健康，必須轉向對人內在積極品質的認識、開發及弘揚，借此幫助人們真正到達健康幸福的彼岸。

積極心理學非常注重對深層次心靈世界的揭示，認為關注人性積極層面更有助於深刻理解人性。因此，他們熱衷於探索人類的美德，如愛、寬恕、感激、智慧和樂觀等。他們有一句格言：「積極就是一種愛。」

積極心理學研究證實，和一般人相比，那些具有積極觀念的人具有更良好的社會道德和更佳的社會適應能力，能更輕鬆地面對壓力、逆境和損失，即使面臨最不利的社會環境，也能應付自如。因此，他們更少患病，更為健康幸福。

以往，人們普遍認為客觀地看待自我狀況才是正確的。美國心理學家泰勒（Shelley E. Taylor）等卻發現，對未來不現實的樂觀信念更能使個體免於病的致命危害。這是她們對患有癌症、愛滋病等威脅生命重病患者係統研究後得出的重要結論。研究中，她們發現具有樂觀情緒者其嚴重症狀出現得更晚，活得也更長久。「樂觀主義的積極效果主要是在認知水平上發揮作用：樂觀的癌症患者，更可能實施增進健康的行為和獲得更多的社會支持。」她們分析指出。這一發現對癌症等患者如何康復，啟示意義重大。

塞利格曼本人領銜的研究也揭示，世界上多數人都是悲觀的，且傾向於認為別人比自己更樂觀。但樂觀者更長壽。他測試了七十個心臟病患者，其中十七位最悲觀患者中，有十六位再次心臟病發作後去世；而十九位最樂觀者，只有一位第二次發作後死亡。可見，樂觀是抗病康復的一道重要防線，癌症、心臟病都一樣。

積極心理學家強調，幸福感的關鍵是個人的價值觀和目標定位如何在外部事件與生活質量之間進行協調。這些觀點促使人們更易於理解古希臘德謨克利特和愛比克泰德（古羅馬最著名的斯多葛學派哲學家）等古代賢哲的相關思想。「不是發生在人們身上的事件決定了他們是否感到幸福，而是人們對事件的解釋決定了人們的幸福感」。

因此，積極心理學家致力於人的積極品質，這既是對人性的尊重和讚揚，也是對人類特徵的深層次挖掘。人「最為天下貴」，人一定存在著優於其他生命的本質屬性。積極心理學家認定，它就是人外顯的或內在的積極品質。正因為這種品質，使人類在激烈的生存鬥爭中保持著人的自尊，並在與其他生命共同構成的生態系統中擔當著主導，且使整個世界能以萬物共存方式不斷發展。

積極指的是一個行為過程，包括過程的體驗。因此，不能將幸福、快樂簡單理解成是終點。這些只是在對有意義的活動追求過程中的副產物。「當自我實現被當作是一個終點、一個目標時，那麼自我實現是不可能達到的」。

積極與個人處境既有關，又無關。積極心理者在任何環境中都能選擇最適應的生存方式，並發揮最高潛能。它是個人把所有力量都調動到最佳而問心無愧的人生態度。例如，癌症患者和處於創作巔峰狀態的作家，雖然直面的境況如此不同，但在人生態度上可以一樣，都可以是積極的。只不過前者在與疾病抗爭中感受著生存勇氣，後者體驗創作巔峰而領悟到生命激情，其本質是一樣的。

積極心理學家並不主張把積極等同於成功，不是取得了顯赫的社會或經濟地位就是積極。因此社會菁英，如企業家、首富、名演員、體育明星等只是外在的積極。他們更強調人內在的積極——它是人的一種出色的心理素質和生活態度。更具體地說，積極指的是一個人所具有的出色綜合心理素質，包括相應的人生態度。這種素質使得他熱愛自己，熱愛他人，熱愛整個世界，並擁有著快樂和幸福。

積極也不等同於成功地完成某件事或某些事，或征服外部世界，更不認可超越了自身能力範圍的完美主義者。

積極也與財富無關。幸福者不一定是富人，窮人也可以是很快樂積極的。積極狀態者不一定擁有萬貫財富，但一定是幸福、快樂和樂觀的。

而且，積極的評價也有著時代的烙印：過去認定節儉、勤奮、貞潔、謙卑、忍讓等是積極品質，而現代社會則更注重創新、自主、主動、合作和外向等。

作為一個總原則，積極心理學強調個體要滿意地包容過去，幸福地感受當下，樂觀地善對未來。

❖積極情緒「拓延-構建」理論的啟示

積極心理學從關注人類疾病或弱點轉向關注人的優秀品質，有三層含義。

(1) 主觀層面上，研究積極的主觀體驗、幸福感和滿足（過去）、希望和樂觀主義（未來），以及快樂和幸福流（當下），包括它們的生理機制及如何獲得。

(2) 個人層面上，研究積極的個人特質：愛的能力、工作能力、勇氣、人際交往技巧、美感受力、毅力、寬容、創造性、關注未來、靈性、天賦和智慧等，並關注於這些品質的起源及其效果。

(3)群體層面上，研究公德，促使個體成為具有責任感、利他主義、有禮貌、寬容和有職業道德的公民的社會組織，包括健康家庭、和諧社區、理想學校、有社會責任感的媒體等。

心理學家瑞恩（Richard M. Ryan）等在比較內在與外在動機對個人行為的支配作用時，完善了自決理論。所謂內在動機，指源自內心的要做某件事的動力，並不是為了迎合外在需求（外在動機）。基此，他們認為人類有三種積極的基本需要：勝任需要、歸屬需要和自主需要。當這些需要得到滿足時，個人的幸福和社會的發展將是樂觀的。因為此時個體受內在激勵，能充分發揮積極潛能，努力應對各種挑戰。

弗雷德里克（Frederick Herzberg, 1998）提出積極情緒「拓延-建構」理論，認為某些看似不相干的積極情緒（哪怕是片刻的），如高興、興趣、滿足、自豪和愛等，都有拓延人們瞬間的知行之能力，並幫助構建和增強人們積極心理資源（如增強體能、智力、心理調節和社會協調性等），即促進了積極心理的產生，提升人們主觀幸福感；而消極情緒則消解了這一資源。此外，良好的社會氛圍、積極的人格特性（包括正性的利己特徵、與他人的和諧關係等），努力加以拓延，也都可以促進良性心身互動。特別是樂觀的個性特徵。換句話說，即使是片刻的積極情緒，經常加以拓展，都有助於積極個性的形成。

他還指出，雖然積極情緒帶給人們更多的是間接利益，但是能使人長時間（甚至終身）受益，增強人的心理社會適應性，提升個體主觀幸福感。且積極情緒不僅能對個人資源產生長期持續的效應，也能產生瀰漫性的溢出影響，如高興狀態時，往往在體力、思維、心理和社會適應等方面均表現出溢出性的積極效應；能經常體驗積極情緒者，相關的能力會被遺傳編碼，成為其個性特性的一部分。

在《癌症只是慢性病》中，筆者介紹過一個案例，女性，陰道口大陰唇患惡性黑色素瘤，局部切除術後腹股溝淋巴轉移，夫妻關係不佳。當時（二〇〇二年），醫生判斷她只有兩年壽限，她太絕望了，生不如死，想過自殺，但顧及女兒還小，為著女兒才活了下來。開始幾年，筆者一直和她多談女兒，激發她內心生存下去的積極動力。現在十三年過去了，一切不錯。她常說：「以前從來沒有體會到生活會這麼美好，現在吃得下，睡得著，體力也很好。母女倆的生活中（後來離異了）有做不完的事，用不完的勁，好像每日都很開心。」、「過去的事我再也不想了，現在天天想著怎麼把每日的生活安排得滿滿噹噹、舒舒服服的。」退休後的她又迷上了插花。近來，外甥也上小學了。她有一次告訴我說：「以前，自己天天忙於工作（她曾經是某學校財務處處長），對家庭也疏於照顧，家庭關係緊張，單位人事複雜，一切都是不順心的，這些年，自從離異後，重新學會了生活，也看了些靈修的書（她的文化層次頗高）。現在似乎都是令人賞心悅目的事，以前，一到家就怒氣衝天，一到單位就悶悶不樂，現在看什麼都很輕鬆，老同事說與以前的我相比較，完全換了個人似的。以前到家做飯，怨氣十足，現在做飯似乎是享受，看著女兒、女婿、外甥吃飯，心理很有成就感、滿足感。我真的換了個人。」

大難不死，可能促使她深刻反思了，也可能幫助她自我調動了積極心理。總之，這些變化，充分體現了積極情緒的「拓延-建構」理論——她通過小的快感的連續拓展，建構起了積極生活的個性特徵。

第七章

患了癌，先學會心靈自救

中國的癌症患者，有三分之一是死於心理休克或持續性的消極情緒困擾。

——筆者手記

積極心理學家泰勒（Ralph Winfred Tyler）等在對患了包括愛滋病、癌症等在內的重病患者進行追蹤研究時發現，有積極樂觀情緒者，症狀出現明顯延遲，生存時間明顯見長，表明情緒狀態顯著地影響著他們的生存時間及生存質量。這情況在中國的癌症患者中更為突出。廣東省抗癌協會一位腫瘤專家出身的領導曾經指出，在發達的珠江三角洲地區，因心理因素而死亡的腫瘤患者，高達約百分之五十。可見，患了癌，學會心靈自救至關重要，甚至，筆者根據三十多年癌症臨床經驗，提出「治癌先治『心』」。

❖ 三分之一癌症長在心上

幾年前《北京晨報》以「三分之一的癌症長在心上」為題，整版介紹了對筆者的相關採訪，闡述癌症發生、發展及致命結局與個性心理的密切關係。

其實，這並不是什麼新的發現，它早已成為民間的順口溜：「癌症患者，三分之一是治死的，三分之一是嚇死的，三分之一是該死的（指死於疾病本身）。」

再往前推，早在《黃帝內經》時代及古羅馬時期，癌與心理的關係已被學者們清晰地觀察到。此後，關於癌症與心理因素的關係研究文獻不斷出現。

近現代（十九世紀以降），這方面證據越來越多。研究癌症防範及治療康復時，癌症與心因的關係，是個繞不過的話題。就患者當事人而言，這更值得重視。

這個問題至少涉及五方面。

(1) 從發生學角度來看，癌症發病與心因關係如何？

(2) 知道自己已經或可能罹癌了，有何心理或情緒變化；如果是負面的，又當如何有效應對？

(3) 心因在癌症治療及康復中有何作用，據此如何做出相應調整？

(4) 癌症會對當事人的生活、心理等產生什麼樣的影響？

(5) 如何從患病及治療過程中吸取一些積極養分？

本節只是先分析第一個問題。

長期觀察中，我們發現癌症的發生，多少有心理因素存在。不過有些關係十分密切，有些關係一般，不是很明確就是很不明顯。

例如，部分癌症與心因及個性關係十分密切。如乳癌、胃癌、卵巢癌、胰臟癌、腎癌等；部分癌細胞類型（如黏液腺癌、神經內分泌癌、透明細胞癌、印戒細胞癌、某些肉瘤等）也常常對應於某些個性特點。

也有部分癌症，主要與代謝或炎症有關，如結直腸癌、膀胱癌、子宮頸癌等，以及一些遺傳性腫瘤，包括高齡老人中，往往很難分析心理或個性背景。

因此，並非所有癌症都有心因。癌症這個大家族中，只有一部分比較明確地與心因有關，還有部分其關係有待釐定。

我們早在多年前就已發現這一現象。在領銜主編《心身醫學》（2000）的大部著作時，筆者就給出了「心身相關性癌症」名稱，只涉及心身相關性癌症。

心因在癌症發生過程中，發揮兩種類型的作用。

慢性心理壓力：致癌的基本類型。

近年來，關於心理或個性致癌類型及機制，已有了相對明晰的認識——即它們通常不是作為直接致癌因素（即通常所說的「病因」）起作用，多數情況下是作為一類危險因子或誘因。某些心因或個性的長期存在，使當事人陷入了易於癌變的準病理狀態：誘導了癌變進程，或營造了適於癌變組織進展的微環境。

這其實是持續慢性壓力（chronic stress）的一大特殊類型。

近年來，癌症基礎研究的一大進展是揭示持續的慢性壓力在漫長的癌變過程中起著不可忽視的作用。這種慢性壓力可以是慢性炎症性的（如在肺癌、肝癌、胃癌中所見），也可以是長期代謝失常引發的毒素堆積所致（存在於部分結直腸癌、膀胱癌、前列腺癌患者中），亦可以是前期損傷誘發的不停頓的自我修復（見諸部分骨肉瘤、直腸／肛管癌及乳癌等患者中），同樣更可以是個性／壓力／情緒／心理障礙等心因所導致的（見於心身相關性癌症）。換句話說，心因致癌的一大機制，造就了持續性的慢性壓力狀態。

科學家揭示，心理因素也是主要壓力來源之一，可引起某種共性的機體反應，被稱為壓力症候群。持續的慢性壓力也有著類似的共性機體反應，但具體機制錯綜複雜得多了。這些機制很可能塑造了有利於癌細胞蛻變及進展的微環境。

誘導慢性壓力的心理因素有許多種類，既可以是持續的壓力緊張，又可以是經年的情緒起伏；既可以是素來急躁易怒，更可以是長期憂鬱；既可以是反覆挫折，也可以是個性剛烈或永不服輸。至少，城市女性癌症患者有著鮮明的職業分布特點，財務、中小學老師、辦公室的中低管理階層更易被癌盯上，則是有力佐證。

防範癌症發生（包括杜絕轉移復發），有效應對慢性心理壓力是重要的一環。

觸發作用：又一種心因致癌類型。

早在二十世紀五六十年代，國內十八個省市做過關於食道癌的聯合調查，發現約六成患者在發病前半年左右都經歷了劇烈的情緒刺激，因此斷定是情緒刺激導致了食道癌，這顯然是有點勉強的。因為現已洞悉，癌變是個慢性、持續的過程，多數要經歷數十年。國內外有關情緒刺激的資料很多。臨床也觀察到，約百分之四十的新患者和復發轉移者可清晰地記憶起此前三個月到兩年期間，有過的、令人不堪的精神刺激，其中半數集中在三到六個月，這顯然無法用慢性壓力來解釋。

在本書第二章，筆者以敘事方式，介紹了老馮的癌症發病經歷，提出其發病呈現出「同花順」現象。在其發病過程中，短期內一連串的心理刺激就是觸發因子（trigger factor）。

很顯然，腫瘤等許多慢性病的發生，不再是過去那種一因一果的線性關係，而表現為多因一果（或多果）的非線性方式。例如，研究表明，每個人身上都有癌基因問題（癌基因與抑癌基因是同一個基因，只是表達不同而已），沒有一個人的基因完全正常；我們同在藍天下，吸入這空氣，吃進那飲食，能說完全健康嗎？不太可能。伴隨著衰老與代謝，總有廢物產生並不斷堆積，羅列一下，癌症危險因子中誰都有了三五項，如果你再日夜顛倒、飲食再不注意，情緒又出大的波動，所有這些疊加在一起，湊齊了「同花順」，促使癌細胞加速進展，進入病理發展的「快車道」。其實，老馮在去北京之前，多年的膽囊炎可能就已潛伏著局灶性的癌前病變，但如果沒有後面一連串事件的強烈且持續壓力，這潛在的病變也許會優哉游哉地止步於癌前的局灶性病變，而不會啟動進展進程。也許，還可能永遠停步於此（就像一些事後回顧性研究所揭示的那樣）。此時的強烈心理刺激，就成了觸發病理快速進程的觸發因子，也成就了導致癌症形成的、「同花順」的最後一張牌。

其實，回過頭來看看，非感染性慢性病的發病，幾乎都是如此——非線性的、多因一果（或多果）的，湊齊了就成為橫掃一切的「同花順」（包括癌症）。而心因則在此中可以起到啟動其快速進展的作用。

這就帶來一個關鍵問題：如何防範其觸發作用？就像是防控一樣。前面章節有所涉及，但問題太大，只能容以後專書探討。

❖ 恐癌之害，關鍵在於恐懼本身

美國前總統羅斯福（Franklin Delano Roosevelt）曾就席捲全球的二十世紀三〇年代經濟危機引發的極大恐慌說：「真正讓我們感到恐懼的只是恐懼本身。」的確如此，恐懼，往往並不在於外部的恐怖事件，而只在於恐懼本身。對癌症的恐懼，更是如此。

長期以來，在國人的心目中，「癌症」二字已與死亡畫上了等號，甚至比死亡更可怕。因為在確診癌症之後，每一寸光陰都像是生命的倒數計時，這段日子充滿了恐懼和絕望，放療、化療、手術，各種高昂的治療費用，又令很多家庭因病致貧、因病返貧，人財兩空。

二〇〇四年年底，長沙某地發生了一件事，剛退休的某中學某老師，因為頭暈得厲害，去找一位已成為主任醫生的中學同學諮詢，主任醫生仔細聽了他的述說，並做了初步檢查，然後，比較嚴肅地告訴他，有可能是腦瘤，是原發的還是轉移的目前說不準。希望他明天下午來做一個核磁共振檢查，確診或排除一下。他是自己騎自行車去醫院的，聽了這消息後，再醒來時，已躺在家裡的床上，也不知道怎麼回去的。第二天下午，他沒法起床了，自然也沒去醫院，根本去不了。到第二天後半夜，他死了。你說這個人死於腫瘤嗎？顯然不是，是心理休克。

早在二十世紀八〇年代，石家莊就有一位張姓的處級幹部，因為血液檢查發現「火箭電泳」（當時檢測肝癌的指標，類似於今天的甲胎蛋白）數值高，被護士直接告知：「你可能患了肝癌。」也是當場暈倒，第二天晚上也死了。他死後醫院才發現，「火箭電泳」高的不是他，而是另一位張姓男士。他卻因為得知錯誤消息，「罹癌」死了。

前有述及，印度老嫗因為獲悉老伴死了，很快地也機能衰竭而去。機制類同，都源自心因。一個是澈底失去了生存動力（老伴走了），一個是急性心理休克。

早年，有個經典的心理學動物實驗，將野生老鼠置於裝滿水的木桶中，老鼠沒法爬出。然後分成兩組，一組老鼠任其掙扎；一組頸項部用夾子夾緊，使它動彈不得。結果，可掙扎的，活得很長；不能掙扎的，很快都死了。設計者解釋說，儘管處在同樣狀態（水中），能掙扎的老鼠心存希望，拚命掙扎，故生命延續時間長；沒法掙扎的，四肢動兩下很快就不再動了，喪失生存信心，遂一兩個小時後便心跳停止，死了。可見，動物都是如此：「哀莫大於心死。」

更常見、且反覆發生的是因為得知罹癌而自盡的。某醫院十八樓腫瘤病房區，一天內接連四位跳樓自殺，都是獲悉或確信自己得了癌症。

因此，恐懼往往是源自於恐懼本身。如何破解困局？首先需破除誤解。

的確，由於治療手段和療效有限，加上人們對癌症認識的遲滯，使得原本診斷為癌症卻演變成嚴重的精神疾患：恐懼、孤獨、絕望。加之中國幾千年來對疾病「諱莫如深」的社會心理，更加劇了這種身體病變的精神性傷害。一想到癌症，幾乎所有人都不由自主地聯想起一幅淒涼畫面。以至於很多患者並非死於癌，而是被強烈的、對癌症之恐懼感所擊垮，觸發了死亡進程。

恐癌，已成為社會公共消極心理中最常見的一種。

可是，這些對癌症的、根深蒂固的認識並不正確，或者說是過了時的陳腐觀點。中國人對癌的恐懼和誤解太深、太久，是到了消除誤解之時了，是將人們從對癌的恐懼中解放出來的時候了。中國需要一場癌症認識革命。

本書第一、第二章介紹的，對癌症的顛覆性新認識，也許能為人們一掃陰霾。

對癌症恐懼的消解，只能借助正確的認識及對策。就像羅斯福當時處理美國經濟危機一樣。關於癌症新共識的形成，為消解恐懼提供了強大的思想武器。

其實，癌症，就是人類的一種新常態。罹癌，將是中老年人再常見不過的現象。人類對於癌症，已進入「博弈」階段。與癌的博弈，已成效初現。以前之所以恐懼，是因為不了解，不了解導致了過激處置（盲目地濫殺無辜）；不僅沒有效果，還加重了痛苦，更激化了恐懼。

記住，很多癌症並不威脅生命。美國人患了癌，平均可以活十年左右，且生存質量還可以。很多長壽的名人，如宋美齡、邵逸夫等，都曾經是癌症患者。因此，從容一些，多了解一些癌症特點，以更積極的態度應對，恐懼自然可以消解。

特別是那些已渡過了治療期，安然生存了多年的老患者，更應該走出陰影，不要陷入自我設置的癌症牢籠中。學會告別癌症，更陽光地生活。

筆者在臨床中感受到，很多患病多年的癌症患者，其實還是有這道檻需要過的。人們需學會面對慢性病——癌症，跨過去。須知，沒有過不了的坎，只有趴下了的人。

❖木桶短板理論：癌症患者先救心

管理學有個「短板」理論——木桶能裝多少水，並不取決於最長的板，而是最短的板。生命也同樣。臨床觀察顯示，癌症患者的短板，就是他的精神與心理狀態。他能活多長，很可能就取決於他這方面的狀態。

另一方面，精神心理是目前人們唯一能夠修復的短板。

在腫瘤患者康復的過程中，儘管各種療法都重要——手術、放化療、中醫藥、標靶、微創等都有相應意義，但為什麼同一種病（甚至病理及分期都相同）在不同人身上的結果完全不一樣？當然，造成差異的因素很多，可能是癌細胞的生物學特徵不一，可能是對該患者的病理認識欠準確，更可能是診斷時有所疏忽，原因不一。這些，大都屬於目前人類力有未逮的範圍，尚屬不可控制因素。

其中，唯一可以自控（或說可自控且可影響生存）的重要因素，就是個人的精神心理，包括認知、個性、情緒等。我們把它稱為腫瘤康復中的「短板」。

這有兩層意思：

(1) 心理障礙這塊「短板」，是經醫患多方努力後可以避免或改善的。

(2) 這個短板改善後，每每可以創造生命及生存的奇蹟。

筆者臨床以診療胰臟癌為優勢，此癌惡性度公認最甚。但我們診療了近二千例，成功比率很高，很多都是晚期伴隨多發轉移的，且無論是胰臟癌，還是賈伯斯（Steve Jobs）患的神經內分泌瘤肝轉移，都有奇蹟存在。有的還被《健康報》和《人民日報》樹為典型。究其背後，盡快修復其心理短板是唯一共性。因此，癌症患者先救心是關鍵，常能明顯提升生存率和生存時間，改善生存質量。

人們總以為人類是理性的。但現代研究非常明確：人類都是非理性的。尤其在危難時，應對方式幾乎都是非理性的。

癌症患者先救心，涉及醫患雙方。而且，當事人自己往往更重要。心病還要心藥醫。自我心理救贖，可以從深入了解病情真相，破除似是而非的誤解，尋找類似榜樣，請求過來人幫助，請求專業指點等多環節切入。

二十世紀八〇年代某市的副市長，現已八十八歲高齡了，三年前來找我。原來，幹部例行體檢時發現ＰＳＡ（反應前列腺癌的指標）明顯升高，但沒有任何症狀。這三五個月來，他陷入了無止境的困惑與焦灼狀態。給他檢查的醫生分成兩派：一派力主立即手術，做穿刺先確認，再盡快手術，強調早治比晚治好。另一派主張沒有任何不適，觀察是最聰明的。家裡也形成兩派：伴侶堅決反對傷筋動骨的創傷性診治；子女則天天勸其盡快治療。老市長因此而惶恐、不安、疑慮，不知道後果怎樣。焦躁不安中體重明顯下降。主張手術一派開始占上風，說：「看，症狀出現了（消瘦），再不抓緊時間更危險。」他心裡排斥手術，但又恐懼著。因此，在一位患癌已康復了的老部下的陪同下，要找我聊聊。老市長拐彎抹角地問了很多問題，但就是不提癌症。因為我事先得知一些情況，故也沒有直接回答他的問題，卻和他談了韓啟德院士最新發布的論文新觀點：直接談到高齡男性前列腺指標升高是常態（百分之八十），非常普遍。甚至在二十多歲的年輕人中，健康檢查結果也發現有近百分之十的人患有「前列腺癌」。而後又告訴他：近幾年來國外新思潮——需重新評估癌症。特別對高齡前列腺癌患者，新觀點不主張動不動就手術。正好我桌上有相關資料，當時就給他看了。看完後他輕鬆地說：「我明白了。」來時愁容滿面，走時笑嘻嘻地說：「你真會勸說，不正面解釋，不直接切入話題，卻讓我想得很明白。」

此老領導的自我救贖，就是從請求專業醫生指點，了解病情真相，破除誤解、誤見開始的。當然，這個專業人士的尋求很講究，最好能夠接點地氣（不是書生氣十足，只會背數據者，此等專家有時反而害人，因為不察患者心理需求），且了解國內國際相關領域最新動態。否則，囿於陳舊觀點，往往事與願違。

考慮到腫瘤患者有強烈的、尋找類似病情的患者為榜樣，請求過來者幫助之需求，筆者倡導建立了以癌症患者交友為主題的互聯網「青稞網」平台。該平台有數以幾千計康復了的癌症患者，也許很容易找到類似患友，大家交流交流。

❖患者需要的，首先是安全感重建

確診癌症後，幾乎所有的人都會出現或顯或隱的心理巨變，對於千奇百怪的心理波瀾，觀察者們做出了各種描述：從憤怒、恐懼、失態、失控、發火、鬱悶、不語，到痛哭、焦慮、怨恨、自責、指責、悔不該等形形色色，不下數十種。

著名心理學家榮格（Carl Gustav Jung）認為，大多數心理偏差的形成，一般可歸結為某些「原型」沒得到很好發展，受阻所致。稍後，知名心理學家李曼寫了《恐懼的原型》一書，把各種主要的人格偏差歸結為四種原型。因此，了解「原型」，常是破譯紛繁心理現象背後的「核心」。

在對數萬例患者的貼近式觀察分析中，我們發現懷疑或確診為癌症患者，他最初一段時間心理反應的「原型」是「安全感」的驟然缺失。幾乎所有表現、核心因子就是安全感缺失，而且是「驟然」、「澈底」地缺失。例如，伴隨著衰老，老年人的安全感也會缺失，但只是慢慢地，絕不是驟然發生的，也不是澈底的。一些嚴重慢性病患者（如大面積心肌梗死）急性發作，如意識清醒，也會一度出現類似情況，但要麼生命結束了，要麼伴隨著搶救成功，轉為安全感的部分缺失。而不像癌症患者「驟然」、「澈底」缺失。這的確是癌症患者獨有的情緒變化「原型」，此時，儘管表現因人而異，千姿百態，但核心要素則一致：「安全感」缺失。

著名心理學家馬斯洛（Abraham Harold Maslow）的需求層次理論中，生理需求是人類維持自身生存的最基本要求，一般人都能滿足。吃喝拉撒睡得到滿足後，接著就是「安全感」。按照馬斯洛的說法：人們需要遠離痛苦和恐懼，需要有規律地生活以感到世界是井然有序的；當安全需求未能得到相應滿足時，它會對個體發揮支配作用，使行為的目標全部指向安全。可以理解，處於安全感缺失狀態下的人，其一切行為表現都可能只是因此而衍生，並為重獲安全而展開的。

馬斯洛指出：「就安全的需求而言，我們有充足的資料來探討。恐懼、害怕、焦慮、緊張、擔心、不安等，都是安全需求受到挫折的後果。同類的臨床觀察清楚地顯示了安全需要滿足的相應效果，如具有安寧感、焦慮以及緊張的消失、對未來充滿信心、感到安全等。」當然，他也承認：同為安全感缺失，表現可以大相逕庭，它帶上了明顯個體性格、經歷等的烙印，「無論怎樣描述，惶惶不可終日的人與感覺安全的人之間有著性格上的差異」。

在長期臨床觀察中，親歷罹癌後的各式各樣離奇表現，仔細梳理，似乎都可以（也是只可以）用安全感的驟然缺失為「原型」進行分析。包括許多患者或家屬想盡方法，蠍毒蛆蛹、蜈蚣斑蝥都願試，抓鬮拜佛都不放，其體現的深層次是安全感驟失的慌張中，抓住的也許就是「救命稻草」的不理性思維。

安全感重建，醫生、患者、家屬、朋友都很重要。但最關鍵的是當事人自己。他人沒法代替你攻克艱難，度過安全感缺失之難關。

對於醫生來說，應該時時把促使患者重建安全感放在第一位，即使是暫時性、安慰性的，也很能起作用。因為泰勒等積極心理學家研究表明：即便是對未來不現實的樂觀信念，也能使個體免於諸如癌症等重病的致命危害。

一個真實案例令筆者感懷：某中年女性，早年母親死於乳癌，十五年後她發現自己也患了乳癌，便移居加拿大。多倫多醫生初診完畢時，笑嘻嘻地對她說：「女士，祝賀你。」她不解：「我罹癌，為什麼還要祝賀我？」對方和藹地解釋：「因為你得的是後果最好的一種癌。」她頓時如釋重負。多年後她回憶說，當時場景歷歷在目。其實，她得的癌與她母親完全一樣：浸潤性導管癌。中國醫生很少會這麼說，但這位令人尊敬的加拿大同仁，卻用充滿人文味的「臨床告知」技巧，消解了患者的恐懼，有效地重建了她的安全感。

筆者在十餘年前主編《現代中醫腫瘤學》規劃教材時，基於小樣本研究，提出腫瘤告知的適當原則：在適當時候（一般是三個月左右），以適當方式（根據患者的文化水準及個性特點），告知適當部分（如晚期的，某些轉移實情就不一定全盤托出）。筆者在哈爾濱醫學人文學會議演講時，進一步闡述這觀點，強調關鍵是稀釋負面信息，讓患者有個心理準備期，有助於患者重獲安全感。中華醫學會醫學倫理學分會於二〇〇八年推出《腫瘤患者告知與同意的指導原則》，基本精神如出一轍。可見，醫生可以從如何「告知」切入，幫助患者重建安全感。

重建安全感過程中，家屬作用非常重要。臨床上，每見家屬陪同來就診述說症狀時，有意識誇大，以求引起醫生特別重視，特別是女性家屬。其實，言者無意，聽者有心。對患者本人來說，這對他的安全感無疑是一種摧毀，而不是重建。

朋友親屬等也有或強或弱的作用。有位曾任領導的患者事後回憶說：他生病了，人們絡繹不絕地來看望，都帶來鮮花，床腳邊放滿了鮮花。當時他潛意識裡就感到像開追悼會，自己躺在鮮花叢中。然而，讓他更難以接受的是：「來看望的同事和部下幾乎都是同樣的話，『你不用擔心啊！會好的，放心點！想吃什麼就吃什麼……』我知道他們說的都是安慰性的假話。但想吃什麼就吃什麼，卻讓我想入非非，潛台詞也許就是說，你將不久於人世了，還是抓緊最後機會享受吧……。」

當然，安全感重建的主體是患者本人，本人重建的方法很多。

前面談到的心理自救都有用。較直接而更可取的是尋找和自己病情相似且心態積極者，經常主動尋求支持。

十幾年前，有位乳癌患者的案例，讓我豁然開悟。她憂鬱、恐懼、敏感，情緒很差，很長時間沒法徹底改善。有一次，我又開導她。她卻說：「教授您給我說的，我全都聽進去了。回去一段時間內不錯。但幾天後，當我靜下心來時，自然而然地消極情緒占據主導。有時會想：您站在岸邊，我處於水深火熱之中，醫生朋友都可以輕巧地說，但孤獨時我自己絲毫沒有安全感，感到自己很快不行了。這時候，多想有個人幫幫我，拉我一把……。」當時，這真切的述說真的震驚了我，對啊，誰都是這樣的。她不可能找我聊，為什麼不幫她搭搭線，找些康復了且熱心的乳癌患友和她交朋友、經常幫幫她。於是，我很快牽了線，幫她與幾位乳癌患者建立了聯繫。這還真的救了她一命。最初，她一有困惑、恐懼、迷茫，就會主動與她們聯繫。此後，她又熱衷於幫助她人。這後來成為我們一項制度性安排，當然，前提是患者本人有這個強烈意願。

其實，多閱讀一些正能量的腫瘤科普書（包括我的著作等），也有助於自救。有太多的患友告訴我，說枕邊放了《癌症只是慢性病》、《別讓癌症盯上你》、《生了癌，怎麼辦》等，一有恐懼，便經常翻閱，每每能夠寧神定志，驅趕恐懼，甚至可以促使自己入睡。

再如，積極參與社團活動，特別是民生健康家園、癌友協會、康復樂園等，也有幫助。對此，將在後文中具體涉及。

❖ 自救：先從愛自己，尊重自己開始

西方有句古諺語：上帝只拯救可愛與自愛的人。自救，應該從自愛開始。

二〇一四年年底，我在某省城巡診遇一患者。她排到候診時，我冷眼觀察，覺得她滿臉陰沉，充滿憤懣怨氣。與圓桌診療中其他患者笑嘻嘻地、特別是老患者間高興地握手，說明年再見的氛圍完全不合。輪到她了，她給我的第一句話，居然是憤憤不平地說：「我其實不想活了，我想死，我只是為了爸媽還活著……。」她年齡應該接近六十歲了。當時，我愣了一愣。了解她的職業，是省人民醫院的兒科主任醫生。從她的憤懣中，我覺察到她糾結的內心特點。便從著說：「你既然不想活，誰也救不了你。別跟我公開討論想不想活。你有意願來找我，證明你說的不是真話。你充

滿怨恨，這樣說，只是一種無奈、憤恨，並夾雜著恐懼。其實，你心裡很想活，所以，你才會等很久（她為了看診，等了半個多月）求我幫助。只不過你對自己、對現狀太失望了，才違心地表現滿不在乎的樣子……。」我說著說著，她眼淚滾了出來，後來居然失態地大哭起來，並開始了控訴……。

原來，她早有成就，四十多歲就升為主任醫生。她事業心特別強，控制慾也強，一直埋怨老公不爭氣，因為老公地位比她低多了。她忙於工作，故對老公嚴加管控。想不到，老公受不了她，在外偷情，有了「小三」，幾年前居然主動與她離婚，對她打擊甚大。問詢中得知她對兒子也要求苛刻，兒子成年結婚後疏遠了她，很少聯繫（事後了解：她做科主任多年，下面人恨她又懼她，人際關係緊張）。

她沒有意識到自己的不足，反而覺得自己很好，對這個家費盡了心血，其他人都虧欠她。她唯一覺得有點歉疚的是：父母親都健在，還沒忘父母的養育之恩，故才有為了父母而活的氣話。

其實，她只是乳癌有淋巴轉移而已，病情遠沒有到不治地步。只不過她長期活在自以為成功的虛幻中，沒有顧及生活的其他方面，更由於十足的怨氣和緊張的氛圍，接連的挫折，再加上癌症的打擊，讓她一下子失去了本我。

我當時就說了：「你這個病，並不重。」席間其他患者也七嘴八舌地勸開了。有的說，「我也是乳癌晚期，而且肺轉移、骨轉移，都十幾年了，你看，我現在多好。」還有人說，「我是肝癌晚期，你這算什麼……。」大家一片誠意的勸說，讓她眉頭舒展了。她說：「其實我真的不想死，不僅是為了父母，也為了自己。我就這樣死了，人們會笑話我的。只不過得知自己患了癌，且有轉移，我情緒壞到了極點，一個月來沒有合過眼，腦袋一團糨糊，生活一片黑暗。我怎麼這麼失敗。」

筆者乘勢分析說：「你的病，其實並不重，各位現身說法你也聽到了。你之所以生癌，自己有一定責任，你是一個事業心太強而不太懂得生活的人，更不太懂得張弛結合；長期高度緊張或壓抑的氛圍，不生病才怪。痛定思痛，你想想自己。猶太人有個生活智慧：愛就像手裡捧著一堆沙，捏得越緊，沙子漏得越多，所以要學會適當鬆一鬆。你首先要學會愛自己。不會珍愛自己的人，拚命工作什麼都忘了，一心只想著事業和自己的成功能行嗎？只有愛自己，才能輻射到愛他人，包括父母、子女、老公。只是管控，認為就是成功、就是對家庭的貢獻，但老公、子女可不是這樣想的。所以說，家庭這些事件，你自己不能說沒有責任；兒子也一樣，兒子有他自己頭頂藍天，你覆蓋不了。」

我分析時，她停止了哭泣。一番話後，她臉色大有改善，開始舒展了，擦著淚和我說：「我以前從來沒往這方面想過，我只是覺得他們負了我。沒想到自己的確也有值得檢討之處……。」並表示自己一定要好好活下去，且與在場的幾位乳癌患者交換了聯繫方式，希望更多地得到她們的幫助。

我最後與她分析說：「你現在最糟糕的不是癌症，而是你的心態和生活態度。不珍愛自己的人，既不是一個可愛的人，也不會被別人愛。這是至理名言。」

的確，筆者堅信：要自救，首先學會愛自己，然後才能把愛輻射到親人朋友；能量更強的，輻射到周遭，甚至是博愛，普及天下。那才是人生真正的意義。

作為後話，該醫生離開我時，在門外與我的女助手深談了很久，心扉完全敞開，表示一定積極陽光地活下去。現在半年多過去了，她一切很好。

❖善於及時自我激勵和「獎賞」

癌症（特別是中晚期）患者安全感缺失明顯，情緒極不穩定，一點小事極易引發波動，且「屋漏偏逢連夜雨」，這時他獲悉的往往都是負面消息。怎麼辦？此時醫生及家屬應善於捕捉苗頭，及時給予激勵。而患者本人則應該逐步學會自我獎勵。這是重建安全感的主要途徑之一。

幾年前，某位央企高管，偶爾體檢，確診晚期胰臟癌肝轉移，初期沒有症狀，他心存僥倖，希望是誤診。但不久後出現黃疸，聽說黃疸出現意味著壽限只有兩三個月了。「無情的事實」讓他一下子墜入萬丈深淵，情緒極差。這時，其他治療措施也不能用（因為肝損）。筆者當著他面與其妻約定，努力爭取，希望一週左右後能讓黃疸有所消退，他們只需觀察小便顏色及膚色即可自知。同時想盡中西醫方法，包括加強藥物利黃及灌腸等。而當著他面說，就是希望他能接受暗示。

果真，綜合治療三到五天後小便有所變清，一週後黃疸明顯改善，筆者建議及時上了一次小劑量化療。與此同時，筆者又給他暗喻了紅軍搶占瀘定橋事件，敵我雙方誰爭取主動，誰就占得先機……他一點就通，澈底明白了。還有希望，就看怎麼努力了。故態度從消極怨恨轉為積極配合。再治一個療程，指標開始下降，肝功能基本穩定，他看到了希望。我們在充分肯定成績的同時，建議他有思想準備，如出現一些周折是正常的。他也學會了把治療中出現的反應或反覆看成是獲勝所須經歷的過程或付出的代價，而不只是消極地感受痛苦和埋怨。因此態度越來越積極，效果也非常好。幾次化療加上大劑量中醫藥治療後，他肝內轉移基本控制，我們則讓他直接對照著ＣＴ片看（轉移灶ＣＴ上有明顯陰影），並告訴他已進入「抗戰的一九四二年」（轉折年），他更是信心倍增，積極配合……他已存活了多年。

明清時治虛勞（類似於肺結核）而享譽醫界的綺石曾指出：需患者「自訟自克，自悟自解，然後醫者得以盡其長」。那時的肺結核類似於今天的晚期癌，也屬「不治」之症。綺石的這段至理名言值得推崇。的確，心理學研究表示：以不同態度接受同一事物，當事人的感受和結果常大相逕庭。積極態度，有正性期盼感，他會把痛苦看成是磨煉和必須支付的代價，他會努力期盼成功，皮格馬利翁效應（Pygmalion Effect）也就更容易出現，當然這大大地有助於患者康復。如果皺著眉頭、消極等待，認為疾病及治療只是種折磨。或者天天唉聲嘆氣，悲觀失望，那麼可以預料，各種治療一定產生遞減效應，不是遞加的正能量。而怎麼創造遞加效應，醫生應在給予治療的同時，讓其「自訟自克，自悟自解」，學會及時自我激勵與獎賞，推動心身良性互動，充分調動自身潛在（康復）動力機制。這是屢試不爽的技巧。

❖ 不斷給自己加油，輸入正能量

一般心理危機和癌症患者的心理危機不一樣：一般心理危機隨著經歷遠去，情景消解，會逐漸被遺忘，慢慢淡化。除非再次陷入同樣情景喚醒他。癌症心理危機卻不一樣，危機誘因是內源性的，患者的情緒障礙隨時隨地會被激發，甚至許多患者心緒寧靜下來，獨自一人時就自然想到「我生了癌」、「我將不久於人世」，所以，消解非常緩慢，誘因甚至終身存在。

臨床上我們發現很多康復得很好的患者，一定要隔三岔五地找你聊聊，聽聽你對他刻下狀態的評價，並不在乎是否開方用藥。只是為了一種安全感的需要，或撫平一些心緒。我把這稱為「加油站原則」。其實，患者潛意識裡正性的心理康復動能和負性的恐癌情結始終在相互抗爭著，正性的常被漸漸削弱；負性的時不時春風吹又生。「加油站原則」就示要求我們定期回訪，患者有這種需求，就要給他一些支持，哪怕一個笑容，一個號脈，一個握手，一句話——你很好。都是強而有力的心理支持。我們創辦了「青稞網」，就是為了腫瘤患者隨時能夠得到醫患（或患友間）的相互支持。當然，這個支持須是正性的。我們發現一個明確事實，同病區（同病房）出院後常聯繫的患者，有一個人出了問題，三五個月內其他幾個都會先後出問題。這就是心理感染現象。故需強調正性心理支持。「加油站原則」就是主張對腫瘤患者的心理支持應是持之以恆的。

有個著名女作家，身患肺癌五年多了，開始時非常恐懼，一度不想見任何人。經筆者不斷激勵，包括與我們牽線的其他患者交流，逐漸走出陰影。但她每隔三到五個月一定要找個理由千里迢迢來見我一次，目的不為其他，就為獲取正能量。對此我非常理解。見面時我從來不主動和她談癌症問題，每次總是嘉獎她：「氣色越來越好」，「人越來越有精神」……她每次總是滿意而歸，並有了新的康復目標。她生癌兩年後創作的題材被拍成了電視連續劇，在中央電視台熱播，收視率很高。現在她又瞄準了新的題材，努力投入新的創作之中。

腫瘤康復過程中不斷給自己加油，輸入正能量，方法及成功案例太多太多。

筆者有個老患者是福建的房產商，二〇〇四年患的晚期肝癌。他病情稍穩定，便一方面借中醫藥鞏固，另一方面周遊各地，借旅遊陶冶情性，擺脫恐懼。他為了抗癌，在上海買了房，家搬到了上海。剛開始一兩週診療空閒時，就到近處走走；兩年後開始計劃走遍中國。那時候，他已無須湯劑了，我們幫助他製成丸藥和片劑。他說他要彌補以前幾十年拚命工作對自己的虧欠。近五年，他又開始周遊世界。十一年間，他走遍了《中國地理》雜誌推薦的國內值得去的近三百個地方，足跡遍及全球五大洲、五十多個國家，北極、南極等角落都去了。他每次隻身一人，帶上相機；一路走，一路吃藥（針對他調製的丸藥與片劑）康復，一路欣賞感受，一路吸收正能量，一路留影，自攝的世界集錦照片壘起來有好幾米高，他把這看成是自己全新的生活；並每隔三四個月找我換換方，戲說這是「加油站」、「修車廠」。就這樣，他既陶冶了情性，又不斷地從自然界吸取能量，康復良好，並真正享受著生活。

廣東女患者黃某，臨近退休時查出惡性腫瘤，也一度沮喪、恐懼。她自我激勵的方法是進入老年大學，老有所學，學會了鋼筆畫，並迷上了鋼筆畫寫生。二〇一四年年底，她送給我一本自己複印裝訂的《鋼筆畫習作集》，彙集了幾十幅她的習作。並頗為驕傲地告訴我，她爭取畫得更多、更好，正正規規出一本作品集。這是她的成績，也是她享受生活、促進康復的動力。

其實，人都需不斷地給自己加油，輸入正能量。對腫瘤患者來說，這尤其有意義。且方式、方法很多，不拘一格，善於把握利用，都可成為生活動力和康復源泉。

❖ 學會自我轉移聚焦焦點

歷史上「移情療法」是被《黃帝內經》所強調的，精神分析學派更把它視為治療的重要環節之一。由於癌症患者因思慮焦點就只是癌，不從這一點轉移而出，要想自救，勉為其難。自我（或在他人幫助下）能否轉移聚焦焦點，就成了決定其情緒及心理狀態的關鍵之一。因此，要學會「移情易性」。

二十世紀八〇年代末筆者在主編的《心身醫學概論》中，介紹了一親診案例：某婦，與夫相愛甚篤。夫死於非命，其痛不欲生。終日凝視居室中夫之遺像，抱夫骨灰盒哭泣。常徹夜不眠，飲食不進，時呼心胸悶痛，歷兩月餘，骨瘦如柴。慰藉勸導無效，日進湯藥數十劑罔功。遂勸其子強制母親去鄉下老家暫時居住一段時間，須好生侍候，設法分心恬情，並將骨灰盒移走下葬，家中擺設都重新作調整。在鄉下居住月餘後，情緒稍穩，接回家中，初有嗔怪之語，不久便習慣如常，絕少再有悲哭不止、徹夜難眠之事，也很少再提及亡夫。一段時間後恢復如初。此雖非癌症患者，卻也因為喪親之痛，難以走出陰影，借移情以改善。

筆者在《癌症只是慢性病》中記載了一例江西病案，很有借鑑意義。筆者在井岡山開會，一位乳癌患者求治，幾個月來她一直感到傷口側胸痛得厲害。檢查卻沒有發現陽性徵兆，就只是痛，很擔心。筆者號脈後詳細了解情況，心裡判斷她是神經性疼痛，便隨意說了一句：「你現在又不痛？」她說：「是啊，看到您，我就不痛了。」筆者回答說，沒有任何問題，肯定不是器質性病變，更不是癌症轉移，最多只是條件反射，並以很肯定的口吻告訴她：「你以後也不會痛了。」她興高采烈地退下了，此事筆者也就忘了。

到了年底，筆者巡診時，她也來了，但筆者沒認出她。輪到她時，她告訴筆者：「何教授，真神奇，自八月分看了您以後，您的一句話讓我這四個多月來一次都沒痛過，完全好了。」接著，把她的神奇變化大聲告訴了在場所在患者，大家都嘖嘖稱奇。其實，這就是「暗示」與「移情」起到的作用。

以蘭花草著稱的康復者於女士，是一位卵巢癌肝轉移的晚期患者。她的事蹟通過她自己寫的自傳體回憶錄《活著，努力地綻放》（遼寧教育出版社出版），告訴大家並鼓舞了眾多姐妹。二〇〇九年，因嚴重腹水，她被確診為卵巢癌肝轉移。當時，大連醫生沒法手術，由北京協和醫院頂級婦科腫瘤專家做了姑息性卵巢切除。但肝轉移灶沒法手術，只能化療，幾次化療後，指標沒有降，反而飆升，且肝內腫塊沒法控制。西醫已束手無策。專赴上海求救。我當時給她一個建議：既然西醫療法已黔驢技窮，索性拋棄這些，什麼也別查了，專心中醫藥治療，並努力完成你一直想做的事情。她接受了，選擇了寫回憶錄。當時估計自己沒法寫完，向朋友交代了故事脈絡，準備請她幫助續完。那段時間，除了中醫藥治療，就是寫書，什麼也不管了。近一年後，書寫完就出版了，想起來應該去檢查了，忐忑不安中拿到報告單，指標居然正常了，驚喜的她和孩子痛快地擁抱在一起，痛哭起來。而且，進一步影像學檢查，肝內轉移灶也控制住了（現已消失）。二〇一四年底，我在大連參加了她的慶生家宴，一家其樂融融，甚是喜慶。

更為驚喜的是，我得知她第二本書也馬上要面市了。奇蹟就是在她的移情易性、全身心地專注於寫書，「遺忘」了自己仍是個晚期癌症患者的過程中，實現了。

我的另一位癌友，山東臨沂漢子張翼，晚期腸癌全腹部轉移，被判定為最多只有六十天壽限，試過自殺，老天爺卻救了他（自殺未遂）。遂開始以微刻止痛（轉移注意力有一定的止痛功效）。沒想到，微刻不僅讓他劇烈疼痛逐步緩解，居然連腫塊也小了，肚子也軟了（證明癌症控制住了），而這時候，他也完全沒接受西醫治療了。他是一九九八年患的病，現在已經整整十七年了。歪打正著，他也成了著名的微刻專家，並以此為終身事業，事業紅紅火火，發展得很好。中央電視台科技頻道邀請我和他做了一檔訪談節目，獲得廣大回響。為了確鑿起見，節目播出前既調了他的原始檔案，又帶他到北京某大醫院做了個嚴格的全身檢查，確定的確已經痊癒。

可見，學會自我轉移聚焦焦點，把焦點移至其他更令自己感興趣、同時又更有意義的事情上，以自然消解對癌的恐懼與不安，對患者的自救，意義積極。

❖ 及時適度調整期望目標

癌症患者之所以心理危機持續加重，往往與過高的自我期望值相關聯。許多患者一心想徹底治癒，徹底解決問題。不現實的期盼與不夠理想的療效現實，導致或加重了焦慮與失望，更可誘發心理休克。對此，應以充分事實告之患者，現在包括癌症在內的慢性病治療目的與標準，已從過去的強調「治癒」，轉向更現實的「呵護」，有效控制或基本控制其發展，生存質量尚可，也算是種很令人滿意的結果。而目標的適當調整，對他們心理自救，極其關鍵。

研究表示：希望是生存動力之源，也是消解人們心理危機的核心所在。臨床上，癌症患者（特別是那些中晚期患者）應學會隨時調整目標，適當調低期望值，最好能夠設置一些近期的最低目標，這個近期最低目標是努力一下可以實現的。比如，對於有骨轉移疼痛者，先爭取解決疼痛問題；並發感染者，先爭取控制感染。有了可實現的短期目標，就可激發自我生存下去的動力，創造奇蹟。

但千萬別設置一些虛幻的目標（如某某癌胚指標怎麼降、降多少），更不能定得太高。期望值越高，越難實現，挫折感越強，陷入泥淖而不斷沉淪。

二〇一四年三月福建長樂的林老先生又一次找我複診了。看病前又是感謝，又是握手，又送賀信，賀信內容密密麻麻。他耳朵背，聲音特別大。「教授，」他說，「奇蹟發生了。」並告訴我他「和軍區總醫院醫生吵了一架」。我說：「發生奇蹟為什麼爭吵呢？」他說開了，他是二〇一二年四月初診的，當時右肝腫塊非常明確，但因為年紀大了（七十四歲），子女都在海外，就不想手術，也不想做介入等治療。一開始家人怕他恐懼，沒有告訴他實情，只是陪同他來找我，騙他是酒精性肝硬化，需要中藥治療。為此，他戒酒了。治療後不久便感到吃得下，睡得好，且血壓也比以前好多了，唯一不足就是脾氣急。他頭幾次複診時反覆問我：「我究竟生的是什麼病？」我反問他：「你怎麼問這個問題？」他說：「子女們好奇怪，以前三五個月才電話問候我們兩老，最近則幾乎天天有電話。」（他共有五個子女，不是在美國，就是在歐洲）他是中學教師，文化層次不低，開始懷疑自己生的不是一般的病。二〇一三年春節，孩子們再一次從世界各地回來看他。他更覺得奇怪（以前是多年才能湊齊），肯定自己生的是大病，再加上當地肝癌高發，他心裡明白了。就在去醫院複查時，他偷看了病史，證明了自己的猜測。但腫塊比一年前檢查有所縮小，他心裡更踏實了。他想：自己反正活到這個份上了，只要不痛，能吃能睡，就滿足了。

二〇一四年春節，子女們又一次整齊劃一地千里迢迢從海外聚攏來看他。他很高興。子女要他再檢查一下，他開始拒絕，但子女們求他。他也和子女挑明了說：「查不查都一樣，老爸已經知道了，我只要吃好睡好就可以，不想再折騰了。」但拗不過子女，在他們陪同下，再去軍區總醫院檢查，醫生CT看了半天，報告上寫「手術後，肝部腫塊消失」。他看著醫生寫，當時就嚷開了，說自己沒有手術，醫生堅持說他手術了，老頭火了，撩起衣服給醫生看，手術至少有疤痕啊？醫生一口咬定，要麼搞錯了，要麼介入或放療了。老頭更不依不饒了，拿出隨身帶著的舊CT片給醫生看。該醫生愣了半天，前後比較了好幾次，說：「你現在只有一個七公分乘四公分的囊性區域。」原先的實質性占位病灶已沒有了。老頭得意了，說「我就是吃中藥，然後天天優哉游哉地活著」。但醫生最後仍在報告上寫了「經治療後，病灶消失，局部見囊性區域」。我仔細對照了前後片子，的確如此。這種情況臨床不多見。老頭說：「我現在當起了中醫治癌的宣傳員，半個長樂都知道我了。」

其實，教師出身的他，是個很有智慧的人，很現實。知道夠好了就可以了，沒有不切實際的非分之想，很容易滿足的他，也就更容易活得很滋潤。

對那些處於慢性膠著狀態的中晚期癌症患者，如短期內既不可能完全控制，又不見得急劇惡化者，不妨現實點——信奉「活著就是真理」。也許還可以爭取柳暗花明又一村，在與癌症的消磨互動過程中，慢慢地占據康復的主動地位。

❖「逆時針」心理效應，重返最佳狀態

二十世紀八〇年代的台灣，有個叫作「百年國會」的組織，很多「國會」議員都已是八九十歲，甚至近百歲的老人了，大都是從大陸過去的。他們在台上興致很高，看上去身體都不錯。改革開放之初，大陸的全國人大、政協主席台上就座的也都是八九十歲的老人，他們也往往是神采奕奕的。真的是因為他們身體比別人更好嗎？這也許只是其中一方面。另一方面，是因為他們有相當的社會地位，自我有社會價值感，他們在各種社會活動中拋頭露面感受到自己有價值、有地位、活著有意義，從而讓他們得以更輕鬆地面對衰老帶來的種種困惑，也讓他們活在一定「張力」中，這種「張力」使得其內在的身體智慧能夠把自我心身狀態調整得更好，因而顯得比常人更年輕，更健康，更有活力。

反觀今天的很多老同志，六十歲退休回到家，老兩口天天你看著我，我看著你，除了無語，就是鬱悶。許多人加速了衰老進程，並很快出現健康問題，沒過幾年得了癌，甚至死了。我們周圍，有太多的人退休兩三年後生了大病。有的甚至因此而謝世。多年前，《寧波日報》有記者為此採訪我，我把這稱為「六十二、六十三（歲）現象」。通常老百姓則會說這個人是勞碌的命，不是享福

的命。

從社會學角度看，這其實是種角色轉換不當的問題。從心理學角度看，人都需要一種關愛，在一起大家可以相互感染，相互接近，從而可活得很好。因此，癌症等大病康復過程中，我們積極鼓勵患友們多多參加社會活動，多多參加像民生健康家園、癌症俱樂部這類集體活動。這類活動可以有效緩解憂鬱、焦慮、無奈、無聊等，相互感染中讓快樂傳遞給更多人，也讓大家康復得更好。

當然，這首先要有意願。意願這東西說不清，卻不能不重視。積極的意願可以轉化為積極的動力，導致積極的結果；消極的意願則適反，人們常說「哀莫大於心死」，許多腫瘤患者不是死於疾病，更多的是死於心理休克、自我放棄……。

美國心理學家最近做了一個非常有趣的心理實驗：他讓二十來個幾十年前的大學同學、都已六七十歲的老年人，一起回到年輕的大學生時代，回到校園，生活在一起，並提示他們要忘記年齡，去體驗舊時的同窗生活。老人們在這環境中歡笑、開心地生活兩週後，對他們進行檢測，居然發現他們所有的生理指標幾乎都較實驗前有所改善，包括他們的飲食、睡眠等都有明顯好轉，甚至血壓、血糖之類都有所改善。大家都知道老化是個不可避免的過程，返老還童只是個夢想。然而，這些人短期內卻做到了。為什麼呢？這裡有個重要的心因，那就是人們自我期望問題：自己認為自己老了，那就真的老了，有很多事情被認為是絕對不可能的。其實，不完全是這麼回事情。

針對這種現象，美國哈佛大學一位叫埃倫．蘭格（Ellen J.Langer）的心理學家寫了一本書《逆時針——哈佛教授教你重返最佳狀態》。所謂「逆時針」，就是說許多問題的「可逆性」，故他又把自己研究的心理學，叫「可能性心理學」，專門分析這一心理現象。他指出：當一個人被貼上某種「確定」的標籤，譬如「老人」、「憂鬱症」、「癌症末期患者」，就會朝著標籤所預示的方向走；

以至於結果就是這麼糟糕。埃倫．蘭格認為，「確定」是一種殘酷的力量，它讓人不相信其他可能性。當一切都確定，就沒有選擇的餘地，保留「不確定性」才能創造出自我掌控生命的選擇權和創造機會。他認為：很多情況下心理對生理影響非常巨大，有了心理期望，就有可能實現。因此，一門「反確定性」的「可能性心理學」誕生了。

❖期待效應：心存企盼，會有善果

「期待效應」，也稱為皮格馬利翁效應，又稱為羅森塔爾效應（Robert Rosenthal Effect）。皮格馬利翁是古希臘神話人物，他是一位雕刻師，精雕了一位美麗姑娘，並傾注了全部心血和情感，希望雕像能成活，上帝為其精誠所感，令雕塑姑娘獲得了生命，最終成了他夢寐以求的情侶。指持之以恆的「期待」會產生回報，故有期待效應之說。

羅森塔爾（Robert Rosenthal）是美國著名教育心理學家，他以心理教育實驗方式證明：一旦人對自己（或別人對他）有一個希望或期盼時，就會按照那個標準來要求自己，並激發出自己的潛能，最後有可能真的成為自己或他人所希望的那樣。也就是說，他以實驗方式證明了皮格馬利翁效應的客觀存在。

簡單地說：你所得到的，往往是你所期待的。充滿自信的期待，相信事情定會發生，每每事情真的降臨。同樣地，若相信事情會很麻煩，阻力有時就會不斷產生，癌症患者天天擔心會復發轉移，就一定比常理更容易復發轉移。也許，有人會說這是唯心主義的。其實，羅森塔爾的實驗證明：這不是唯心的，而是自我激勵或他人期盼，調動了當事人內在相應機能所致。故它可以是正性（產生積極後果，源自積極期盼），也可以是負性的（源自消極的暗示或期盼）。

許昌的一個老嫗讓我非常感慨。第一次求診時是她三四個子女一起「衝」到上海的，告訴我，他們母親的病很麻煩。原來，該老嫗左腳腳趾的惡瘡，確診為惡性黑色素瘤，已經左腹股溝轉移，同時伴隨左邊的乳癌，乳腺腫大得很厲害。

老嫗其實病了很久，因不願意麻煩子女，故一直沒說。直到傷口發炎發臭，疼痛厲害，子女們才知道。這時候，她既不能手術，又不能做化、放療。子女們可急壞了，匆匆趕到上海找我。那是二〇〇三年的事，那年夏天特別熱。他們找到我時，七嘴八舌，好幾個人都哭了。當時，我只能說試試吧，先把中藥用上去，希望對乳癌及全身情況有所控制，然後再做全身調整。

這個老嫗有個願望，希望在美國唸書的孫子能回來看望她一下。我讓他們轉告她，我們努力，她一定能見孫子一面。據說老嫗回去後就天天惦記此事，孫子真的九月分來看她了。然後說明年夏天要帶女友一起回國，再來看奶奶，希望奶奶放心等著。當年冬天，我去鄭州，子女們開車從許昌把老嫗接來鄭州看我，當時，總體情況明顯好轉，乳腺腫塊服中藥後有所消減，腳上的惡瘡也沒再惡化。

此後，我（包括我教其子女們）就用同樣的方式，每年給她強化新的希望，包括二〇〇四年看到孫子的女朋友，後來的看到孫子大學畢業，看到孫子繼續深造，還想見到新的孫媳婦，還想抱重孫，直到二〇〇九年我們失去聯繫（二〇〇九年後，我很少再去鄭州）。這期間，雖然她每次見我時總是哭哭啼啼的，但我每次都會讓她產生一個新期盼。這位淳樸的農村老嫗，就這樣一直生活在希望及企盼當中。

希望，是使人堅定生活下去的支柱之一，有希望就有可能。心身醫學中有一個理論：認為希望是作為「生命的最後通路」而存在的。意思是說：有希望，才能有康覆信念與活下去的信心。俗語說：「哀莫大於心死。」其實，臨床上很多人的確不是死於疾病本身（包括癌症），而是死於失望或絕望。

因此，自己若想好好地生存下去，首先可正性地利用「期盼效應」，自我產生積極的企盼與希望，心存理想與等待。千萬不可放棄希望，喪失信心。

醫生及家屬，不可隨意地斷定患者死期，讓其絕望。筆者特別反感醫生隨便給患者下判決：你還能夠活多久。此時，給予消極暗示，無異於協同「殺人」。很多人最後真的在預測期「死」了，死時家屬還認為醫生醫術真高。其實，這就是「皮克馬利翁效應」的負面表現。壯實的牛從小被繩子牽著，長大後繫在一個小樁上，它不會逃脫。因為它從小被牽慣了，認為掙脫不了。這就是習慣的控制力，也是一種自我暗示的強大力量。

負性期盼臨床上並不少見。我曾經有三個乳癌患者，都是浸潤性導管癌，分期都是Ⅱa～Ⅱb，她們曾住在同一家醫院，手術、化療是同一組醫生做的，年齡僅相差三到五歲。其中一位堅信自己已康復，整天瘋瘋癲癲地在外遊玩；一位聽醫生說起過這種類型癌症，復發率很高，十分篤信醫生判斷，天天小心翼翼；還有一位則無主見，和前一位在一起就陽光燦爛，和後一位在一起就陰雨綿綿。三位同樣採用中醫藥治療，對待我和中醫藥態度也一樣。但特別擔心的那位，兩年多後復發了一次，她說：「你看，我沒有說錯吧。還有點先見之明。」度過難關後，她仍然堅信她會復發，認為其他兩位也別高興太早，一定會和她一樣。結果，四年後，她轉移到了骨頭，又度過了一關；不到兩年，肝內又發現了……這次，她沒有再僥倖逃脫。其他兩位依然無事。臨終前，她們去看她，她百思不得其解。「我命運怎麼這麼糟糕，偏偏是我，多次復發轉移，我比你們謹慎小心得多了。藥也吃得比你們認真，為什麼偏偏是我……。」她們轉告我她臨終想法時，也只能說她的命不好。

我則認為：對她來說，長期自我負性的期盼，是促使她夭折的元兇。在某種意義上，是她自己造成了如此被動的後果。而那位「陽光燦爛」的，已經十多年了，中西藥也都停了三四年了。一切都很好，則是積極期盼的後果。

至少，在正性及負性期盼下，體內多方面機能狀態是不一樣的，就像一個積極陽光的人，更容易創造工作業績和良好心身狀態；一個怨天厭世的人，更容易陷入困境，並屢屢被疾病或病態給盯上。

從「期盼效應」中人們可以得出啟示：肯定、讚美和積極期待常具有超常能量，改變個人行為、思想及心身狀態，激發康復潛能。這是這些年走紅的積極心理學、幸福心理學的核心精髓所在。也是筆者臨床更傾向於用肯定語言，激勵患者，指點康復方向，而不用消極或否定的語言及態度，對待患者的緣故所在。

❖善用心理學的「巴納姆效應」

有一個患者是我義烏同鄉，二十世紀九〇年代末患了小細胞肺癌，晚期，已有頸椎多發轉移，頭都沒法動彈了。當時，包括我在內，都對她的康復沒信心，腫瘤醫院的同鄉（外科醫生）直接告訴她先生，沒有任何治療意義了。但這個人的文化層次不高，是個農民，而且是一點都不知情的，只知道自己背痛是因為生了一種不太好的病。而她先生是很有錢的企業家。她化療後，病情並沒有控制住，化療已無法繼續了，只能頸椎放療，同時，帶著幾個月的中藥，回到家鄉。我給她先生建議，給她找點事做，她最好能「栽」進去（此夫人屬於那種愛管控、操勞類型的），一則別讓她再操心企業了；二則可分散對病的注意力及對身體的關注。先生想了想，說：「讓她去信佛學吧。她原來沒有接觸過佛學，不過在我家鄉，佛學影響力很大。」先生很有能耐，把當地一個佛學大師請來，大師這樣那樣給她說了一通，對她的過去、現在、將來都描述了，說她眼下有一個大難，大難過了，可一帆風順，多少歲以前你會很太平的……她認為說得很準，便篤信這位大師。從此以後，她虔誠地皈依了佛學，每天的生活樂趣變成了燒香、誦經、拜菩薩、做善事。她說：「我開始拜菩薩是為了請菩薩保佑我活下去，後來，是因為自己好了，得益了，故請菩薩保佑所有生病的人都活下去。」兩三年後，她無意中知道了生癌的實情（因為沒有文化，到現在為止，還不知道小細胞肺癌有多嚴重）。但這時候她已篤信佛學了，並沒有太把病放在心裡。三五年後，再見到她，我幾乎要不認得她了。現在已經過了十多年了，她能和正常人一樣陪著其他患者來找我看病。我回家鄉，她還會開著豪華車來接送我。她一直說是中醫藥和佛學誦經幫了她。我認為並不完全是，而是她的積極心態促使了她的內在機能向好的方向轉變。作為一位晚期小細胞肺癌骨轉移的患者，這是非常難得的。這是一種精神力量在支持著她，而這種精神力量借助佛學的形式表現了出來。其實，從心理學角度，這是「巴納姆效應」（Barnum Effect），或稱「福勒效應」（Forer Effect）。

巴納姆效應是由心理學家伯特倫・福勒（Bertram R. Forer）於二十世紀五〇年代通過實驗證明的。它以當時一位廣受歡迎的著名的馬戲團表演者巴納姆（P. T. Barnum）命名。人們常有一種傾向：認為一種籠統的、一般性的人格描述，十分準確地揭示了自己的特點，從而加以尊奉，並依此行事。這位女患者就是這樣，她堅信大師說的一切（與過去的自己完全吻合），因此，自己的命運已經清晰，過了這個坎，就將萬事大吉。

其實，此效應產生的原因是「主觀驗證」。主觀驗證之所以能對我們產生影響，主要是因為我們容易相信或接受一些外界信息的暗示。如果想要相信一件事，我們總可以蒐集到各式各樣支持自己的證據。就算是毫不相干的事情，我們還是可以找到一個邏輯讓它符合自己的設想。

為什麼星象學預測這麼受歡迎？血型人格分析那麼有道理？算命大師說得這麼準？生肖性格分類如此火紅？其實，都有「主觀驗證」因素在起作用。

俗語說：認定自己倒霉的人，會越來越倒霉。認定自己幸運的人，會越來越幸運。這位同鄉皈依佛學，無心插柳似地利用了「巴納姆效應」，然後不斷地正性暗示自己，激勵自己……這裡面我們又看到了正性期盼的類似作用。

總之，在癌症康復過程中，如何很好又巧妙地運用心理學效應，促進康復，這是一門大學問，需要充分加以發揮。

❖ 斯托克代爾悖論的啟示

一九六五年，美國海軍上將斯托克代爾（James Stockdale）在越戰時被俘，關押在希爾頓戰俘營。作為被俘的最高級別將領，他沒有受到任何優待，先後遭受了二十多次拷打，曾一度懷疑自己能否活著出去，直到八年後獲釋回國。與此同時，關在同一戰俘營的其他美國戰俘，都比將軍年輕，身體狀態也要好得多，卻很快地大批死亡。

美國學者吉姆（James C. "Jim" Collins）聽說這一情況後去採訪，問道：「八年時間你有很多同伴不幸遇難，為何你能熬過來？」斯托克代爾想了想：「我一直渴望活著出去見到家人，這個願望一直支撐著我。」

吉姆不解地問：「可是那些死去的人，應該也渴望見到親人的？」「那你同伴中最快死去的是哪些人呢？」斯托克代爾遺憾地答：「是那些過於樂觀的人，他們總盼望聖誕節就可以被特赦，可是節日過後沒能如願；於是又想復活節可以，結果還沒被釋放⋯⋯這樣失望接著失望，不久後便鬱鬱而終。」

停頓片刻後，斯托克代爾長嘆了口氣，講起發生在監獄裡的事：由於各自被關禁在不同的牢房裡，同胞們彼此看不到，於是發明了一種祕密傳遞信息的方式，約定相互敲牆，以敲擊的節奏來代替英文字母。開始時，大家都用敲牆來鼓勵對方，節奏也嚴格按照約定。可是沒多久，就有人破壞了規矩，經常在節日前後用急促的敲擊來宣洩情緒，節奏與平日大相逕庭。越來越多的人煩躁地敲著，監獄裡喧鬧難堪，此後死去的人也日益增多⋯⋯。

對此，斯托克代爾總結出規律：那些剛進監獄的人，通常敲牆的節奏較為緩和，死亡機率很小。而那些被關禁較長時間的人，一旦敲牆的節奏變得急促而起伏較大，往往就將不久於人世⋯⋯莫非胡亂敲擊是不幸罹難的預兆？斯托克代爾驚詫於這個發現。此後，他便常提醒同胞要冷靜，注意保持敲牆的節奏。他與同胞約定，每天只在相對固定時間敲牆，大家一起平和而有序地敲，這樣持續了數百天後，果然，很少再有人死亡⋯⋯。

「有節奏地敲牆，其實是大家表達希望活著出去的方式，可是如果雜亂無章，則將適得其反。」最後，斯托克代爾總結說：「這是非常深刻的教訓。一個人不能對未來失去信念，但千萬不要盲目樂觀，現實世界永遠要比我們假想的更複雜殘酷。」

學者們了解了這一現象後，思考得更為深遠。採訪者吉姆．柯林斯就寫了暢銷的管理學專著《從優秀到卓越》，他提煉出了管理學著名的「斯托克代爾悖論（The Stockdale Paradox）」，亦即：遇到困境既不可喪失信心與信念，又不可盲目樂觀，操之過急；需要掌握一定的度和節奏。就像斯托克代爾將軍主張的那樣：有節奏地敲牆，既是堅定地表達希望活著出去的方式，避免雜亂無章，又可穩定情緒，防範因為焦躁或情緒失衡而陡生它變。

長期臨床中，筆者觀察到一個似乎可以稱之為規律的現象：癌症患者確診後有兩個死亡高峰，一是確診後三到六個月。哲學博士出身的胰臟癌患者鄭弘波先生就曾發問，為什麼所有醫生看診後都斷定生存期三到六個月（他在國內外找了數十個醫生），不是更多，也不是更少。因為這已成了醫生潛意識中的脫口詞，看多了。筆者解釋：這類型多半是沒有度過心理休克關，大半是那些失望、絕望、信心缺失者，倒不一定是因為疾病本身，而是死於心理危機。第二個高峰就是一年左右，相對集中在冬至到春節前後（延續到正月底）：這有三類情況，一是高齡老人，過不了冬至關，往往是外界生機最弱，自身體能也差者；二是陽曆年底前人們習慣於做個全身檢查，結果大失所望，喪失信心了；三是想想一年或一年多了，還沒有康復，過年人們又習慣於總結，怎麼還不好啊？無望了。後兩種多見於那些特別焦慮，急於康復，天天盯著指標看，扳指頭盼康復者。

這裡，可見也有個「斯托克代爾悖論」。因此，筆者明確主張：生了癌，既要有一定能康復、或可活下去的堅定信心與信念；又不可操之過急，力求速效。須知，癌症是慢性病，操之過急，往往欲速則不達。故既不能喪失信念，又不可盲目樂觀。既要自我積極暗示，又要知曉「心急吃不了熱豆腐」，需要有節奏，持之以恆，方能取得最好結果、最後成功。

這是放之四海而皆準的道理。

❖ 加入組織，找到「家」

多年前，我們在南通地區做了場大規模調查，調查了二千多位患者及其家屬，發現一個規律性現象：凡加入當地康復樂園等社會團體的，康復效果就是好。這些是癌症患者的自救團體。因此，在那之後我們積極推廣這種自救組織的建立。當然，這還涉及另一方面，患者本人應該有主動意願，尋求他人幫助。至少有意願參與社交活動，在嘻嘻哈哈過程中，贏得了一種歸屬感、安全感、認同感，特別是和已康復者經常交流，可以從他們身上獲取正能量，促進康復。

在我的門診患者裡，有四位患者從二〇〇六年開始自發組成一個小團隊，包括三男一女，三個男性都是晚期肺癌患者，女性則是卵巢癌腸轉移者，病情都比較重。他們家庭經濟條件不錯，常來看病而相識，年齡相仿，無意間組成了一個具有社會學意義的非正規團體。開始，他們常湊在一起打牌、聊天，約在一起娛樂。而後，結伴近郊旅遊，積極參加各種活動。不久這些患者一個個走出癌症陰影，隊伍也越來越大。現在，這支隊伍已經增加到二十至三十人。非常有趣的現象發生了——凡是進入這個團隊的，原來愁眉苦臉、唉聲嘆氣的患者，逐漸變得陽光了；有些晚期患者，比如說囊腺癌全肺轉移的，晚期肺癌骨轉移的，進去後，居然一個個都神奇般地活著。他們的日程安排得滿滿的，自娛自樂享受著生活，享受著康復過程。這就是相互之間給予的「正能量」，這種「正能量」就是通過相互凝聚在一起產生的。

在世紀之初（2002），筆者主編國家級教材《現代中醫腫瘤學》時，我們就積極建議患者自救，加入「組織」、找到「家」，倡導回歸社會，實現社會康復。

但需要強調的一點：這類組織中，核心人物一定要很陽光，有正能量，千萬別和只有消極負能量者廝混在一起，除非你比他氣場更強，能夠扭轉他。筆者早就注意到：健康有群集現象。常與健康者為伍，可幫助自己守住健康；常與病懨懨者交往，你也會受累。包括觀察到腫瘤患者出院後經常和誰聯繫，和誰在一起，長期與哪些人交往，都決定著他們能否順利康復。

❖需要社會支持，善與健康者為伍

推而廣之，這對康復者及健康者都很有意義。美國史丹佛大學的醫學教授認為：對男人來說，維護健康的最好事情之一是結婚，有一個家庭；而對女人來說，維護健康最好的方法之一，是建立和培養與同性之間的友誼。女人和女人之間有著不同的互動關係，她們互相提供支持，幫助對方應對壓力和生活困境的體驗。有研究顯示：女人之間高質量的聚會，可讓她們的體內創造更多的血清素，這是一種有助於防範憂鬱症的神經遞質，並能給女人創造良好的自我感覺。所以，女人湊在一起聊天，是可以治病及康復的，至少可避免消極狀態的發生。

鑑於此，女性應該有個可以經常聚會的小團體，時常聚會，有無主題無所謂。在這種互動中，女性之間可交換感受，寄託情感，有些微小的不快，可能就在別人的開解中釋然了，一些鬱積的煩悶，可以在姐妹面前宣洩一通，不僅你的壓抑釋放了，對方也因為你能對著她哭訴，感到你對她的信任和真誠，這又增加了感情的深度，成了連家人都不能代替的心理夥伴。因此，漫無邊際的聊天、逛街對於女性來說，是不可或缺的社會支持。

從心理上說，男性和女性需要得到的社會支持方式不一樣，男性更適合參加一些社會性活動，而女性更需要經常與女伴們聚會，從而獲得心身愉悅及社會支持。男性之間關係往往是建立在活動或事件基礎上的，男人很少會坐下來與好友聊天，他們不會去聊自己對某些事物或私人生活的感受，他們會一起關注汽車、釣魚、打獵、打高爾夫等，而女人總是在交流感情，探討自我感受，可以說，她們和姐妹、母親在分享自己的情感，這與女性的感情特點有關。

而且，研究進一步證明：交友是有原則的，「與健康者為伍」是關鍵。

最近，美國心理學教授霍華德·弗里德曼（Howard Friedmann）等經過多年研究，從多如牛毛的生活習慣中總結出影響壽命的決定性因素，列出了長壽關鍵要素排行榜。其中，第一名居然是人際關係，第二名是性格特徵，第三名是職業生涯，第四名是生活細節，第五名才是戒除不良習慣，第六名則是與健康者為伍。這些都有振聾發聵之功，因為不是老生常談，而且都很有意義。當然，他們是心理學家，比較偏重於心理健康問題。其中，「與健康者為伍」更是值得重視。

弗里德曼等的研究表明：近朱者赤，近墨者黑，經常與誰在一起也關係到是否能長壽。他們還表示，群體特徵決定個人生活類型，朋友的生活習慣會直接影響你的生活習慣。要想健康，就應該經常和生活方式健康的人交往。

第八章

人生意義的多元性

因為了解到世界的廣博與多元，並覺察到自我的侷限與狹隘，故允許自己不懂得他人，也認可他人不理解自己；既不試圖凌駕於他人意志之上，也不輕易投身於他人制定的評價體系之中。

——無名氏

大千世界，芸芸眾生在熙熙攘攘中營生，在利來利往中消耗著時光。然而，人類最大焦慮之一：不管我們如何努力，在日趨接近人生終點的旅途中，老之將至，我們都有可能發現自己正虛耗著生命。且無論你如何努力，最終都難免進入多病及衰老階段，以至於將澈底失去一切。故哲學家曾如此評價說：現實世界中，很多人儘管天天忙碌著，但靜心一想，突然發現自己沒有真正生活過。

因此，如何儘早開始思考一些本質性的問題，在人生剩餘的日子裡，努力安放好自己，以便及時與世界和諧相處，獲得有品質的生活，是一道生存難題，放在每個人的面前。

古希臘著名的斯多葛學派（Stoicism）曾強調：「過安寧的生活，擁有更美好的生命。」

的確，有人會說：生活中有太多讓人分心的柴米油鹽醬醋茶，以至於人們沒有心思、沒有精力，甚至沒有必要思考這些純哲理性的問題。

但你想從對日常生活無休止的疲憊及不滿足中，從折磨現代人的心理慢性壓力中抽身而出，讓自我的內心歸於從容和安寧，過上更愜意的生活，不得不思索這些難題。「思考過和沒有思考過是大不一樣的」，借用一位賢哲的話來說。

尤其是劫後餘生的腫瘤患者，更迫切需要思索這些生存難題。

❖ 一段對話引發資優生自殺：需儘早思考人生意義

《中國青年》幾年前報導：一位電視記者對偏僻鄉村一個放牛娃的現場採訪，竟觸發了一位十四歲品學兼優的中學生自殺，他自殺前正躊躇滿志準備考高中。

事件是這樣的——電視記者與放牛娃的對話如下。

「孩子，你在這裡放牛是為了什麼？」

「讓牛長大。」

「那牛長大了呢？」

「賣錢，蓋房子。」

「有了房子又做什麼？」

「娶老婆，生孩子。」

「生了孩子呢？」

「讓他再來放牛囉。」

對話播出後，引起該學生對人生意義的思考。他從放牛娃的循環生活中聯想到自己的人生：儘管處境不同，他有書讀，是校級三好學生，但本質上他和放牛娃是類似的，加上升學競爭的劇烈，未來的渺茫、生活的殘酷，生活只是如此循環而已，並無特殊意義可言，故服毒自殺了。他留下的遺書裡這樣說：

「那天我看了一個節目，記者現場採訪一個偏僻鄉村的放牛娃。我想到了自己——我為什麼讀書？考大學。考上大學又為什麼？找一份好工作。有了好工作又怎樣？找一個好老婆。然後呢？生孩子，讓他讀書，考大學，找工作，娶媳婦……生命輪迴，周而復始……。」

顯然，善於思考的他，已悟覺到了那種動物式循環生命對人生的荒誕性。的確，循此思路，人生就是一個閉合的圈，看不到窮盡，也感覺不到意義，更談不上生命價值和值得追求之處，故他年紀輕輕，選擇了自殺。

令人扼腕的同時，我們是不是應該思考一下？

高清海教授在《人就是「人」》書中曾討論過此案例，指出：由於缺乏思想導引，他無法看到超越生命本能的出路，以致在正值花季的年齡就成了本能生活的犧牲品。不能不承認，這是我們「理論」的悲哀，「教育」的無能。

台灣著名企業家、宏碁創始人、華碩集團董事長施崇棠，為人低調，甚少在公眾和媒體前曝光，卻不止一次給大學生演講。他強烈建議：「即使是大學生，早一點思考人生意義，早點形成正確的價值觀，也是很有幫助的。」他鼓勵學生：「從現在開始，就把人生的每一刻當作一種修行。雖然你還沒有真正在事業上取得成功，甚至你永遠沒有機會獲得足夠多的財富，你也可以慢慢領悟到小我跟大我之間的關係。我們不是大海裡的一個水滴，我們都在大海裡面。如果你體悟到其中的意味，就會學會慈悲，增長智慧。即便你的財富很少，但能用來幫助別人，那麼，你的人生意義一定超越一個有錢卻不懂得奉獻的人。」

他並強調說：「人生真正的快樂不是往外持久的，不是從外在的物質而來，而是源自於內心。」

睿智的哲學家如是說：「價值觀偏離，往往導致他眼裡整個世界的顛覆。」

上述中學生的悲劇就是例證。價值觀實際上是個人生存的靈魂。人往往是在價值觀驅使下進行著各種活動的。而價值觀本身又是個博大的問題。首先涉及對「我」這個人的本性之基本認識。

❖「我」的本性之多重

高清海教授在討論上述案例時指出，應區分兩種不同的生活：一是源自動物本能的生命；一是「人」之為人的獨特性的生命。他說：「人的本性具有兩重性，本能生活和自我創造的『類生命』……前者屬於物種規定，後者屬於自由自覺的人的智慧本性。人的生命也是雙重的——有『本能（生命）自我』與『類性（人類屬性）自我』。」

然而，歷史上哲學家們總希望對人的生命做出單一特徵的界定。如柏拉圖說：「人是馴化了的開明動物。」亞里斯多德說：「人是邏各斯（logos）的動物」，「人是有理性能思想的動物。」叔本華強調：「人是披著文明外衣、套著法律枷鎖的野獸。」此外，還有諸如「文化動物」、「語言動物」、「經濟動物」、「符號動物」等的代表性思想，但都只是強調了人本性之單一，不足以符合複雜的人之本性。

精神分析學家佛洛伊德獨創了人的三重組織結構——本我、自我、超我。並解釋說「本我」是由遺傳本能和欲望構成的、原始的無意識結構，屬於我的本源性存在。「自我」是外部因素通過知覺意識中介之影響而形成的本我一部分，承擔著協調內外關係的職能。「超我」則是社會道德等超越個人的因素，含思想、良知、道德感、行為準則等，對個體有著制約作用。顯然，他的學說超越了過去認識，不僅在自我中容納了矛盾，且認為「一僕三主」，「我」要同時侍奉三個「我」，不能不經常處於對立衝突之中。這些思想，是頗有深意的。高教授解釋說，他雙重生命中的本能自我和類性自我，大體類似於佛洛伊德說的「本我」和「自我」。

高清海教授闡述說，從兩重的生命觀來看，自我的矛盾和衝突所表現的，正是人性中自然性和超自然性，生命性和超生命性，個體性和超個體性，本能欲望與理性之間的矛盾和衝突。「我」常和我有衝突，「我」限制我，「我」反抗我，我壓抑，我懊惱，我反省，我空虛……這些發生在自我內部的衝突，人人都有深切的體驗。因此，如何處理本能自我與類性自我之間的矛盾關係，也就區別開了不同的人，有不同的個性自我。

他進一步說，自我的矛盾只能由自我來解決，它需要調解……否則我就會陷入崩潰、走向精神分裂。正常人的行為也經常鬧矛盾。但他總有他的自我一貫性，哪怕是自我矛盾的一貫性。這種一貫性才真正構成了一個人的自我本性。高清海把它稱為我的「人格自我」。

因此，高清海教授的人性結構就是由三個自我所構成的複雜結構——生命（本能）自我、類性（理性）自我、人格（個性）自我。簡單理解就是本能自我源於動物的生存本能（包括前一章涉及的身體智慧等），它受快樂原則所驅動：我要吃、我要喝、我要性滿足、我要舒服享受等。類性自我可簡單理解為僅僅人類屬性所共有而令人不同於動物的自我（主要涉及認知、意識、意志、決斷等，故也稱理性自我）：這件事能做，這件事不能做，此時能做此事，屆時則不能做，等等；人格自我則是每個具體個體所具有的（區分出張三之所以為張三，李四之所以為李四）的自我，故又稱其為「個性自我」。

他進一步分析說，「『我』就是這樣一種由對立矛盾複合而成的（三位一體）存在。如果把本能自我看作我的『肯定性』，類性自我便是我的『否定性』，而人格自我則是使二者有機融合」，從而成就為「我」這個完整的個體。

其實，還需要加上一重自我：生活的背景、歷史、文化、家族等所附加給「我」的屬性要求。如傳統中國人成長過程中一直被規範要求做到忠、孝、仁、義等，而佛教徒要求苦修或過苦行僧生活，基督徒強調活著就是「贖罪」等。又如，西方人士對中國人聊天時愛打聽諸如結婚、收入、生病等他們認為私密的事本能地感到費解和不滿。又如，在中國司空見慣的，可能在其他文化中被認為是不可理解之事（如供奉祖宗牌位、燒紙錢敬祖、嚴格講究排位次序等）；某些國度常見事，在我們的文化中則是匪夷所思的（如為宗教獻身等）。這些，屬於這類文化自我之體現。它往往已內化為生活在此氛圍中的「我」的自覺行為，並成為自我一部分。姑且稱其為「文化自我」。它與佛洛伊德的「超我」有近似之處。

人之為人，就是由這多重的「我」相互間協調統一而成其為「天下貴」的。

簡單地說，動物的我、人類的我、人格（獨特）的我及社會文化的我，成就為完整的我。四者缺一，便愧對作為「天下貴」的我。其中，本能（動物）自我與類性（理性）自我在矛盾衝突中抗爭著，綜合協調後形成了人格（個性）自我。如果這種衝突抗爭能夠達到較好的妥協與協調，那就是內外一體而和順的人格自我；如沒法有所妥協與協調，就表現為一定意義上的自我人格分裂。不是本能自我，而是類性自我、人格自我和文化自我決定著我的生存意義及我與眾人之不同。特別是人格自我與文化自我，給了個體以鮮明的人生意義。

正因為人之本性的多重性，決定了人生意義的多元性、多樣性。造就了芸芸眾生之中人與人之不同，你就是你，我只是我。也賦予了每個人的自我價值。

上述中學生自殺，是只考慮到本能自我（動物的我），而沒有人指點他人生的真正意義還在於類性自我、人格自我、文化自我等的惡果。

梭羅（Henry David Thoreau）曾戲說：「有時生病是有益於健康的。」因為生存危機可敦促你做出思考，領悟生活的意義與價值。患癌後死裡逃生者，更需要進行這類有意義的思索。

❖ 人生意義的多元性：「合乎德」即可

法國哲學家盧梭（Jean-Jacques Rousseau）曾說：「我是獨一無二的，我天生與眾不同，我敢說我不像世界上的任何人。如果我不比別人好，那我至少也跟別人兩樣，大自然鑄造了我，然後就把模型打碎了。」其實，大自然之美就在於「天下沒有兩片樹葉是一樣的」。更何況人，人和人的差異就在於人格的我、類性的我，包括文化的我之不同。

雖然人人都有自我，每個人都是他自己。但是由於人有著多重特性，因此每個人的自我也就千姿百態，各有千秋。可以說除本能自我以外，諸如類性自我、人格自我、文化自我都不是天生便有的，而必須靠每個個體自己去創造。

因此，每個人的生活方式及空間截然不同，且內容豐富，多姿多彩。至少，除了日常維持生存的起居飲食及性愛外（屬本能自我範疇），生活還包括家庭的、私人的、社會的、學習的、工作的、政治的、物質的、經濟的、藝術的、精神的、宗教的、人際交往的、自我享受等，其中，沒有一項不存在著獨特的意義與價值。問題只在於你能否領悟與理解。

人類生活還烙上了傳統、民族及區域習俗特徵等的印記；再加上興趣、愛好、追求、欣賞角度等的個體差異；更造就了生活的趣味及豐富多彩。

正是這些千姿百態，成就了人類生活之精彩。

因此，世界是廣博而充滿魅力的，人生是多元且豐滿的。每個具體的人都是獨一的。他頭頂有一片自己的藍天，且僅屬於他自己的。生活對於他，並沒有劃一的標準。故每個人應學會過自己想過的日子，自我安排人生。既別輕易投身於他人制定的評價體系之中，又不要凌駕於他人意志之上，規定或規劃他人的生活。既允許自己不懂得他人，也欣然接受他人不理解自己。因為你就是你，你要活在自己的生活中。或者說，要活出自我來，要活在本真中。

當然，人生的多元性、多樣性不是沒有基本尺度的，更不是可以為所欲為、肆意妄行的。評價的基本尺度主要有兩個：① 人格自我的平和與寧謐，這是協調了本能自我與類性自我衝突後的結局（簡單地說，既申張了本能自我，又遵循了人的理性自我）；② 人格自我與文化自我較為高度的契合。這種契合，就是合乎「德」（道德）的體現，儘管「德」還可以區分出大小德、公私德等。

古人認為：合乎「德」的人生，不僅是有道德生活之體現，而且促進著個體康寧、幸福和長壽。現代研究進一步證明，這樣的人生，的確可以增進康壽。

❖ 受本能驅使，充其量只是「寵物生活」

哲學家梭羅就曾強調：「構成一個人生命特殊性的，並不是他對於本能的順從，而是他對於本能的反抗。」

有記者採訪一位電影明星，話題是談論生活的。明星的回答令人臉紅。他解答說：「什麼是生活？生活就是活著。你看『活』字多有意思啊。左邊三點水，右邊舌字。就是說：人活著就要吃，就要喝，還要吃得洋洋得意，有滋有味。」這話不假。但這和動物的生命有兩樣嗎？此明星之認識遠不如那個中學生，那個中學生還知道思考人生的意義，只是缺乏正確指點而已。此明星卻不然，他只是活在動物本能自我中。高清海教授評價說：他充其量只過著「寵物生活」，還洋洋得意。

哲人區分說：動物生命只顧生存，人的生命才構成了生活。而生存和生活都是生命的存在方式，區別在於生存只是為了生命的保存（吃）和延續（性），而生活卻具有諸多創造性意義。正是類性自我、人格自我、文化自我決定了個體的創造性，享受著他獨有的幸福快樂，並賦予他多重濃烈且五彩繽紛的生活意義。

坊間，幾乎天天充斥著這個影星因吸毒被抓，那個明星由於嫖娼被逮了等。在「狗仔隊」協助下，很多文化底蘊欠缺的明星，時時刻刻都在刻意地表演著（似乎越醜態，證明他們越「行」），以各種方式爭取上新聞頭條，賺取眼球，樂此不疲。其實，深究之，本質上是他們內心空虛且人生迷茫之折射。他們不懂得什麼叫有意義的生活。故只是受動物本能驅使，活脫脫的只是像「寵物」樣地生活著，搖頭擺尾、賣弄風騷地博得主人們（往往是涉世不深的青少年擁躉）的歡笑而已。可以說這是典型的類性自我欠缺，人格自我匱乏，更何況文化自我。而時不時地吸毒嫖娼，或頻繁地製造相互勾奸以圖枕席之歡的桃色新聞，則是自我內心實在空虛，只是設法填充無聊生活，打發時光而已。

筆者曾診療過多位患了癌的年輕明星，雖患癌令他們頗感後悔，但仍任性且自我。遺憾的是，大都沒法逃脫他們的宿命。他們看上去很光鮮，卻沒有「真正地生活過」。而且，似乎他們的癌症發病率，也較同齡人為高。這只能說是他們自我折騰揮霍生命的惡果。

而真正的藝術家，應該是德藝雙馨，康寧且長壽的。因為藝術可陶冶情性，寧靜心緒，養性悅目，延年益壽，如老一代藝術家王丹鳳、秦怡、張瑞芳等。

其實，《黃帝內經》就抨擊了「以酒為漿，以妄為常」等的本能性生活，認為這只能圖一時之快，最終半百而衰，折壽損命。或許，縱慾可短暫地滿足「本能自我」，快樂片刻，卻與「理性自我」嚴重衝突，故不可能導致「人格自我」的平和寧謐。且一時之快後，便戕害身體健康（後文中這結論已得到現代科學的支持）。至於黃、賭、毒、偷、搶、傷害他人等，更為文化自我所極力排斥。

高清海教授認為：動物沒有牠的自我，生活並不屬於牠自己所有；動物屬於牠的生命，牠只是牠的動物生命。只有人類才能夠超越動物本能，形成人格自我。張三、李四各有自我。從而有意識地主宰和駕馭自身生命活動，實現自己的意願和目的，進而把有限生命拓展到無限的意義境界和永恆的人生價值中。故他強調：需要對人生價值、人生意義有全新的理解，須建立在尊重雙重生命（動物本能生命和人類生命）基礎之上，超越有限生命，才能理解生存的意義和價值。

因此，我們雖然主張人生的多元性、多樣性，但強調應該而且必須在上述兩個尺度的約束下「合乎德」地生活，追求人生真正的樸實意義。

❖別過他人給你設定的人生

梭羅曾經告誡說：「從今以後，別再過你應該過的人生，而去過你想過的人生吧。」所謂「你應該過的人生」，其實是社會習俗或家長、親友給你設定的人生，這是文化自我強勢而人格自我泯沒的表現之一。恰恰在這一點上，現實生活中很多人的確只是活在別人（包括社會成見）給他規定的生活中。

歷史上，中國文化曾倡導「萬般皆下品，唯有讀書高」，仕途是知書達理之人唯一選擇。古往今來，為了及第，年過花甲還寒窗苦讀，一生只有一個及第目標，居然還常受頌揚。其次，長期以來，內省文化強調萬事忍為先，家長推崇子女別出頭，「出頭的椽子容易爛」，要學會「忍」，溫順的「羔羊」一度成為國人性格的標誌。稍早，前三十年的教育，號召人們放棄自我，甘當工具，永遠做個「螺絲釘」，只讚揚鋪墊的小草，默默奉獻，不求回報，整個社會十分平穩，卻死水一灘。稍後，改革開放以來，重商精神風靡上下，賺錢壓倒一切，不講手段，只求達到目的，且只是以有形資產評估人生意義甚至成為風向——「沒賺到四千萬別回來看我」居然成為課堂上的經典。其實，這也是對早先埋沒自我的「螺絲釘」說教的一種物極必反的自我反叛。但它太極端了。造成迷失人格自我的人，往往誤以為活著就是為了拚命地占據財產，卻不知道占據了這些財產有何用？床底下藏著億萬巨款卻天天忐忑不安、蹬著舊自行車上班的貪官，或動不動揮霍萬金以彰顯自己有錢的土豪們，他們有自己真正富有意義的生活嗎？顯然沒有。這些畸形表現，本質上都是迷失了人格自我，生活在他人設定的人生格局中。

放眼望去，最近「打虎拍蒼蠅」的抓貪腐運動中，身陷囹圄（甚至命喪黃泉）、曾不可一世的「梟雄」們，不都是在這一基本問題上栽了觔斗、翻了大船嗎？

因此，每個人應該對適合自己的有意義生活有一種直覺。

畢卡索（Pablo Ruiz Picasso）說：「我生下來就是為了和人不一樣。」的確，只有意識到與他人不一樣的「你」，才能成就你自己；才能使你具有充實的內心生活，成就你平凡生活中的偉大和奉獻。我們過去也講奉獻，但是連個體的「我」都沒有了，奉獻後我們還怎麼談人生的價值呢？

應該如此理解：人生的價值就在於創造了每個人的人格自我——獨特的我的人格特徵和我的存在價值。因為人的本能生命只是讓你具備了生存條件，文化自我只是約束了你的一些行為邊界，這些對所有人都是共性的；而只有超越本能的生命，特別是獨立的自我價值，才是你作為你而存在的真實意義所在。

你作為你存在，每個人都不一樣。畢卡索就是畢卡索，羅素就是羅素。就一般人而言，每個人都要學會思考自己的特點。有時，你真正需要的，也就是一般身心靈專家所講的「本我」——你的本我也許只是一份寧靜的生活；也許，特別渴望一個能夠享受讀書的氛圍；也許，更希望有個自我表達平台；也許，想按照自己意願生活，努力實現……你的自我價值就在這些過程中，逐漸彰顯出來。

筆者有數萬例康復患者。其中，很多人的康復過程就是以各種方式重新享受他過去也許從來沒有享受過的快樂的自我生活。

實際案例太多太多——有愛寫書法的，揮毫之餘，成了書法協會引領者；有喜好旅遊的，走遍世界，賞盡天下美景；有迷戀攝影的，留下佳照無數，甚至得了大獎；有愛跳舞的，不僅舞跳得癌逃得遠遠的，且成為遠近有名的大媽舞領舞者；有善編織的，成了非物質遺產繼承人；有喜好文學的，出版了多本小說或傳記；還有做工藝美術的、出家的、繪畫的、樂於教育第三代的、幫助子女帶孩子的，等等，都活得其樂陶陶。更多的康復者則從事公益善舉，樂在其中。

其實，不管怎樣，這些，都是一種自我價值的體現。在這個過程中，他本人的類性自我和人格自我達到了一種新的平衡協調。甚至，他的人格自我大有昇華，又契合社會文化的自我。熟識的人一談到他，往往馬上會聯想起：他有什麼特點，他的人生意義所在。這不就是人格完美的過程，十分充實且愜意的人生嗎？

也許你只是一個家庭主婦。即便如此，你同樣是獨一無二的。對於你的家庭，你的先生、你的子女，你是不可替代的。你的一日三餐，供養著他們，讓他們餐食無憂，烹飪中未嘗沒有奉獻及成就。你的情感凝聚力，對你的家庭來說，更是頂樑柱和核心所在。為什麼「老乾媽」、「外婆家」等品牌這麼吸引人，就是家庭主婦的社會價值泛化並廣泛被接受了的體現。

筆者常看到一些五十到六十歲的、控制欲特強的家庭主婦，老是嘮嘮叨叨的，整天這個不滿足，那個要管管，並常常認為自己活得沒意思，只是給家裡人打工，做娘姨（上海話：做阿姨）。我就經常會勸她們：「其實，你換個角度去思考，家裡誰都少不了你。你離開家幾天試試看？你再想想，小外甥回家的第一件事情，就是要找外婆；小孫子睡不著的時候，也會找奶奶講故事；兒子在外，回家最牽掛的，可能是希望再嘗嘗媽媽親自做的菜……這不是你的人生意義之所在嗎？這不是你獨特的生活價值嗎？只不過你和他們都沒有意識到而已。」

俗話說：失去的，一定是最好的。某副廳級幹部，主管當地工業及經濟等，很忙。妻子是中學老師，平日雙方各忙各的，疏於溝通。妻子患了癌，開始先生沒有太上心，不久復發，先生急了，拚命努力，為時已晚。妻子走後，方知妻子之不可替代，他徹底失落，不久便重度憂鬱，神情恍惚。熟識者唏噓不已。

當然，每個人不一樣，人生價值有大有小。但你一定是獨一無二的。我還常給家庭主婦們打比喻說：「太陽天天照耀大地，但它沒有意識到這是在奉獻。一切都是自然的。因為，無私所以恆常。你也一樣，奉獻給了家庭，家庭也少不了你，奉獻才是生命的本質。」

有一位退休教師，還真的特別贊同我的這個論述。她在單位有點地位，風風火火的，退休了，卻得腸癌，非常失落、鬱悶，認為從此人生完了。我就以此開導她。幾個月後，紅光滿面的她來複診，告訴我說，以前從來不知道做女人該怎麼樣、有啥意義。現在看看還是挺不錯的。以前我貢獻給家裡的就是工資，現在不一樣了，大家都圍著我轉，我是名副其實的家庭主婦、核心，太有意義了！

總之，理解生活，並活在自己的生活中，而不是別人（包括社會）設定的模式中，你才是你，你才能實現自我人生意義和發揮自我人生價值。

❖也別給他人指定或計劃人生

當然，這同時也提醒人們：別輕易給別人設定生活，規範人生。不管你是誰，老師、家長都一樣。他人頭頂上也有自己的藍天——如果強行給別人規範人生，只有兩個結局：要麼以雙方關係破裂為代價，要麼以對方難以成長為惡果。

然而，臨床太多患者（尤其是完美主義女性）正是這樣的。

我常舉的一個案例：某財務女總監，天天和老公吵架，夫妻關係緊張。吵架的主題居然只是些雞毛蒜皮的事。如她約定：家裡什麼都要有規矩。老公好喝茶，杯子必須放到該放的地方。什麼東西都須有條理，美其名曰：從小事做起，培養好習慣。因此，夫妻幾乎天天吵架。她認為是丈夫的惡意不配合，導致了她患病。席間，我猜想地試問：「你和兒子關係也不好吧。」她說：「對啊，你怎麼知道？」我說：「你肯定要求兒子這個該這樣，那個該那樣。對嗎？」她說：「是啊，我都為兒子好，掏盡了心肝對他好，他就是不聽我的。」「兒子自己頭頂上有自己的藍天，他已經成年了（念大學了），他為什麼要都聽你的、順從你呢？你們關係會和順嗎？」「這就使你始終生活在緊張、壓力及焦慮之中，患癌是你自我折騰的、也是最壞的結果，值得嗎？」她若有所思地點了點頭。

第二類情況，就是以對方難以成長為結果。因為他的很多事都被人包辦了，導致他的自我人格嚴重發育不良。一九九八年筆者曾參加市裡一個「告別清涕，防治過敏性鼻炎」的公益活動。看到一個戴著圍兜、土不拉幾的家庭主婦，帶著一個二十九歲、做IT的兒子來諮詢。兒子嚴重氣喘，伴過敏性鼻炎，臉色蒼白。筆者問診時，他每次回答問題前，至少先要扭過頭，向身後的他媽看看，似乎是諮詢母親的意見，且大都是由他媽搶先來代他回答。筆者一看，男孩人長得非常英俊，可惜人格沒成熟。我當時就批評了他媽。他媽很早就守寡，對唯一的孩子十分溺愛，什麼事都由她一手包辦。所以，這個孩子儘管智力上成長了，成績優秀，但情商和整個自我人格很不成熟，非常遺憾。之所以他的哮喘和過敏一直沒有很好地控制，也與此有關。因為研究早已表明：過敏性氣喘患者本身的人格特徵就容易表現為「戀母情結」。對他來說，「戀母情結」是因是果，一時難以定論。但這個強勢母親對孩子的溺愛，促使這孩子長不大，強化了戀母情結是肯定的。

因此，切記：別活在他人規範的生活中。你也別給他人設定生活。

當然，作為生活導師，對晚輩指點迷津，指導生活，關鍵時候參謀參謀是應該的。這與幫人設定人生不是一個概念。

幫人設定就像是包辦婚姻一樣，在今天，一定是以失敗告終的。

總之，做著自己真正想做的事，別人評論不重要。因為你就是你自己。

❖ 控制慾：雙刃利劍，內心虛弱的表現

心理學研究揭示：控制慾是人類原始本能之一。每人或多或少都想控制一些事物或他人。通常，自我內心強大者，不需要特別的控制行為，以其影響力（氣場）就足以影響他人。安全感不強的人，往往控制慾也強；特別是那些謹小慎微、追求完美、心裡忐忑的人更希望控制別人。因此，

控制慾是內心恐懼的表現。

但這些人的控制慾往往無法得以滿足，故他們每每伴發焦慮、憂鬱，甚至導致患上多種疾病，包括癌症。筆者臨床觀察到許多家庭主婦（特別是五十歲以上者）之所以患癌，往往就是無法實現的控制慾在背後作祟。

前不久的一天，我接連看好了幾位六十歲上下的家庭主婦，都是乳癌，子女陪著，看上去，子女很孝順。再仔細觀察，發現這些主婦都有鮮明的性格特徵，不僅僅愛管事、喜操勞、性急、脾氣急躁，而且操縱或控制慾特別強。或者說，她們什麼都想管，什麼都不放心，並想立即按照她們的意願管好它。

筆者曾在《好女人，別讓癌症盯上你》一書中把這視為中老年婦女患癌的共性規律之一，並做了進一步分析。

細析之，她們長期處於社會活動圈外，活動範圍只是幾十公分的灶台和有限的屋內，過於狹小的生活空間與家人在外寬闊的活動場所形成了巨大反差，她們潛意識裡滋生了嚴重的恐懼及不安全感。而且，天天圍著灶台轉，忙忙碌碌，一日三餐，時時打掃，且並無多少正性的社會回報；其家人在外辛苦賺錢養家，她們潛意識裡又產生愧疚感。不安全、忙碌而無回報，再加上愧疚感，造就了她們極強的操縱慾、控制慾、回報欲（管得更多也許更好）和急躁情緒等；且日益異化為一種持續的行為特徵及內源性壓力，讓自己始終處在慢性壓力狀態，促使神經、內分泌、免疫軸長期紊亂，久而久之，助生了癌症。

這些年長的主婦多數特別愛乾淨，追求完美，希望打掃得乾乾淨淨（也許是為了回報家人在外的辛苦，也許是認為這樣可體現自我的努力及成就），但如此辛苦的努力，常得不到回報和肯定

（子女或先生常會不自覺中認為這是應該的）。一方面，一轉身，灰塵又來了；另一方面，家人回來後很少讚揚她的辛苦；再說，別看她只是做家務，其實很煩瑣、很累人的；沒有成就感，缺乏正性回報，又有危機感，到了五、六十歲，容顏澈底消退，所以，造就了她潛在的、揮之不去的鬱悶和內在壓力，並自然轉化為對她所能夠看得到的事物的強烈控制慾和急躁情緒。凡是患了癌症的家庭主婦（包括五十朝外的村姑），百分之八、九十都是這種性子急、愛管事、控制欲強、什麼都看不上、什麼都不放心、什麼都想自己控制，然而事實上什麼大事都管不了的人。

江蘇靖江農村的一位女患者，五十歲剛剛出頭，由老公與孩子陪同來求助。她年紀不算很大，癌齡卻已經不短。四十多歲時，患了乳癌，折騰了幾年，剛剛穩定下來，去年因為咳嗽、胸痛，一檢查，患了肺癌，而且是原發的。

我好奇於她的癌症發病史：經了解，她初中畢業，婚後一直是家庭主婦。老公比較能幹，二十多年前辦了一個小加工企業，很快發展起來。她主內，操持家務，洗洗刷刷，雖不算是兢兢業業，卻是一位常焦躁、愛糾結，無事自尋煩惱類的主婦。初期家境不良，她忙裡忙外的同時，天天擔心柴米油鹽；有了錢，多數時間一人在家，又開始擔心老公會不會在外面有「小三」，常常不放心。這種情況保持了幾年，先是被乳癌纏上，全家齊動員，幫助她度過了難關。她又開始擔心自己因乳房切了，老公會不會嫌棄，天天纏著老公；又牽掛兒子會不會學壞，能不能接上班，時時叮嚀兒子，始終在煩惱中度日如年。就這樣，她又被肺癌纏上了。在求治過程中，她依舊忐忑不安，懷疑家裡沒人，會不會出事……很顯然，家庭主婦「職業」的長期折磨，已使她成了一位典型的焦慮症患者，且近乎重症狀態了。這些，不能說與她先後兩次被癌症纏上沒有瓜葛。

對於她，診療時除了針對性的中西醫措施外，我還建議她配合抗焦慮治療，同時，接受心理疏導。因為心因在她的發病過程中起的作用不可小覷。並把她大兒子叫住，給他叮囑該如何做——包括教他怎麼去疏導他母親，幫助母親培養一些興趣愛好，經常試圖與母親溝通，主動告訴一些企業進展和個人情況等；以巧妙方式，消解母親的控制慾及焦躁情緒。目前看來，綜合治療，效果不錯。

總之，心理學認為：建立廣泛的興趣愛好，協調人際關係，既可以滿足這些人的控制慾，又不傷害別人，常可有效地緩解這類不良情緒。

❖憤青：社會並不只有一個標準

憤青（Angry Young Men），舶來詞，始自二十世紀五〇年代的英國，原指有思想或才華、但沒有資本或實際能力，書生氣十足的空談理想主義者，他們常對社會現狀極端不滿，處處伸張自己意見，並急於想改變現實，用自己觀點指責排斥身邊所有的事或人。儘管很多成功人物年輕時可能是憤青，但如果長期過度地「憤青」，缺乏客觀性和變通性，常會對社會和自我造成傷害。

他們其實只是生活在狹小的自我世界內，把自己的觀點或標準作為唯一正確的尺度，來丈量世界，評判一切，決定取捨；且往往為此而耿耿於懷，憤怒不已。本質上，這是忽略了人生及世界的多元性及多樣性之偏限所導致的。

臨床上，「憤青」的癌症患者不少見，常見於中年以上的男性，女性也偶有所見。以下一個案例讓筆者頗有感觸。

我在音樂圈裡有一些老的患者朋友。二〇〇七年他們讓我給一位晚期膀胱癌患者診療，此患者當時剛七十歲，因為血尿，渾身骨頭疼，被查出膀胱癌伴隨全身骨轉移。此君也是音樂界翹楚，但很固執，堅持己見。「文革」時曾是個積極分子，後受到衝擊。有非常典型的「憤青」性格，對社會很多問題看不慣，似乎對所有現實都持批判態度。因此，周遭人際關係較緊張。但好在他專業領域非常優秀，因此仰慕他的人不少。他沒子女，也沒人敢或願意告訴他晚期癌症伴隨骨轉移之實情。在筆者建議下，他中西醫結合，配合相應的骨治療後，基本康復了。甚至一度能爬上屋後的小山丘。他則堅信自己沒問題。只是膀胱炎症伴隨老年骨質疏鬆。依舊我行我素，煙酒不斷。當時，筆者婉轉建議他改變一下嗜酒、抽菸等壞習慣，讓他能夠繼續接受鞏固治療，他對於我等醫生的建議，不敢當面駁斥，但始終不聽從。他覺得自己總是對的，都是別人搞錯了，何必大驚小怪呢。很多問題大家與他沒法深入地交談。這樣，不聽勸告地自動停了所有的治療，還繼續東奔西走的。持續兩年後更是逢人就說，事實證明他是對的。

開始時，他的情況還真的不錯。因為「憤青」的人，多少有點偏執。以前曾有研究證明：偏執的人患癌，容易不治「自癒」。我還在慶幸中，或許，他的情況好轉了，奇蹟發生了。因為誰也不敢挑明了與他說，醫生也沒法強求他接受鞏固治療。能夠自癒，不是天大的喜訊嗎？

到了二〇一一年，問題還是發生了。骨頭又痛了，小便時有癃閉（困難），可能是脫落血塊阻塞尿道所致。所有的學生、朋友都小心翼翼去勸他，要去複查，要接受治療。他總覺得：「你們好像設計好了來騙我似的，我才不相信呢。」只顧按照自己的方式我行我素。然後，一次登小山丘時突然摔倒，再也起不來了。急送醫院。一檢查，壓縮性腰椎骨折（骨轉移加劇所致），伴隨膀胱癌肝內多發轉移，但誰都沒法（也不願意）直截了當和他談這問題。學生們幫他找了很多醫生，都給了他一些治療建議。也把我請了，讓我和他好好談談，我則建議住一段時間醫院，有系統地中西醫治療。他還是那一副「憤青」樣子，似乎這個社會誰都不值得信任。很快，幾個月後衰竭而死。而且，據說死時很痛苦。臨死前，都不承認自己是患了這個病。其實，膀胱癌的死亡率是很低的。他如果能夠不那麼「憤青」，不那麼固執己見，也許，不至於就此而結束生命。

上述只是極端例子，但絕不是罕見情況。

「憤青」者，本質上說就是以自我的標準來衡量一切，而他的標準就是對的，且是唯一的。事實上，他的標準很可能停留在過去。因此，對於「憤青」者，儘管你可以聽他說出一大堆理由、理論，實際上，他忽略了人生之多元或多樣性，忽視了世界之發展，不顧事態之變化，只是活在過去的自我中。也正因為這樣，他承受著認知上的痛苦，經歷著人際關係的破裂，感知著心靈上的苦悶。這些，對他的身心康寧是極為不利的。現實中，身心康寧而長壽者，很少見到嚴重「憤青」者。而在冠心病、高血壓、卒中、某些風濕病、硬皮病等的諸多頑固慢性病患者中，嚴重「憤青」的比率卻出奇得高。

其實，有點「憤青」傾向不見得就是壞事情。很多成功的人士多少有點「憤青」傾向。「憤青」，證明他對世界及自己的問題有一定的看法，一定程度堅持己見。這種性格或傾向，有時對健康不見得都是負面的。但是，過了頭，只堅持自己這一套是對的，別人都錯了；且執迷不悟，那問題就大了。往往不僅會導致人際關係緊張，社會交往嚴重受阻，而且，自我只是生活在封閉的小圈子裡，還自以為是，常可誤事，甚至會延誤重大問題，招致嚴重後果。

對於「憤青」者，我們說需要學會寬容地看待社會，寬容地看待周遭變化，包括以動態發展的眼光看世界，改變一下自我唯一的標準，認識到社會的多元性、多樣性，也許是重要的，可能會幫助他們生活得更滋潤些。但這對中青年「憤青」者，也許能夠做到；對老年「憤青」者，卻很難讓他有所改變。

❖ 拓寬視野，或許就能改善

高清海教授曾在《人就是「人」》書中分析過一個神話故事。大意是這樣：

一個修道者在山坡上修煉，坡下有條大路，路邊有一池清泉，天氣炎熱，來往者走到泉水邊都要坐下來喝水，歇息片刻。修煉者在山坡上看得一清二楚。

一天，一個背著錢袋的人來到泉邊，喝完水歇息中睡著了。來了第二個人，喝完水看看前者還在夢中，便拿起他的錢袋走了。前者醒來發覺錢袋不見了，急忙四處去尋找。爾後來了第三個人，照樣喝水休息，這時丟錢的人折回來發現有人坐在那裡，便向他索要，兩人發生爭吵，前者一怒之下把第三人殺死。修煉者看在眼裡，頗有感慨地說：「世間人眼睛短視，看不清事理，真是可憐，明明是第二人拿了錢袋，你不去追趕，卻把無辜者殺了。」修煉者自以為看清了一切，這時，山頂上有聲音，原來，更高處也有修煉者。山頂人發話說：「你不要以為你看清楚了世間因果，你不過看到其二，還沒有看到其三。我在山頂修煉了幾世，今天的事，證明他們的上世因緣：上世第一人欠下第二人的錢沒還，第三人殺死了第一人，欠他一條命……。」今天，正好各自還舊債，這才是他們的真相。

當然，這只是一個神話故事，表明人的眼界受到視域的制約，往往霧裡看花，並非真切。如果拓寬一點視野，提高一些境界，或許，生活就會大不相同。

有一個案例讓我耿耿於懷：大概二〇〇七年前後，一位中年女性找我診療，她人精瘦，很羸弱，告訴我她是個腸癌患者，已經幾年了，現在已發展成晚期腸癌，身體顯現出惡病質。述說病情時，她告訴我第一句話，說：「何教授，我原來應該是和你一樣的。」我朝她看了看，沒吱聲。她繼續說：「第一，我們年齡差不多；第二，我也是搞科研的，我在研究所工作；第三，我也三十多歲時就很有成果，完全可以晉升副研究員了。但是，當時我們的黨委書記硬是給我穿小鞋，硬是不讓我升，他害了我一輩子。」我當時覺得好奇，問道：「為什麼？」原來，她三十七到三十八歲時，有科研成果，符合破格條件，但由於名額有限，第一次沒被推薦。此後，她就和主管的書記卯上了。她說：「沒給我升，我就天天反映。」後來，即使給她報了，因為她自己精力轉移，成果有所欠缺，高評委沒有通過，故她一直沒升到職稱。我就更加好奇了，追問說：「後來怎麼樣呢？」她回答，就一直和書記鬧，最後，書記調了單位。她幾年前剛剛升了副高，不久便被查出患了腸癌。而且，開始是單純性的，沒有轉移，她還是把這個歸罪於該書記。其實，那時，距離最初事件，已過去近二十年了。她對此事還是耿耿於懷。很快，又被發現肝轉移了，此時，該書記已退休了。她苦笑著說：「我這一輩子，就被這個書記給害了。」「這個書記真不是東西，害得我半輩子這麼慘。」

我在大學工作生活了幾十年，對這類情況不可說不了解。或說，這類情況並非罕見。表面上，的確那個領導或許有不妥之處。實際上，你自己不該深思一下嗎？第一，你一輩子就為了一個副高嗎？後半輩子就圍繞著這一點，憤憤不平。第二，大學及研究所，升不升職稱、誰可以升，很難說；僧多粥少；不是你夠格就可以或一定升了。也不一定是該領導當初就想給你穿小鞋。第三，如果你提升自我境界，換角度思考：這次升不升職稱，不這麼重要，下次我還是可以升。只要自己的實力在那裡。你最後付出了如此慘重的代價，二十年就糾纏此事，值得嗎？毛澤東有詩曰：「風物長宜放眼量。」有人添一句：「莫為浮雲遮望眼。」說得多好。事情過去多年了，這個故事包含的教訓卻始終在我腦海裡盤旋。真的，有時，我們活在自己設定的牢籠裡，外界因素（如該書記不支持）充其量只是誘因而已。

高清海教授結合上述神話含義分析說這裡有三重境界：人世間境界、山坡修煉者境界、山頂人境界。境界，意味著觀察視野、思想闊度、精神高度。

境界不同，所見情景就不同，認識和理解的深度也不同，對真相的把握更是截然不同。視域和境界也是人的一種胸襟、氣度、心理容量、氣節抱負，或者說人的更高遠的精神生存空間。精神生存空間不同，人生態度、處事方式、氣節涵養、氣質風度便都不同。生活的情趣、感受及意義，也就大相逕庭。

因此，有時，我們需要站在更高角度，來俯視自己和周圍的人與事，或換一個視野來看待人與事。這樣，我們對己、對人才不會太苛求了，也不會耿耿於瑣屑之事，或已無法挽回之事，從而可以更從容、自在些。生活或許因此而改善。

會生活，從理解生活意義開始

也許，人的生活外表看上去都是差不多的。人人一日三餐，吃了睡，上班下班，娛樂交往。其實，真正不同的在於人的內在生活。

內在生活不僅有豐富內涵，且是更重要的——它既體現著芸芸眾生的千姿百態，真實的自我感受，又彰顯著你就是你、我就是我的人格自我。人的外在生活充其量只提供一些基本的生存條件，且外在的生活是要由內心世界來主導和制約的。因為人作為「萬物之靈」，是唯一能夠「理解」生活的動物。

人需要理解自己的生活，生活本身就包含著自我理解在內。

甚至可以說：人的生活就是「理解」的生活。人對生活理解之不同，生活態度和感受也就大不相同。生活態度本身就包含在生活內容之中：以你的理解和理解後的態度，生活向你呈現，並給予你回饋。你對生活的感受也因此而大相逕庭。

一位上了年紀的北京老患者，在我這裡診療好多年了。我們最近小聚一餐，她自我覺得最近越活越有滋味了。她原來是個忙人，京城的著名人物，天天踮起腳尖拚命地像陀螺一樣趕著轉。後來生了肺癌，且多發性的，部分醫生懷疑是普通腺癌，部分醫生懷疑是腺泡癌。因為多個病灶，沒法手術。只能中醫治療為主，情況十分穩定。當時，我就給了她一個建議：放慢節奏，好好生活，改變以前活著只是為了工作的生活方式。不妨出國去旅遊旅遊。後來，她真的經常出國了，去了多個國家。她最初有點感受，但不是很深，覺得當時出國，其實還是帶著一種走馬觀花，拚命趕車，拚命趕景點，拚命拍照的「中國式旅遊」。多年下來後，也許是自我有了新感悟，也許是反覆聽了我的建議，經常上我的博客；她說她最近的出國旅遊，和以往的感受就完全不一樣了。她拒絕帶照相機，什麼都不圖，就是慢悠悠地，靜靜欣賞，邊走邊看，看看藍天白雲、海景風光，感受各地的人文及景觀，感受深刻多了，覺得和以前大不相同，世界真的太美了。生活情趣真的太豐滿了，而且，這一切，就在自己真實的感悟之中。

這也可以說是近日人們熱衷說的「深度遊」、「體驗遊」、「感受遊」。

這些，也促使她體驗到生活情趣的多方面，甚至無處不在。問題只是我們以前不理解，我們被「快」的文化所驅使，只知道趕時間，到過這地方，匆忙拍照，就算到此一遊。其實大不然。故要學會「理解」生活，理解「遊玩」的真正旨趣。

哲人說：生命本身並沒有價值，除非你選擇了它並賦予它價值。如一棵草，你不會欣賞，它只是野草。但也可以從野草的翠綠中悟覺到它生機勃勃的內在生命活力及點綴大自然之美的不可或缺性。因此，梭羅說：「沒有哪個地方有幸福，除非你為自己帶來幸福。」「等到我們迷失了，我們才會開始了解自己。」

同時，人們只有理解了生活，才會賦予它相應的意義。例如，為了生存我們都要工作，工作可以賺錢，維持生活。但對待工作，你可以滿腹抱怨地做，疲憊萬分；也可以充滿激情地做，樂在其中。結果是大相逕庭的。筆者的門診工作量很大，學生跟著抄方往往難以支撐。但門診看到最後，我往往越興奮，並無疲憊之感。弟子不解。問曰：「我們都受不了了，老師您怎麼越看越來勁。」「因為我喜歡臨床，並從與患友的交流中，吸取著營養；借患者的反饋，獲得了正能量。」

❖ 聽從內心的真實呼喚

如果個人把自己的智慧和才能只用於生命本能享受，追求活得盡心瀟灑，滋潤精緻，那麼，表面上他是在享受，其實內心空虛，多半百無聊賴。無聊時不是陷入聲色犬馬，借酒發洩；就是以聲嘶力竭的卡拉ＯＫ、狂扭的迪斯可等釋放鬱悶；甚至借助大麻等毒品的虛幻快感，來滿足虛空的內心，所謂的「不在乎天長地久，只追求曾經擁有」便是這類「過個癮」就死的人生態度流露。用高清海教授的話說：「他們一般靜不下來，窮極無賴，富極無聊……。」

其實，每個人都有自己的內心世界。喧鬧時你是無法感知自己內心世界真切需求的。而寧靜時它時不時會冒出來，影響你，甚至在夢中提醒你。從本質上說：人的一生就在於創造個性的自我，在個性自我中實現自己的價值。這個自我首先體現在個體鍛造的內心世界裡，通過呼應內心世界的需求，自我才可能積極創造外部世界，更大程度實現我的現實價值。

筆者三十二歲時（1985）獲得上海市勞動模範稱譽，三十六歲、三十九歲分別榮升為副教授、教授。二十世紀八〇年代的年輕教授可與今天不一樣，那時候真可謂鳳毛麟角。一直有同行對我不理解：「你為什麼不從政？」其實，一直有人搗鼓我從政。包括有領導約談，讓我兼任行政職務，或到校外榮升某某長。但我都微笑著拒絕了。因為，我喜歡作為一個學者身分，自由自在地思考。人貴有自知之明。我自知自己沒有協調或管理他人的特殊能力；卻有自由思想、自由思考、自我探索、不受約束的自我特徵。特別是「文革」後期，看到很多被狠狠批鬥的人曾是我們所敬仰的。經歷過這些，便覺得每個人約束好自我生活，就是對社會的貢獻，也許這樣社會也就比較完滿了。你連自己的命運都掌控不了，協調不好，你怎麼去掌控他人，決定他人事宜？特別是毛主席的那段話：「糞土當年萬戶侯。」漢朝時的萬戶侯，至少相當於現在的地委書記吧。有多大價值？只是「糞土」而已。因此，四十來我一直堅守自己，認定自我就願意這樣做。當然，生活也成就了我。至少，在專業領域我如魚得水。二十世紀九〇年代開始，經常給高層領導或商界菁英診療，很多變成了好朋友。他們不止一次說：「何教授，還是你對。你活在你的學術生涯中，堅守你的學術探索，多好。」那就是生活對我的回饋，也是我理解的生活，給了我充實的感受。因此，學會理解生活，並持之以恆，走自己的路，活出自我來，十分重要。

理解生活重要的一點，就是靜下心來，多聽聽自己的內心呼喚。自己究竟想要什麼？自己最適合做什麼？那才是最重要的。人貴有自知之明，古代賢哲一直這樣說。貴有自知之明，很重要的就是傾聽自己的內心，了解自己真正想要的，需求的，熱愛的。絕不是跟風，跟著別人去搶位置、賺票子、爭妹子、比車子，去炫耀財富，去怎麼怎麼樣，只是過自己愜意且符合社會道德規範的自我生活。

周國平先生曾經說過：「一切外在的信仰只是橋樑和誘餌，其價值就在於把人引向內心，過一種內在的精神生活。」

最近，一則「百萬年薪老總隱居終南山」的消息引起了廣泛的關注。祖籍廣東的劉某，曾任某企業總經理。幾年前一個人慕名來到終南山。回廣東後再也不適應城裡生活，感到難受，慎重考慮後，決意在終南山隱修。「我覺得（過去的）生活就像永無止境的圓圈，追尋更好的工作、更好的車子……但最終不知要去哪兒。」在記者採訪時，劉某如是評價以前的生活。他現在每天可坐在蒲團上鳥瞰群山，環視蒼穹，遠觀飛禽走獸，或坐禪沉思，或練字看書，或舒展腰腿，並強調「這是我想要的生活」。他不是因為受了刺激，或者妻子離異，或者商場失利，而純粹只因為自我的選擇。過去他每天忙忙碌碌，「花天酒地」，特別累。雖可賺不少錢，但沒了自我。現在簡樸的生活，寧靜而充實，且禪意樣地棲居著。

他拋棄高薪而隱居，初期親朋好友不理解，認為他是發了神經病，後來陸續理解了，不少人還羨慕他現在的生活。他計劃今年春暖花開後，把父母也接到山上住一陣子，讓他們來感受一下終南山的薄霧晨靄和青山綠水。

一位老患者也給我留下了深刻印象。他是一九九八年確診為胃癌的，開始屬早期，胃癌術後，很快就投身於工作，他那時任某大公司財務總監，二十世紀九〇年代末就享受近二十萬的高額年薪。不料，術後不到一年就復發轉移了。當時，醫生斷定他已沒有治癒可能，生存期充其量一到二年。他痛定思痛，認為商場上爾虞我詐的生活不適合於他，遂決意改變生活方式。他是個很寧靜的人，喜歡思考，但不適應喧鬧。和我交流後，我建議他先中西醫結合治療，待病情稍穩定，可以改變活法。他選擇了隱居禪修，找到浙南山區某舊寺廟，傾其所有，整修一下，便開始隱居，他歡迎癌友們上山修身養性，親近自然。他現每一兩年回上海一次，見見朋友、醫生，但拒絕媒體及喧鬧場合，他已近花甲，但神采奕奕，沒特殊不適。而且復發轉移後他已寧靜而恬淡地生活了十五年之久。他偶爾會與筆者長談，說些關於人生感悟、心身關係等。他有次說，這才是他真正喜歡且享受的生活。令我沒有想到的是：這種生活，讓他不僅紅光滿面，神采奕奕，而且創造了生命奇蹟。

他的經歷，讓我想起了哲學大師梭羅的告誡：「充滿自信地追求你的夢想，去過你夢想中的生活。當你讓自己的生活變得簡單，宇宙的法則也會變得簡單。」

多麼富含哲理和人生智慧。

中國古人講內外合一，這個內外合一就是你所追求的（本能自我與類性自我協調後產生的人格自我，或者簡單地說是內心追求）和你所能達到的行為目的有所合一（人格自我與文化自我的協調合一）。這就是「合乎德」的最高境界。

德國哲學家費希特（Johann Gottlieb Fichte）也有類似命題：所謂道德生活就是「自我和非我的統一」。

❖ 康寧在「五福」中的核心意義

通常，生命只有生存著才有意義。但要生存著，且有質量地好好活，並不那麼簡單。人們可能會反駁說，活著，那還不容易，吃喝拉撒睡就是。其實不然。梭羅在其名著《湖濱散記》（*Walden*）裡留下一句名言：要好好思考怎麼活，「以免當我臨近死亡時，卻發現自己從未活過」。哲學教授威廉·歐文（Sir Bernard Arthur Owen Williams）則認為：「我們人生哲學中的缺陷——或者我們根本就沒有一種生活哲學。這給人們的生活帶來了迷亂、不安及折壽。」他進一步指出，「生活哲學有兩大組成部分：告訴我們生命中哪些值得擁有，哪些不值得擁有；告訴我們應該如何獲得那些值得擁有的事物。前者講的是價值觀問題，後者討論的是方法論問題。」

換句簡單的話，就是告訴我們什麼才是好好活，應該怎樣才能好好活著。

特別是，今天的生活方式病獨占鰲頭，癌症就是一種典型的生活方式病，更突顯出生活方式思考對醫學的重要意義。其實，細究《黃帝內經》，開卷前幾篇不全都是討論民眾應該如何合理生活，不都浸滿了生活哲思嗎？

中國傳統文化的生活哲學太豐富、太值得深入挖掘。它大致可分三大層面：① 價值觀層面的，諸如生活目的、意義及標準等；② 實施（合理生活）的方法論原則；③ 具體操作層面（合理生活中）的理論問題。明代哲學家王艮提出了著名的「百姓日用即道」的命題，就是指操作層面的「百姓日用」中也充滿了「道」。

就價值觀層面，《尚書．洪範》記載五福「一曰壽、二曰富、三曰康寧、四曰攸好德、五曰考終命」，是公認較為經典的闡述。五福的核心是「康寧」，這既體現著生命的評判標準，生活追求的基本目標，又表達了生命存在的最重要意義。在此基礎上再加上壽和富，「壽」就是盡享天年，「富」既指生活無憂，又隱含著精神富足。這些，構成了傳統文化中中國人完整的生活價值鏈，凸顯了中國傳統生活哲學中獨到思想。

其中，康寧這既古老、又亙古彌新的概念，是傳統人生意義中最閃亮的部分。所謂康寧，需深入解釋。中國古賢追求的生命、生活是要達到這樣的境界：康和寧——「康」是講身體康泰無大疾；「寧」表達的是心裡安寧、靜謐、知足。兩者合為一體，身心（形神）康寧，這就是生活的理想狀態。其實，今天的人本主義心理學、安康運動、積極心理學、幸福心理學，要趣是一致的。

基於康寧，強調「壽」，身心康寧基礎上追求壽，盡享天命而善終；而不是病懨懨地苟延殘喘。與之同時，再講究富，生活上豐衣足食，精神上心滿意足，且這三者是個遞進關係。三者共同受制於自我品行，故「四曰攸好德」——自我品德行為，維繫著自身的康寧及壽富與否。這更是中國人獨特的看法。

五福中最後一個概念是「考終命」。歷史上人們做出多種解釋。我們更願意接受的解釋是把「考」當作考評之意，可以通過你是否盡享天年（終命），作為標準倒過來評估你的品行，評估你的康寧。換句話：康寧壽富與否，可考據於是否「終命」。儘管考終命含義，似有多義，仍可商榷。但幾乎春秋以降的所有傳統讀書人都把對「五福」的追求，視為生活和活著的目標及標準。

其中，「德」是維繫康寧及壽富的不可忽略的關鍵要素之一。而在評估多元的人生意義時，側重點則在於檢討其是否「合乎『德』」，常此以久，是否能夠令人身心康泰安寧，從而增加壽與富，並促進其盡享天年而終（考終命）。

何謂「德」？「內外合一」，「自我非我的統一」，「生命自我／個性自我／人格自我／文化自我的協調一致」，都是很好的答案。只不過簡略詳盡而異。

❖合乎德，益康寧，就是有意義的生活

「德」在中國傳統文化的生活或生存哲學地位的確突出。歷史上素有「仁者壽」，「智者康」的觀念。對此，筆者曾指導博士宋婷做過專題研究，從歷史文獻並借助現代研究方法，提煉出「德壽率」，「德康率」。

事實表明：道德品質維繫著心身康寧，甚至影響人之壽命。

所謂的人生意義，是為了盡享天賦的生命及其生活中的幸福與成功；而生命的評價則可圍繞五

福展開。那麼，人生意義的多元性，其取捨的標準就在於是否利於身心康寧，且需要有道德尺度。電視劇《士兵突擊》中可愛的許三多，多次反覆說了同一個意思：人「要好好活」；而他理解的「好好活」就是「要做有意義的事」。儘管此大白話沒有說明兩者之間的內在邏輯關係，倒像是同義反覆，它卻一度成了坊間流行語。從上述邏輯關係中，不難理解「好好活」、「做有意義的事」，就是說做事不在乎形式，但其底線在於有道德尺度，利於身心康寧。而坊間廣為流行，說明中國人的文化基因中類似的認識，根深蒂固。

的確，好好活是民間大白話，它歷史久遠。好好活、做有意義的事，不僅自我心安理得，心底坦蕩，道德良好，受人尊重；德全可壽長且安康。秦漢的《黃帝內經》就形成了「全德保形」思想。

其實，不管士工農商，要好好活並不難。簡言之，凡事思忖一下，擇善而從，既不損人害社會，又自我內心舒暢，就是好好活著。

二十一世紀以來，國外有多項研究發現，高齡者大都品行良好。巴西醫學家馬丁斯經過長期追蹤觀察，發現百分之九十的百歲長壽者都是德高望重的。他解釋認為：道德良好者每每與人為善，遇事常為他人著想，很少爭名奪利；辦事不違公心，尊重他人，自會受人尊敬，總處於心境寧謐中，人際關係良好。這種心態讓大腦平靜有序地支配體內各種生理功能，處於良性運轉中，自然健康而平和。

研究揭示：當人處於平靜快樂心境時，神經內分泌系統運轉正常，各臟器間功能便能如常有序地發揮，自身免疫力增強，疾病也就缺乏了生長土壤。故好好活、做有意義的事、與人為善、平靜快樂者，更容易身心健康。即使身體出了點問題，也較他人更容易度過難關。宋美齡七十多歲生癌，動了多次手術，她早年熱衷於社交活動，對近現代中國及中美關係產生過重要影響，晚年安詳，生了癌還活到一百零六歲。邵逸夫，一位可敬的老人，一生慈善，捐助公益無數，七十多歲患腸癌，一百零七歲高齡駕鶴西歸。可見，仁者壽，非虛語也。

❖同樣快樂：或益壽，或折壽，取決於合德與否

新近研究表明：同樣快樂，對人體及康壽的長期影響卻大不相同。天天酒肉，紙醉金迷，遊戲人生，心無目標，儘管短期也可以感到快樂，就像《黃帝內經》所言：「以酒為漿，以妄為常，醉以入房……務快其心，逆於生樂」，短期享樂性快樂卻導致易夭折，「故半百而衰也」。

美國學者揭示：分子水平上，人體對所有的快樂並非一視同仁，它會對不同種類的快樂做出不同反應，從而可能對人體健康造成有益或有害的影響。

二〇一三年七月底出版的美國《國家科學院學報》（*PNAS*）月刊發表了北卡羅來納大學教授芭芭拉．弗雷德里克森（Barbara Fredrickson）的研究結果。發現：由「崇高目標」帶來的幸福感可能會在分子水平上增進人體健康，而「單純自我滿足」的快樂則可能造成負面影響，儘管這兩種情況下，個體都會感受到某種快樂。

「哲學家長期以來一直對快樂的兩種基本形式進行區分：一種是享樂主義形式的快樂，它代表著個人的愉快體驗。」她指出，「如以酒為漿，以妄為常，遊戲人生。」「另一種則是更深刻的『幸福論』（主張通過由理性支配的積極生活而獲得幸福）形式的快樂。」（就像許三多說的「好好活」、「做有意義的事」）「這超越了單純的自我滿足，它來源於朝著崇高目標和重要意義而奮鬥。」

如果所有的快樂都是一樣的，那麼無論是「享樂主義」還是「幸福論」形式的快樂，其基因表

達模式應該都是一樣的。但研究發現，情況絕非如此。弗雷德里克森說：「以前，很多研究告訴我們，這兩種形式的快樂不僅會減少壓力和沮喪情緒，還會增進人的生理和心理健康。但我們獲得的信息有些不同。」

他們的深究表明：由「幸福論」產生的快樂（做有意義的事產生的快樂，也可以說伴隨著「道德感」的快樂），實際上會大幅度減少與壓力相關的CTRA基因的表達。相反，「享樂主義」的快樂則會大大增加CTRA基因的表達。研究人員對這兩種快樂的基因分析顯示，純粹「享樂主義」快樂事實上是要付出代價的。

具體而言，那些有著高程度實現的幸福感（深切地感受生活的目標和意義而獲得的快樂）的人們，他們的免疫細胞中顯示非常有利的基因表達譜：其炎症基因呈低水平表達，抗病毒及抗體基因則強有力的表達。而那些享樂型幸福感（由於滿足自身欲望而獲得的一種快樂）的人，情況恰恰相反。他們擁有不利的表達譜：其炎症基因呈高程度表達，而抗病毒和抗體基因則呈低水平表達。

最初研究者對這些結果感到十分吃驚：因為參與研究的志願者都報告說自己感受到了快樂。最後，他們解釋認為，一種可能性是，體驗到更多「享樂主義」快樂的人，在情感上是「零熱量」消耗。「他們的日常活動提供了短暫快樂，從長期來看，卻對身體造成負面影響」。

她們分析認為：「一些單純的愉悅體驗會讓我們快樂，但是這些『零熱量』不會以有益健康的方式來幫助我們增長智慧或塑造能力。在細胞水平上，人體似乎對建立在歸屬感和使命感上的快樂會做出更好的反應。」從短期自我感受來看，「有高程度享樂幸福感的人感覺並不會有高水平實現幸福感的人要糟。兩者似乎具有等高的積極情緒。然而，他們的基因組反應卻非常不同，即便他們的情緒狀態同樣積極。」「這項研究告訴我們，做得好和感覺好對於人類基因組有著非常不同的影響，即便它們產生了相似水平的積極情緒。顯然，相比於意識，人類基因組對於獲取快樂的不同途徑更為敏感。」

CTRA基因高表達的特點是：炎症相關基因表達增高，抗病毒反應基因表達下降。其結果則是容易促進炎症形成，引起心血管疾病、神經退行性疾病以及其他（包括癌症等）疾病的發生，並可損害人體對病毒感染的抵抗力。

總之，享樂主義的快樂，儘管也令人感到快樂，但潛伏著健康危機，其在基因層面可表現為CTRA基因的高表達，會導致健康災難接踵而至。而好好活、做有意義的事情（仁者）的幸福感，也能帶來快樂，表面上沒有差異，但後者可以同時大幅度地降低CTRA基因表達，讓人有可能遠離各種疾病的騷擾，自然，「能年皆度百歲而動作不衰者，以其德全不危也」。或者簡單地說：「仁者壽宜長。」

看來，中國傳統文化的生命及健康哲理還是非常深刻的。

第九章

生活，只是自我態度的映射

世上的事，紛紛擾擾，全是身外的。我就是我，遭遇只是遭遇。

驚濤拍岸，可捲起大浪；但，岸仍是岸，它從容地觀望著變幻莫測的一切。

——無名氏

儘管你無法控制生活中將會發生什麼，但你可以控制自己面對這些事件時的態度、情緒及反應。而這些態度、情緒及反應，正是你生活的重要組成部分。

著名心理學家法蘭克（Viktor Emil Frankl）說：「只要我們擁有自主選擇如何應對處境的自由，我們就不會一無所有。」的確如此，因為太多的事實表明：生活正是你自我態度的映射，自我選擇，很大程度上決定著你的生活及健康狀況。

❖你怎麼看世界，世界就怎麼回報你

外交部前部長李肇星先生曾引用他老師的話，說：「世界在善感者面前是悲劇，在思想者面前是喜劇。」

一個膾炙人口的歷史故事，揭示了一個含義同樣深刻的道理：

有一天，蘇東坡到佛印禪師處與佛印禪師聊天，兩人均盤腿而坐。聊到高興時，蘇東坡問佛印禪師：「你看我現在像什麼？」佛印禪師說：「我看你像一尊佛。」蘇東坡笑著對佛印禪師說：「我看你像一堆牛屎。」

佛印禪師笑笑，沒有說什麼。

蘇東坡以為他勝利了，回家後沾沾自喜地和他妹妹蘇小妹談起了這件事。他妹妹說：「哥哥，你輸了。禪師的心是佛一樣的境界，所以看你像一尊佛。而你的心態像一堆牛屎一樣，看禪師當然也就像一堆牛屎了。」

蘇東坡聽後頓時面紅耳赤。

其實，這不僅僅是認識問題，也是人生態度問題，並決定著人的生活意義。這可以簡單歸納說：「你怎麼看世界，世界就怎樣回報你。」梭羅睿智地說：「一個人怎麼看待自己，決定了此人的命運，指向了他的歸宿。我們的展望也這樣，當更好的思想注入其中，它便光明起來。不管你的生命多麼卑微，你要勇敢地面對生活，不用逃避，更不要用惡語詛咒它。」

張淑芹醫生有一段時間跟我隨診，有一次，在與一位無錫患者溝通時她有感而發，寫了一個故事及她的感想：

當你面前有半杯水時，你是在想：「太好了，我還有半杯水呢！」還是在想：「哎，我怎麼只有半杯水了呢？」

一位年屆七旬、教師出身的肺癌患者一直在糾結：「我平時習慣都很好，怎麼偏偏得了這種病？」「我前些天一隻眼睛就突然看不見了，另一隻眼睛的視力也急劇下降，我以後不會看不見吧？」「我的指標最近一直老高了。我一直在研究自己是怎麼得了這種病的……。」各種問題、抱怨不停，聽得我們也揪心，教授（指筆者）就給她講了「半杯水理論」，她恍然大悟，並表示儘量改，還一直感謝教授解開了她心中一個大疙瘩。

此患者性格較真，有較高文化水準，多年養成的認真、一絲不苟、打破砂鍋問到底的個性很難改變，但從她開始的愁眉苦臉、滿腹埋怨，等聽了「半杯水」理論之後，臉上露出微笑、恍然大悟的表情，並下了澈底改變決心，可以看出她真誠地感謝教授給她指點迷津——知足常樂。希望她能真正改變，真正體會其中真諦。

她患癌已經三年多了，同期的患友大都已作古。她原先想用標靶藥，當時教授建議她且慢，先觀察再說。三年間除了做過微創，什麼都沒有做，就以中醫藥為主，肺片顯示控制得很好，完全可以說臨床痊癒了，非常成功。但隨著衰老進程，出現了一些衰老症狀。而較真糾結的性格，加劇了其對症狀的感受。如果老是糾結在這些問題上，那消極結果可想而知。她應該感到慶幸才是。

同樣的半杯水，有的人看到的是缺少的那一半，有的人看到的則是擁有的那一半。快樂的關鍵是要看到擁有的那一半，總想著擁有的那一半。對於我們的人生，只看到缺少的那一半，就是在扼殺快樂，就是在自己折磨自己。

其實，只要我們能真正體會這一理論智慧，我們的生活就會變得無限美好。

小張醫生在最後說：「無論何時，無論何事，我們總能找到擁有的，我們總能得到滿足。記住：能左右我們心情的並不是環境，而是我們的心境。能決定我們是否幸福的不是外界，而是我們的內心。」

筆者接觸的人多了，悟出了一個共性規律：所謂幸福快樂，並不一定是事件本身所導致的，很多情況下只是自我看問題的方式所決定的。很多患者每一次來總述說一大堆不適，你可以說他心理恐懼，也可以說他老戴著灰色的鏡片看世界。但有一點是無疑的，他們癒後每每差得多。而臨床康復得好的人，通常都是更願意述說積極感受者。可以說是自我看問題的態度，決定了自我的生活感受。

推而廣之，作為規律，常感到快樂幸福者，都是那些積極看待世界的人。世界只是人生的映像或鏡子。你怎麼看它，它就同樣反饋地折射給了你。

俗語說：如果你感到世界充滿愛，生活很美好，那是因為你自己內心充滿愛和美好；反之亦然。

❖ 雨中情、豔陽天，都包含著美

梭羅有一段名言：「如果你消極，最富有的時候，你的生活也是最貧窮的」。「吹毛求疵的人即便在天堂也能挑出瑕疵。一個安心的人在哪都可以過自得其樂的生活。」「抱著振奮樂觀的思想，如同居住在皇宮一般。犯不著千辛萬苦求新，無論衣服還是朋友。」他最後說：「萬事萬物沒有變，是我們在變。」

臨床上，很多人非常糾結，特別是一些女性腫瘤患者。天天有消解不完的鬱悶——今天這又不好，明天那個又有問題。看似有理，其實大可不必。其實，每天每人都要碰到許多事情，碰到的不都是順心的事情。畢竟是現實社會，世界很無奈，何況你還患了病。問題就在於你怎麼去看，怎麼去思考？

一個富含智慧的故事，和大家一起分享：一個老太太有兩個兒子，一個兒子賣鞋的，一個兒子賣傘的。老太一看天陰了，就時時在想：我那個賣鞋子的兒子可怎麼辦呢？今天生意肯定不好。一看到天晴了，她又在想：我那個賣傘的兒子怎麼辦？他今天生意肯定不好，日子怎麼過。因此，她總是處在焦躁思慮之中，身體狀況越來越差。

爾後，有人給她推薦了一位智者。智者就和她說：「其實，你反過來想一下。一看到天晴，就想：我賣鞋的兒子今天生意肯定很好。一看到天陰，就想：我賣傘的兒子今天生意肯定不錯。那你不是天天開心嗎？」老太破涕為笑了。

事實上，世界不正是這樣嗎？同樣的事情，就看你怎麼去解讀、怎麼去理解了。其實，這個世界對大家都是一樣的。為什麼有的人很快樂？有的人很不快樂呢？其中一個問題就在於你用什麼眼光去看待這個世界。俗語說：塞翁失馬，焉知非福？比爾．蓋茲（Bill Gates）大學不讀，成就了自己的億萬富豪。某些官員一路青雲直上，直衝雲霄，到頭來，身陷囹圄，身敗名裂。更多人平平淡淡，一生無奇，卻過得快樂自足。煩惱往往就在於你有過多不必要的求索與思考。

可惜，很多人習慣從悲傷、消極方面去思考，總是只看陰暗面。整個世界、整個現實，在她眼裡就變得灰濛蒙一片。如果換個角度，從陽光方面去思考，從好的方面去思考，就會覺得這個世界充滿陽光，自我就會滿懷希望。

臨床上，很多腫瘤患者，拿著指標給我看，往往都是這個特點：他一連串改善了的指標從不重視，好的他忽略了，認為是應該的。他看到的只是某個指數稍微升高一點，就耿耿於懷，不斷追問，為什麼？為什麼？於是，少數指標的升高，就變成了天大的事，心理能夠踏實嗎？就像我剛才說的那位老太太，賣鞋還是賣傘？天晴和天陰都有她糾結的原因。

其實，「豔陽天」、「雨中情」、「雪景美」，很多事，只在於你怎麼看待它。它本身並沒有特殊或者固定的意義。

❖積極態度者，更容易體驗成功

臨床上，老是抱怨的人很多，而且，抱怨是很容易的。在日常生活中也一樣，很多人習慣於抱怨。正如心理專家所言：「抱怨帶來輕鬆和快感，猶如乘舟順流而下，那是因為我們是在順應自己負面思考的天性；而停止抱怨，改用積極的態度去欣賞事物美好光明的一面，卻需要意志力。」結果卻大不相同。

筆者有一位海外歸國的醫生副手李穎菲碩士，她熱衷於癌症康復事業近十年，目前負責重慶地區腫瘤患者的全程呵護。她記錄了一件事，很有啟迪意義。

「樂園（指重慶民生健康家園）的一個肺癌患者，體質非常差，不能做任何西醫治療，一直接受何教授的中藥調理，腫塊也逐漸在縮小，病情穩定。一群患友坐在一起交流的時候，無不感歎羡慕她。療效欠佳的患友一直拉著她的手在交流經驗，為什麼你的效果那麼好？患者靦腆地說：『我和教授有緣分，我一直堅信他們的積極努力可以幫我把疾病控制好……。』

「在我（指了解具體情況的李穎菲醫生）看來，患友們現在看到的是她好轉的一面，可是這中間該患者經歷的痛苦，可能只有我、她及她愛人方能了解。連續幾個月的高熱不退，劇烈咳嗽，胸痛，夜晚不能入眠，口吐鮮血，患者從來沒有抱怨過一句話、喊過一次痛，甚至在用藥的第三天，她告訴我沒有那麼痛了。口吐鮮血時，她的另一半打電話告訴我，我們都在為她焦慮的時候，她反過來安慰我說：『不用擔心，我觀察過了，每次吐完鮮血，接著就可以把腫瘤壞死物吐出來，是好事情啊。』就是這樣一個樂觀而不抱怨的患者，用意志力，告別了抱怨，頑強地和病魔做著鬥爭。

「反觀那些效果欠佳的患者，經常給我打電話，不是抱怨痛得厲害，就是抱怨服藥沒有預想的效果。而我呢，這樣的電話接多了，掛電話之後，也開始抱怨，心情也會開始變得煩躁焦慮，甚至影響到一整天的工作情緒……連鎖反應一直繼續下去了。

「威爾・鮑溫（Will Bowen）在《不抱怨的世界》（*A Complaint Free World: How to Stop Complaining and Start Enjoying the Life You Always Wanted*）一書中指出：「我們抱怨，是為了獲取同情心和注意力，以及避免去做我們不敢做的事。」現在想來真的是很慚愧。在我抱怨的同時，殊不知這些消極情緒已經影響到周圍的人，甚至患者的情緒了。

「其實，細想一下，我們抱怨的初衷是什麼？一定是想在抱怨之後舒暢自己的情緒。因此，抱怨的過程應該是個傾倒垃圾、清掃內心的過程。抱怨的結果應該是把負性的情緒排解掉，把信心留下來，這才是抱怨的價值。為此，你在抱怨之前，要斟酌一下，這個抱怨的結果如果還是給自己添堵，是個解決不了的問題，就像前面說的，是過去的事，是糾正不了的事，我建議你最好是忘掉，不去想它，而不是通過抱怨來強化它。因為我們抱怨，是為了使心情平復，是為了以後不抱怨。如果你的抱怨只會聯想起更多值得抱怨的事，我就勸你趕快打住，去想一個能讓你愉悅，能聯想到很多愉悅的事。

「時間長了，這個患者我很了解。她真正地創造了肺癌康復的奇蹟。要問奇蹟是怎樣發生的，上述故事中積極的態度說明了一半，堅韌的信念及毅力，堅持中西醫結合的合理治療和康復運動，成就了另一半。」

通俗的解釋可以說是積極的態度，形成了正能量，持之以恆的正能量轉換為強大的康復力量。而從機體與癌的博弈看，堅韌的勇者每可獲得最終的成功。

❖ 支撐生活的正是這些點滴小事

戴安娜原先是美國的一位家庭主婦，丈夫和兩個孩子在車禍中遇難，她經歷了一番痛徹心扉的苦難後，開始學習哲學和心理學，成為頗有名氣的心理諮詢師。一次，她應電視台邀請，做主題為「路上的風景」節目。

她感觸很深地告訴聽眾朋友，一定要關注並享受身邊發生的每一件小事。當時你可能覺得這沒什麼，但這些生活的片段才是最珍貴的。

節目中她回憶起了高中老師的一堂課，儘管事情已過去好多年，卻歷歷在目。該老師受喪親切膚之痛後醒悟：生活無處不精彩，問題只是在於，我們是否懂得欣賞它，並是否有閒暇的時間去領悟它。這才是生活的本然意義及情趣所在。

該中年女教師，相愛的丈夫因急病突然撒手人寰，初起她情緒低沉，十分傷心，認為一切都完了，但最終領悟了。一天，她在課堂上和學生們談了內心感受。那是個下午，夕陽西下，就要下課了。老師合上講稿，說：「要下課了，不過，我想跟你們分享一個想法，雖然不是課上要學習的內容，但我覺得很重要。」

她娓娓道來：「我們每個人來到這個世界，都要經歷從生到死，這個過程或漫長或短暫。誰都不知道這種美妙的經歷將於何時結束，它隨時都可能被取走。也許，上天就是用這種方法來告訴我們，我們應該充實地過好每一天。」

講著講著，她眼睛濕潤了，充滿感情地繼續說：「從現在開始，我希望你們無論在上學路上，還是在家中，都要注意一些值得關注的美好事物，無論事物大與小；它不一定是你看見的，可以是一種氣味，如鄰居家飄出來的麵包香味；也可以是微風吹動樹葉發出的沙沙聲；或是秋天落葉遍地的美麗場景。請你們留意這些東西，並好好地珍愛它們。儘管我這樣說很老套，但這些東西是我們人生的一部分，是我們來到這個世界值得欣賞的東西，是一些我們以為理所當然的事。」

那天，教室裡出奇地靜。老師說完，大家似乎很有感受，默默地離開教室。在回家的途中，戴安娜注意到的東西比以前幾個月的還要多。此後，每隔一段時間戴安娜都會想起這位老師，想起她的叮囑，而且戴安娜總是試著去欣賞那些常被忽視的小事。後來，不幸的是，戴安娜也經歷了人生的起伏，而且，更為嚴重（丈夫、兒子都去世了）。回頭看來，支撐戴安娜走下去的正是這些點滴小事。

戴安娜最後說：「讓我們感到遺憾的事情，不是我們所做過的事情，而是我們沒有經歷過的那些事情。」故「一定要關注並享受身邊發生的每一件小事，當時你可能覺得這沒什麼，但這些生活的片段才是最珍貴的。」

的確，生活就是由這麼一些數不清的細微情景支撐著；生活的情趣和人生的意義，也存在於這些點滴小事中。可以說生活無處不精彩，問題只在於你有沒有意識到這一點，有閒暇心思去欣賞它、感受它，並從中吸取些許能量及快感。

這位女教師及這位心理諮詢師正是從噩運中吸取了生活的力量，並借此自我轉移負性聚焦點，從喪偶的痛苦中醒悟了人生，時時欣賞著自然的美。

❖從做最好的自己，到生活在閒暇隨性中

李開復是科技達人，創業名人，一本《做最好的自己》走紅天下，被視為年輕才俊的精神導

師，影響甚大。

一年半前，因確診為四期淋巴瘤，需接受系統治療而偃旗息鼓了。最近，李開復又復出了，且輕鬆地接受了《第一財經》記者採訪，回憶起自己這段徹底改變的經歷：每週至少三、四小時的運動，漫步、爬爬山；和九十六歲的母親吃飯；為女兒申請大學、一起策劃攝影展……一切都生活在閒暇隨性中。

他說：「剛開始對大家表現出來的樂觀、淡定，其實是裝的。」「我永遠都不會忘記，當我在醫院檢查時，看到肚子裡像小雞蛋一樣的腫瘤都是亮著的感覺。」

這段時間，他也讀了不少書：關於健康、養生、癌症醫療的書，這些書，陪伴他度過了人生中最黑暗的日子。

經歷了癌症磨難後，他對生活有了更透徹的感悟，看世界的角度也變了。他強調說：原來，生病是一種禮物，促使他進行了思考，並得出了一系列結論。

第一，再忙再累也不能讓身體垮了。

第二，當生命快要結束時，才會發現最重要的東西是什麼。

他說：「最重要的就是家人和朋友，以前雖然號稱自己是個好老師、好爸爸、好丈夫，其實都沒做到，現在會對這些方面更加敏感及努力。」

第三，避免太過於功利。

「我以前的人生，概括起來基本上就是我的書名：最大影響力、世界因我而不同、做最好的自己。要有最大影響力就需要幫助最聰明的人、最可能成功的人，以結果導向評估一切。但生病後，我發現不應該用原來的眼光來看世界。」他總結說。

他說：「病中的日子對他最大的觸動之一，是避免什麼事情都太過於功利，生病讓人真正意識得到眾生平等。」

他闡述的趣事更有醒世意義，與上面的故事可以說是異曲同工：生病靜養中，他到朋友家做客，一進門就聞到桂花很香；主人說，以前也是這樣啊。他又發現，主人家裡非常漂亮。主人說，以前也是這樣啊。接著，他又注意到外面院子裡放著的躺椅不錯，很想躺一躺；主人說一直都是這樣啊。李開復問：「你家不是剛裝修過？」主人一臉疑惑：「沒有啊，你來過我家好多次，你怎麼會這樣說？」李開復這才意識到：自己以前多次去他家，因為「滿腦子裡都只是工作，對那些美好的東西根本視而不見」。

其實，他朋友家一直沒變，是李開復自己變了。現在，他終於靜心寧息，有閒暇心思，故可以聞到桂花香，觀察到周遭生活的情趣及美景了。

這，才是真正的生活意義。

筆者有位患友和李開復情況如出一轍。他也是台灣人，姓鄭，一九九六年，三十八歲時拖兒帶女到大陸來創業發展。也許是環境不同，也許是當時創業氛圍不像今天這麼寬鬆，也許是因他太拚命工作，四個多月就發現腹痛，一檢查，診斷為惡性淋巴瘤，胃腸型的、已屬四期。一九九七年初，接受我的中醫藥治療，最初三、四年間，他來我處求診很勤快，幾乎兩三個星期一次。現已整整十八年了，一年只來一兩次了，因為已完全康復，且康復得很好，他的事業也紅紅火火。過去我總勸他別太累了、別給自己施壓了。現在已不需要了，他調整得很好。他夫人也成了我的老朋友。她告訴我說：「老鄭現在悠悠閒閒的，既經營著企業，又享受著生活，一家生活得樂呵呵的，很好。」

❖掙脫完美主義，才能享受生活

近年來，完美主義與健康的關係，廣受重視。人們從完美主義中區分出兩類情況：積極完美主義與消極完美主義，就我們觀察而言，完美主義對工作或許有一定益處，對健康卻弊大於利。完美主義者更容易患病和生癌，這已是定論。

為此，人們進一步區分了積極與消極完美主義，所謂消極完美主義，常具有完美主義的強迫症傾向，總希望自己及與自己相關的事物盡善盡美；對於任何細微的過錯和失誤都絕不容忍，常有潔癖，講究秩序，不允許有丁點失誤。

筆者曾指出：城市女性癌症患者中，百分之七十屬於好女人，且集中在財務、中小學老師、辦公室中低級管理人員中，她們的一大共性特點就是完美主義傾向，且多數屬於消極完美主義者。而消極完美主義者又常被稱為完美強迫症患者，這種傾嚮往往是「人生的毒瘤」。

二〇〇六年前後，有一位郭姓的女士，西北人，來上海工作十年，才三十六歲，先患了乳癌，手術、化療後不久又轉移到肝臟。她來找我看病時，肝臟轉移正在治療中。我與她接觸的第一時間就猜出她是會計師，因為她給我看的病史，和她自己總結的檢查指標變化，哪怕一個指標這次比上次升高零點五，她都會如臨大敵，算出上升百分比，反反覆覆問為什麼？而且，每一次來都有新問題，她只看指標中有所上升的，從來不關心指標大幅度下降的。故消極完美主義傾向明顯。

她每一次來，開始都是愁容滿面的。當然，有一點很好，願意聽我解釋。有一次她母親陪來，告訴我說，她只有聽我解釋後，門診回去兩三天內，情緒比較好，過幾天又不行了。因此，她曾提出要求兩週一次門診，我沒有答應。我想，哪怕她天天和我在一起，也會是這樣的較真、焦慮不安，每一次，我都要批評她這種追求完美、愛較真及焦慮特點，她口頭接受，卻秉性難改。我一度給了她抗焦慮的中西醫藥物，有所改善。她的治療效果還不錯，肝內轉移灶控制了（化療同時，中醫藥加射頻消融），病情穩定了。可惜，依然是寢食難安，天天提心吊膽，較真焦慮。我告誡她，你雖然初戰告捷，但秉性不改，還會陷入泥淖。

她天天關心的只是身體的細微變化及指標的點滴升降。三四年後相安無事，仍是一有風吹草動，就緊張萬分，寢食不安，一定會想法找到我。儘管檢查結果一切正常，可老是心神不寧的。每次來，都有一大堆臨床主訴。我也無奈。建議她長期服用谷維素，谷維素有一定的穩定自主神經功能。但她吃了兩個月，認為沒作用，沒有再堅持。

二〇一二年年底，她沒有任何不適，只是自我擔心，做了個全身檢查，肝、肺、乳腺都很好，但甲狀腺有個結節，她是個不放過一粒沙子的人，追蹤到底，疑是單純性／局灶性甲狀腺癌可能，這下又急壞了。一定加塞看門診。我與她說明白：「一般人，這種類型觀察就是，鑑於你的個性，我一定建議手術，否則，茶飯不香，寢食不安，光這些就足以致命。她同意了，很快做了手術，事後又開始糾結：「我怎麼這麼倒霉，連中幾次『獎』？」我半開玩笑半當真地說：「這個癌是你自己求出來的，太追求完美了。早就與你說了，自然界不完美，天底下不完美，你一定要追求完美，違拗了自然，故要改一改性格，建議你從生活中學會萬事放鬆些，把事情看得簡單些，學會二八區分，不要逢事就緊張，一有風吹草動，就認為天塌地陷了，萬事一定要問個明明白白。如此，長期精神緊張，心裡一定很累，沒有彈性，不利於內環境穩定。而且，肯定干擾神經、內分泌及免疫等功能狀態，無助於疾病的控制與康復。你的乳癌、甲狀腺癌是一根藤上的幾個苦瓜，一定程度上都與你自己的這種個性有關。你再如此生活，執迷不悟，癌症還會不斷盯上你……。」她的母親與丈夫也非常認同我的分析，而且其丈夫一再證實自己妻子多年來過日子已經處於高度焦慮、緊張的「程序化」狀態，事事過分認真，從來不嘗試放鬆的機會。為此，他們的日子裡沒有簡單生活的愉悅感。

臨床上我經常開玩笑地對完美主義傾向的患者（包括這位女患者）說：「天底下原本就不完美。你看自然界完美嗎？老是有風雪，老是有暴雨，還有聖嬰現象（ENSO）。太陽完美嗎？太陽不是有黑子嗎？有完美的人嗎？天下沒有一個完人。你追求完美，違背自然界原有的特點。因此，越規是會受到懲罰的。」當然，我們應這樣看：很多東西要保持一定的「度」，在重要的或決定性的問題上，盡其所能地去追求完美，追求最好，追求超越，不為過。但生活中的所有問題，包括不重要的都要完美，那就嚴重過了。讓它去，隨意些，可能更好。

而且，事在人為，有時候，很多重要的問題上也要學會「夠好了，就可以了」。那你才能活得很舒暢、自在。

我進一步建議她，學學鄭板橋「難得糊塗」。告訴她，生活上，學會「難得糊塗」是種境界，是種合理、健康且科學的生活方式。並舉「和諧」概念加以引申：和諧，某種意義上就是學會必要時「妥協」，而且，首先學會自我「妥協」。實在困難，不妨自己出遊一下，換換環境。多次類似的談話後，也許因為兩次打擊的關係，她真的開始嘗試改變個性了。甲狀腺手術後，索性離開上海，帶著中藥四處神遊了。而且，去的都是道教名山及佛學寺廟，並幾個月回上海一次，才檢查一次。真的開始放鬆後，據她稱自己茶飯都香了，幾十年沒有改善的睡眠障礙，大抵消失了。大多數時間可以躺倒就睡了。她最近門診時說：「反正人生就是這麼回事。天天游弋在天地山川之間，很少再去想病了，自在得多了。身體也沒有什麼特別不爽、不適了。」

當然，這中間，她的個性也開始瀟灑起來了，自我壓力自然消解了。不再那麼追求一絲不苟的完美至上了。我表揚她說：「你這才開始學會了生活。」

❖ 放低標準就幸福：很多事，夠好了就可以了

筆者前一段時間在《新浪博客》上發表了「夠好了，就可以了」的博文，討論的是又一個生活準則問題。

筆者看到美國史丹佛大學的政治學教授史蒂芬・克拉斯納（Stephen Krasner）在《洛杉磯時報》（*Los Angeles Times*）的一篇分析文章，說美國人一直有種錯誤觀點：認為他們是最強大的，故美國的目的是根據他們的意圖，為所欲為地想改變一切。史蒂芬教授認為：這從根本上錯了。美國人必須改變他們的目標，應定位在「適度」及「夠好了」就可以了。博文中我還展開分析說，不僅國際政治、軍事領域，即便是醫療保健領域，也須強調「夠好了」就可以了，且是一定範圍內「夠好了」就可以了。不要把目標盲目擴得太大。包括腫瘤領域，不要動不動就是最新標靶藥；動不動就是一連串放療、化療，趕盡殺絕；動不動就是寧可錯殺一千，不可放過一個。追求「夠好了」就可以了，也許是最聰明，最有智慧的。

其實，現實社會中同樣如此。很多時候把標準定得太高，達不到此目標，人們則會因此而苦惱煩躁，忐忑不安，甚至患者會加重病情。但是學會調整目標，把目標放低一點，也許情況就大有改變。這未嘗不是一種生活智慧。

筆者有兩個腎癌患者的比較，很有意思。她們都是透明細胞癌，年齡都在六十到七十歲；一個姓曹，一個姓姚；來求治時都已用了標靶藥：一個用索拉非尼（Sorafenib），一個用舒尼替尼

（Sunitinb）；而且都用了足量，每天四粒。她們是差不多時間來找我的，都已快七年了。來求治後，因為都受不了劇烈的副作用，我給她們都調整了用藥劑量，很快就把標靶藥的劑量減下來了。現兩人都只用四分之一的量（每天一片）維持著。姓姚的女士是軍校的政治學教授，來時臉刷白，血壓很高（舒尼替尼的副作用），情況很差。然後逐漸調整，現在臉色紅潤，氣色很好，血壓正常。每次來求診，總是咯咯地笑。她的檢查結果，儘管腎功能有部分指標還不夠理想，蛋白尿常有（+～++），經常伴有少量白血球。我解釋說：這不完全是腎癌關係，因為你以前可能有過慢性尿路感染，這種情況在中老年女性中要澈底改善很難，放低一點標準吧。她完全接受這解釋。現在又是旅遊，又是上老年大學，生活得悠哉悠哉、很充實。她三五個月找我一次，每次都笑呵呵地說：「我這次比上次好。」「我這一次又比上次好。」

姓曹的比姚老師早三個月找我，年歲稍長些，接近七十歲，她來時右背部劇烈疼痛，右腎腎癌侵犯到膈肌、右肺底部，侵襲神經末梢之故。中西藥調整後疼痛很快緩解，現已不痛了。她當時由標靶藥（索拉非尼）所致的高血壓，也改善了。然而，就是腎功能有點問題，性質與姚老師一樣。剛開始，她滿懷信心，因為每一次尿檢都有改善。但到一定程度後就改善不了了，始終存在少量尿蛋白，有時還有膿（白血球），其他指標都可以。最後這點小麻煩可讓她犯愁了。每次都反覆述說：「我腎功能不好，以後怎麼辦？」我經常給她開導，說：「其實，中年以上女性不妨做個普查，有少量蛋白尿的肯定不在少數，有白（膿）血球的也非少數，這是中老年女性常見現象。很可能是以前慢性尿路感染／腎盂腎炎引起的（因為女性尿路短，易被感染）。要放低點標準，只要腫塊沒變化，你就應該心滿意足。聽我說完，她也覺得坦蕩些，但回去後又不時地糾結。她老公經常跟我述說：「她老是為此擔心，這次尿蛋白又高了點、這次尿中白血球又有點上升，其實，連續地看，上上下下並沒差異。」

有一次，我跟她開玩笑說：「如果規定一百八十公分的身高才算是正常中國人，那我們這些人都算是殘廢了。這不是把目標制定得太高的緣故嗎？問題是中老年女性都有類似的腎功能不足，何必這麼要求自己呢？再說，少量尿蛋白、白血球對你的生存及今後並不會有太大影響，夠好了就可以吧。」她活得就遠沒有姚老師好。

其實，在很多情況下，我們放低點標準，就會增加生活幸福感，感到很快樂。為什麼大城市成功人士的快樂感、幸福感遠遠不如中小城市，甚至明顯遜色於一些邊遠地區，就是因為自我價值觀制定上的偏差。標準制定得越高，越難以快樂。懂得生活的人，往往會合理制定自己的目標和期望值，「到哪個山，說哪個話。」（康復到哪一步，再爭取新目標和標準），而不是一味地拔高自己的標準。

按照最高標準嚴格要求自己，在工作中或許還是一個值得稱讚的好行為。但在生活中，一定不是一個懂得生活，且很難快樂、幸福、滿足的人。

事實上，前面說的李開復先生，他開始強調要「做最好的自己」，也是典型的完美主義者，目標定得高不可及。他摔了個大觔斗。回過頭來才知道，生活還有更多的選擇；還有親情，還有家庭生活，還有閒暇隨性中的桂花香、朋友家的躺椅不錯等。所以，閒情逸致中，他開始主張要適當放低點目標，享受生活。這時的他，才真正成了年輕人創業的心靈及人生導師。

其實，很多問題的癥結不在於現實的困惑，而在於你的認識問題。你怎麼規範自己，你怎麼認識及限定自己，才決定著你的生活感受及成就感等。

❖別被虛幻的「面子」囚禁了

十九世紀中後葉來中國的傳教士亞瑟．史密斯（A.Smith，中文名：明恩溥）在一八九四年寫下了分析中國人性格的第一書：《中國人的素質》，其中第一章就是《面子要緊》。因此，中國人特別講面子，便不脛而走，成為公認的了。

中國人最講面子問題，丟面子是大忌諱。所謂面子，只是虛幻外表的「我」，並非真實具體的「我」。但就是這個虛幻外表的「我」，卻害人不淺。在知識女性中，這更是明顯。筆者從醫經歷中，因為太要面子，以致最後罹患癌症者，絕非少數，尤其集中於女性。真是應了一句老話：死要面子活受罪。

我熟識的女性中有多位屬於此類「倒霉」者，有些我早先曾有過善意的提醒，可惜未能起效。特別記錄幾例，以為警示：

某兄弟醫學院校一位同齡的學術人才，專業上不錯，但絕非頂尖，政治上亦努力爭取上進，因此，總體上比較風順。就是特別要面子，每年評比總希望自己是第一。由於結婚較早，婚姻狀況很一般（其實夫婦關係不和，只是因為要面子，從不承認而已），子女也多，丈夫又收入有限，家庭開支捉襟見肘。但她仍然在各方面都刻意表現出優於他人的假象，平日裡，她各方面都善於自我壓抑。其實，熟識的同仁都知道她愛面子的特點，有時候，有意讓著她。

有一次，有個海外學術交流的機會，表面上她無所謂，內心卻覺得非她去不可。自然是一場爾虞我詐的暗中惡鬥，最後，她如願以償。出行前，一番慷慨激昂的表態，讓很多人大發感慨。我得知後，頗為「深秋裡霧中看花，看出了霧後的寒霜」，託人轉告她，身體第一，別過於折騰自己。

別後，一直沒有如期回國。初起幾年間還斷斷續續有消息，後來，越來越少，只是偶爾得到些傳聞而已。三五年後，傳聞她在國內的家搬了。又過幾年，傳聞她離異了。再一兩年後，又聽到她罹患胃癌的消息。此後，就再也沒有她的消息了。有猜測說她因病重已回國姑息，只是因為太要面子，不想讓熟識者獲悉她不太理想的現狀而已。

施教授是「好女人」要面子的另外一種類型。她原先在上海某普通高校任職通識課的副教授，頗有才華，且十分努力，在全國學術圈內有點小影響力。升了教授後，嫌原先學校平台太小，全國影響力不夠，花九牛二虎之力，調進了某知名的重點大學。本想放開手腳大幹一番，可惜天不遂其意，剛剛拚命做了兩三年，稍有起色，一紙卵巢癌晚期的診斷報告，讓她澈底暈了，痛哭了一場。

手術、化療後，她非常虛弱，找我診療，當時信誓旦旦：一定以命為本，調整生活方式，不再在乎他人議論，好好活著要緊。當時，陪同她來的另一位教授也勸告她：「你女兒還小（她是單親家庭），學術是無底洞，悠著點吧。」

沒想到，幾個月後，她體能有所恢復，便把我們的勸告一股腦兒丟在身後，故態復萌，中醫藥治療也忽略了。心存僥倖地想：再好好做幾年吧，別讓新學校的同仁們恥笑。故又天天掛念著科研、論文、教學等。不久，卵巢癌復發了。這次，儘管她又信誓旦旦、並努力治療，但命運沒有再給她機會，剛過五十歲就撒手人寰。在最後時刻，她痛哭流涕，承認是太要面子害了自己。

其實，弄清楚哪些是自我真實的需求，哪些只是表面而虛幻的，至關重要。就像施教授，我等多次勸她：「留得青山在，不怕沒柴燒。」先放慢點，穩定身體再說。其他可以一步步來；做學問也像煲粥，長時間煲出來的粥，更是味香而稠，急火不行，熬段時間再努力沒關係。但她面子上過不去，付出了生命的代價。

中國人最講面子，也最容易被虛幻的面子所囚禁，以至於戕害健康而不覺。如何從這個困境中走出，考驗著每一位的生存智慧。

❖雙面人的生活：即使再成功，也要不得

最近，一位我熟悉的外地女學者（已經棄學從政多年）被確診為腸癌晚期，聽說情況已經比較糟糕了。由於工作關係，我們二三十年前就有所接觸。表面上，她是一個典型的「好女人」，實際上是一個雙面人。她以非常優秀的一面展現給公眾——完全以他人的標準來約束自我生活，在公開場合從來沒見她發過火，事業上很勤勉，日常行為很講究，說話也很有分寸，每天早起鍛鍊身體。然而，內心並非如此，脾氣暴躁，私下常抱怨他人，哪怕是閨蜜、長期的好友，且經常在一些關鍵問題上給人使壞；自我能力一般，卻定下很高目標，一心想在職務上不斷攀升。她大抵如願了，三十多歲當處長；四十多歲時，告別了學術生涯，當副局長；等到五十多歲，當了一廳局級幹部，榮列高級幹部隊伍了。

幾年前，因為她比較光鮮，引人注目，一些朋友們在一起私下聊天時就說起她，多數認為她勢頭正旺，並一帆風順，生活方式講究，又注意鍛鍊身體，肯定很有前景。我當時就不以為然。朋友問我為什麼，我說：「她這種性格，以雙面人形式出現在公眾面前，是對健康的禍害。」最後，一語成讖，反倒讓我挺內疚。而且我們一直認為腸癌患者個性很不明顯，她卻是個例外，發現時，已屬晚期。

其實，現實生活中，雙面人還真的不少。歷史上，拿破崙（Napoléon Bonaparte）就是典型的

雙面人格，拿破崙有胃癌可疑史（至少，他兄弟姊妹中死於胃癌的好幾位），沙皇亞歷山大一世（Alexander I）也被認為具有典型的雙面人格。他們的死，都是說不清楚的歷史事件。

今天，癌症患者中也有不少類似個性者（男女中都不少），何以他們更容易被癌症盯上？一種解釋：實際上，雙面人是很累的，內心一直很糾結，他需要長期巧妙地掩飾自己，戴著面具生活著，多數時間扭曲著自我「真情性」，內心時時處於嚴重的壓力狀態，身體機能不斷地「抗議」，只不過為了虛假的面子，他們大多不予理會罷了。因此，內心的弦，長期繃得緊緊地，就容易繃斷了。

總之，即使一時沒有「繃斷」，他們也活得比常人累多了，畢竟時時刻刻要戴上假面具生活。而在眾目睽睽之下，人們辨識真假的能力，還是越來越犀利了。

想健康生活，真正成就自己，享受康寧與壽福，看來最好還是活在真實的自我中——既沒有時刻當著演員、掩飾自己真相的累，又無須過分違拗自己意願，可真情性而愜意地生活著。

❖ 言情小說不等於現實

其實，今天每個知書達理的人，或說每個受教育者，生活中都有個參照系，都有個對照模式，並以這個模式來衡量自己的生活。而這個模式的選擇和正確與否，往往決定著他對生活的評估，甚至影響到他的康與壽。

臨床上，可歸納出這麼一種生活類型：很多人過度沉湎於一些典型化的、過於理想的社會生活模式，並以此來衡量自己及自己的另一半——先生或夫人，因此，總覺得自己活著與理想的那個，有太大的差距；總是和想像中的生活太不一樣；因而，總是憤憤不平，或悶悶不樂，甚至感到活在死亡邊緣。

有這麼一對從江西來的，在上海打拚、生活的大學同學配偶，已婚後五六年，孩子早有了。先生是工程師，搞機器人設計的，相當不錯，但屬典型理工男，比較靦腆，因為和我同姓，有意無意認我作為他的長輩。妻子姓姚，在一個公司已坐上了中階主管，也相當不錯，他們不缺錢，生活也比較滋潤。然該女子是位文科女，也是一個文青，細膩又要強，原來年輕時沉湎於瓊瑤之類言情小說。結婚前，兩人感情很好，甜甜蜜蜜的。婚後，她老是以言情小說裡的那種情節來要求先生和自己，並苛求生活情趣化。故老是在私下及閨蜜的閒談中埋怨，覺得老公這個不懂、那個不清楚。比如，情人節應主動送花；又如，結婚紀念應該記住；某些情景，應該表現出像誰誰誰一樣，才有情趣。但先生比較木訥，對這類東西既不感興趣，又很少會有主動反應。所以，夫人始終不滿。但她的不滿只以一種試探方式，隱晦語氣，提醒對方，希望老公能夠自己領悟，有所進步。並希望借此改變他，讓他們的生活更豐滿、更富有情趣。

從某種意義上來看，你能說該女子錯了嗎？無法。但她不是生活在現實中，而是存活於虛幻言情故事裡，在不存在的世界期盼著、焦慮著、憂鬱著。因此，就在生完孩子三年後，由於長期輕度憂鬱傾向（有個準規律：凡特別細膩，講究情感，對言情小說情有獨鍾，把生活等同於小說者，往往易陷入憂鬱狀態），最後，她健檢時發現右乳有異常結節，確診為乳癌。

當時，她的乳癌是單純性的，只做了手術切除，並沒淋巴轉移，也沒化療，不久便康復了。然而她仍舊鬱悶難解，覺得這一大半都是因為老公沒有情趣，不懂得生活所致。她承認憂鬱和患癌有關，但憂鬱不是源自工作，而是根源於夫妻生活、感情世界。兩年後，當她好不容易從第一次癌症陰影中走出，卻再一次發現對側乳腺又有了結節，經檢查，還是乳癌，且是原發的。因為細胞類型不一樣。這次，夫妻倆精神都垮了。「怎麼回事？我們怎麼這麼倒霉。」當夫人坐在我的診桌旁時，先生低著頭站在背後，滿臉充滿了內疚。像個犯了嚴重錯誤的大男孩，總覺得自己沒有盡責，沒有善待她，有一種愧疚感。但也覺得自己很冤，自己盡力盡心，沒有做錯什麼啊。

由於求治已有一段時間，我了解雙方特點，半開玩笑半認真地說，「生活」這本書，絕對不是小說家所寫得那麼有情趣，那麼有味道。日常生活其實是簡單的，婚姻大道就是柴米油鹽。過好日子，兩人恩愛就可以了。那些，只不過是小說家想像中的世界，加油添醋地變著法、安插進去的故事。而且，言情小說家自己的生活很少能滋潤的，生癌的也不少。三毛不就自殺了嗎？她們的小說，只是寄託著她們夢想、卻根本沒法實現的東西。千萬別把言情小說當現實、當成生活的指南。否則，誰都會失望、憂鬱，甚至自殺。因為這些本身就是虛幻、不現實的。

諸如上述女性的這類情況，臨床非常常見。

筆者注意到太多的疑似現象：女的文科生或小說家更容易生癌，文青也一樣；特別是患乳癌、肺癌、卵巢癌等。患了這些癌的女性，康復期間很多人成了作家，至少寫出了自己的書。交談中，她們年輕時的夢想，都曾有過小說家這個理想。這不能不說是種規律性現象。

有文學夢、文青夢不是壞事。但如果把虛構的文學世界看作是現實，或者追求虛構文學般的爛漫、情趣生活，就脫離了現實，很可能埋下健康的隱患。

❖ 生活無處不精彩

生活哲學家如此說：生活無處不精彩。問題只在於你能不能意識並發現它，學會欣賞及享受它。前面述說的李開復故事也好，《支撐生活的正是這些點滴小事》中的戴安娜情節也好，體現的都是同一哲理。下面的故事更能說明問題：

春節後，臉曬得黝黑的習女士隔了近半年又來找我複診了。複診時，帶著一個大蛇皮袋，裡面裝滿了東西。我問：「這是什麼東西？」她說：「不值錢的，我自己種的新鮮蔬菜，送給您。」我好奇地問：「您怎麼真的去種菜了？」她說：「對啊，我在崇明找了塊地，開始種菜了。你別看這樣，種菜過程中，天天看著菜長大，還是很有成就感、價值感的。剛剛開春，給您的蔬菜可新鮮了，綠油油的，絕對不上農藥化肥，上海很難找到這樣的蔬菜，是吧？」一臉自豪。

原來，五年多前的她，是一個頗大的公司副總，主管銷售的能力特別強，性子也特別急。然後患了乳癌，因為比較單純，所以手術後沒化療。不久，她覺得什麼都好了，儘管還在服用內分泌藥。故她又重新投入了工作，而且，比以前更拚命。不久，她發現右肋骨痛，一檢查右肋骨轉移了。這次，她有些受到打擊，她認真地治療，但還是放心不下公司的事情。又過了不久，約一年半，一次重感冒後，出現胸痛、咳嗽、氣急，虛汗淋淋。一檢查，左肺轉移伴有大量胸水。這時候，她徹底垮了。她說：「兩年多時間內，我接二連三受打擊，太厲害了。」

她原先是個性急的人，也是個本科學習西方科學的人，早先對中醫不太感興趣。連續兩次轉移，迫使她只能來尋求中醫配合。診療時，她不斷地唉聲嘆氣，說：「我怎麼這麼倒霉，我這輩子前半生非常光鮮。這幾年開始不行了，老是犯了什麼大忌似的，被可惡的乳癌緊緊盯住不放……。」

我仔細了解了她的經歷後，給她進行了分析：她承認自己是個完美主義者，什麼都追求最好，什麼都要做第一。而且，有典型的 A 型性格，絕不服輸。因此，一直活在高度壓力狀態下。我提醒她：「您已經年過半百了，要好好思考思考人生的意義了。人生就只是銷售指標、業績，超越他人嗎？」並主張她不妨盡快調整調整。在接受中西醫治療的同時，改變一下生活方式。因為她已過了退休年齡，但還可以繼續做。我建議她：「您應該換一種生活方式，好好享受新的生活。」她應允了。

自那以後，她在上海治療了一年多，康復得很好。但她是個閒不住的人，閒著難受。如果回到原崗位，說不準會故伎重演。故我給出了個點子：「你不妨找點你特別想做的事。」此後不久，她告訴我，朋友在崇明有塊地，她想到那邊去種種、養養生，休閒加康復。我覺得這個蠻好的。她欣然選擇了這條路，且把家安在了崇明，開始與泥土打交道，起早摸黑，種菜了，且很少回上海的家。從那以後，她真的愛上了這個行當。她說：「以前的我，總覺得閒下來生活太枯燥，必須努力做，實現某個目標，我才有前途。現在覺得天天和蔬菜水果打交道，看著綠油油的果蔬長大，自己吃不完，還可以送給親戚朋友，很有成就感，且樂此不疲。」兩年多下來，其他一切都好，檢體也沒有問題；唯一就是做累了，會有點腰酸，轉移處微微有點酸楚感。除了臉色黑黝黝的，沒有不適感。她自己也充實而很滿足地生存著。你不能不說這也是一種值得推崇的好生活。

高女士是我較早的老患者之一，一九九六年生的惡性平滑肌肉瘤。她最初不知道這個病的惡性程度，然後醫生看多了，才知道非常可怕。開始單純西醫治療。第一次手術後，三四個月就復發；第二次再做手術，又是三四個月內復發。一九九七年香港回歸前，在癌症俱樂部介紹下找到我。當時，她和先生都忐忑不安。因為所有的醫生都告訴她，只剩幾個月壽命了（那時，標靶藥還沒有問世）。沒想到，以中醫藥為主的中西醫結合治療，使得症狀很穩定。因為她找我時，已出現第三次復發了。半年後，我建議她做了第三次手術。這次手術做完後，近二十年來，除了當中又有過一次復發外（她吃中藥八年後誤以為康復了，自動停止了，結果半年就又復發），一直用中西藥物控制得很好。

她的專長是研製印泥，她對這個很有研究。當時，康復後身體不錯，精力頗佳，閒著沒事，很想回到自己的工作單位。原單位最初很怕她再復發，給單位再惹事，避之唯恐不及，拒絕她的請求。我們幾個醫生一搗鼓，給她單位寫了個證明，建議單位接受。且告訴單位，她若有熱愛的事做，可以康復得更好。單位最終同意了。她又操起了舊業。一晃，快二十年了。她儘管已退休多年，但隨著書畫市場的紅火，人們紛紛找上門來，她自製的印泥供不應求。她樂呵呵地用土法做著印泥，既有收入，又回饋社會，且重新實現了自我價值。這種帶有樂趣的生活，對於心身的穩定及健康的維持，對她人生意義的完善，也都有積極意義。

可見，生活的精彩並不侷限於人們熟識的、趨之若鶩的、俗套了的那些領域，生活可以說無處不精彩。心潛下去，熱愛它，做什麼，都可以體驗到它的意義和快樂。問題只在於我們是否善於潛下心，去發現它，領悟它，享受它。

而且，生活是否精彩，與錢多錢少並沒必然聯繫；與官位高低、名聲大小、利益多少也沒有瓜葛。全在於內心自我的體驗及享受。

須知，過多的財富只能換取奢靡者的揮霍；心靈必需品通常無須用錢購買。

❖ 只過自己能夠承受的生活

前已述及，每個人身心承受的能力是有限的，你生活的活動半徑及極限都是客觀存在的，忽略這些，短期也許無所謂，但長此以往，一定是要付出慘重代價的。許多英年早逝者，往往在這一點上犯了迷糊。而且，悲劇還在一幕幕地上演著。北京每天有十幾位年青才俊，突發疾病，送往醫院急救，一到醫院，不必再救，已死於過勞。中關村創辦人平均壽命一度不到五十八歲，都是鮮活的實例。

因此，認識到生活之精彩，創新之價值，還要強調生命之極限。我們強烈主張：只過自己能夠承受的生活。

二十世紀九〇年代早中期，本人醫療、教學、科研工作非常繁忙，天天被填滿了的日程所驅使，幾乎每一件事情都很緊要，沒有歇息閒暇時間。一個星期天上午，匆匆趕著出門前，念小學的十來歲女兒問我：「爸爸，你的生活中，除了工作，還有什麼嗎？」女兒一句話，居然把我問倒了。是啊，天天匆匆忙忙地，擠乾了時間在忙碌，究竟在忙些什麼？除了這些，生活就沒有其他的了嗎？這句話讓我沉思良久。而且，當時體檢已出現不少健康問題的信號。我想了很多，且想得很通透，沿著現有的這條路走下去，自己能夠走到的最高頂點就在那裡（就像名聲在外的學術前輩那樣）。那，就是我所想要的一切嗎？何況，能否走到那個頂點還是問題呢？當時，我已經四十多歲，奔五十的人了。

自我詰問的結果是：應該而且必須盡快做出調整了。

從那以後，我學會對自己、工作及他人說「不」字，學會了甄別、取捨，有些事，學會了放手，甚至放棄了很多頗有誘惑性的事，開始信奉新的生活方式。因為我清楚地意識到：像我這樣的人，這輩子事情是永遠做不完的，做下去永遠都有新任務。因此，應該恪守一條底線：以身體能夠承受，生活能夠適應為邊界。應信奉「留得青山在，不怕沒柴燒」的原則；儘早學會自我調配生活，調控時間，調慢節奏。自我好好安排生活和工作。在放慢生活節奏中，自己也摸索了一些經驗（見拙著《你會管理自己的健康嗎》）。一晃，二十年過去了，這期間，我自認為的效率並沒有太多下降。然而，至少健康狀態比之四十多歲時，沒有太明顯的惡化，優哉游哉地生活著、工作著、思考著。因此，不以透支自己生命為度，只過自己能夠承受的生活，那應該是一條生活的底線。

幾年前，京城一位著名學者打電話給我，要我趕快幫幫一位學界翹楚、他的好友。此君的確是上海某名校的著名教授，該校以優厚的條件，聘請他來主持學術研究。我曾在《文匯報》上經常拜讀他的文章。印象最深的是他穿著一件黑中裝，一手叼著雪茄在講演的照片。按時下俗話說：那張照片「帥呆了」，講演的內容也很精彩。所以，對他並不陌生。他是國內公認的多個學科領頭羊，多個學科中都有較大建樹，故京城朋友才會匆匆求我搭一把手。他因為嗜酒（且只喝茅台），基本不吃飯。不久前喝酒後劇痛，一檢查，患了胃癌，且已屬晚期。我在腫瘤醫院病榻上看到了他，一副憔悴和慌張神情，拽著我的手，深情地說：「我們算有緣分了，好好救救我吧。我一定要活下去，我還有太多的事情要做……。」

的確，他才五十歲剛出頭。我也下決心努力一把。可腫瘤醫院是他所在大學的附屬醫院，醫院已給他上了化療（且五十多歲胃癌晚期，化療是可以接受的）。故只能先建議化療間隙，爭取配合中醫藥，以求能夠有最好的效果。遺憾的是，一次化療後，他白血球直線下降，再也沒有恢復過來。就一次化療，送走了他。

他的離去，令我感慨萬千。一位學界翹楚、多個學科領頭羊、難得的才俊，就這麼匆匆走了，留下了太多的遺憾、牽掛及反思。我去看了他三次，每次惡病質情況都在加劇（可能癌性出血難以控制），而他求生欲望卻極其強烈。他送了我四本來上海後主編的書，都是厚實、沉甸甸的。這，浸透了他多少日夜煎熬的心血。他是一個大有作為的學者。被引進後，為報知遇之恩，非常執著地主持著多項重大科研，沒日沒夜地做。但陪伴他的就兩樣東西：雪茄菸和茅台酒……。

我非常欣賞他的個性、才華和執著，以及他的學術能力。然而，作為一個醫生，只能遺憾地說：他對生命意義之認識太欠缺了，對生命本身的尊重或對生活的理解太單薄了。健康管控的意識極度欠缺。我沒有資格評論他的生活態度，但有義務提醒人們（包括這樣玩命的才俊），須學會尊重生命，生命或生活都是有極限的，要想更好地發揮自我才華及潛能，就要「過自己能承受的生活」。「留得青山在」，才能持久地發光、發熱。肆意地透支，過度地折騰，早晚會受懲罰的。

他付出的代價太大了。其後，很多紀念文章都對他的去世哀悼不已。我也非常惆悵傷感。但這一切又能怪誰呢？父母給了強健體魄，故我們要像珍惜瓷器一樣，珍惜自己生命。只希望到頭來醫院醫生妙手回春，賭注畢竟太大了。

而珍惜生命的一個原則就是：過自己能承受的生活。

自我慶幸：小女天真的提醒，能讓我早點醒悟這一點，過自己能承受的生活。

第十章

生存：最核心的是簡單

不甘放下的，往往不是值得珍惜的；苦苦追逐的，往往不是生命需要的。

——無名氏

梭羅曾說：「我願意深深地扎入生活……過得紮實、簡單，把一切不屬於生活的內容剔除得乾淨利落，簡單，簡單，再簡單。」「當你過於注意細節的時候，卻是在一點一滴地浪費你的人生……一切要簡化！簡化！再簡化！」

在二〇一五年的全國人大會議上，馮驥才批評道：今天的社會風氣，人人圍繞著財富名利轉。天下熙熙，皆為利來；天下攘攘，皆為利往；成為時尚。而稍早一點，莫言在日本舉行的東亞文學論壇上作了《悠著點，慢著點》的演講。強調說：如果還是循今天你爭我奪的態勢快速走下去，「人類啊，你的好日子已經不多了」！這些聲音，振聾發聵。

活在當下社會，人人都需為生存而努力、而競爭。因此，熙熙攘攘並非不可理解，或者絕對排斥，否則人類無以進步，甚至無法在現實社會中生存。然而，努力和競爭並不是生活的目的，只是爭取幸福快樂生活的手段和途徑；如果努力及競爭不能令人健康、幸福和快樂，甚至帶來疾病及痛苦；或者異化為生活的終極目標或唯一導向，那麼，人類一定會被這個自身創造的「增富」怪物所毀滅。

鑑此，哲人周國平先生如是告誡說：「人的精力是有限的，有所為就必有所不為，而人與人之間的巨大區別就在於所為所不為的不同取向。」問題就在於，以什麼作為生存的價值導向，然後進行取捨，有所為而有所不為。

❖關於快樂：哲學家與亞歷山大的對話

第歐根尼（Diogenes）是古希臘著名哲學家，生活在亞歷山大時期。亞歷山大大帝征服雅典後，第歐根尼問他還要做什麼。亞歷山大回答說：「我要征服波斯。」「然後呢？」大帝回答曰：「我要征服全世界。」「在你征服全世界以後呢？」大帝答曰：「那我就快樂了。」哲學家說：「那你為什麼不能現在就快樂呢？」

其實，這是個著名的難題：人何時才能快樂？怎樣才能快樂？

亞歷山大大帝就是典型。他是個空前絕後的軍事天才，有著強烈的征服欲，試圖通過征服和改變世界取得快樂。這是一條永遠不可能成功的路。與哲學家對話後，很快他就征服了波斯。成功後他本可安返家園，但他征服欲沒法滿足，故繼續揮軍征服了印度。在印度得勝後，其部下已厭戰，他不得不暫時停止遠征而歸。回歸後不久，又開始整頓軍隊，想進一步征服羅馬。結果，新的行動未能開始，他自己卻突發疾病而倒下，十天後死了。其時還不滿三十三歲。只經歷了三分之一的人生，而就才華來說，卻又是那麼的蓋世無雙。這不是一種嘲諷嗎？

第歐根尼與亞歷山大的這段經典對話，太有醒世意義了。尤其是亞歷山大大帝最後的結局，論證了哲學家之睿智。

其實，人生的路，不在於遠近；重要的在於追求的目標是什麼？從何開始？

因此，如欲獲得幸福、快樂、成功的人生，首先要找到正確的人生之路；得先明確方向所在，目的意義何在。如果連你自己都不知道行進的方向，目標迷失了，那你就永遠不可能到達目的地。

類似的故事太多了。順手舉一個為例。

美國一個企業家出身的富商，有次到海灘去玩。看到海灘上有一所漁民房子，便進去做客。正好漁夫從海上抓了幾條魚回來，這些魚又肥又嫩。漁夫很好客，做了魚湯請他喝。企業家吃完後，讚不絕口，問他：「你每天能打多少魚？」漁夫答曰：「我每天只是中午前後出去一兩個小時，打個幾條魚回來，夠吃就可以了。」那個富商告訴他：「我給你投資。你多打點魚，我包銷；慢慢地，你就可以造更大的船，打更多的魚。」漁夫問道：「造更大的船，打更多的魚，為了什麼呢？」「為了你能賺更多的錢。」「賺更多的錢，又為了什麼呢？」富商說：「你會更幸福。」漁夫哈哈大笑，說：「我現在睡到想起就起，生活得很自在。下午悠悠閒閒地，很充實，也很快活。要說為了快活，我現在已很快樂了。我的目的已達到，那又何必呢？」

富商滿臉驚愕地看著漁夫，百思不得其解。天下哪有這樣的思路？但他又無法反駁漁夫。

說真的，漁夫的人生哲理是純真的、清晰的。

問題倒出在富商，他自己受社會習慣勢力之驅使，沒有想明白賺錢的意義究竟何在。陷入了與亞歷山大大帝一樣的迴圈中。只不過，世上芸芸眾生，大都類似富商，熙熙攘攘，皆為求利。求了利，又會怎麼樣？很少有人會去細細琢磨。

放牛娃的對話誘導了中學生自殺，那是走向了問題的另一個極端。

而真正生存、生活意義及價值的尋找與選擇，應該在這兩個極端取向中，允執其中。朱熹就說了：「和而不同、執兩用中。」儘管可以包容不同的生存、生活方式（和而不同），但在本能自我與文化自我兩端中，允執厥中。

人生走向快樂幸福的路，其實不多，主要就是走向純真的自己，走自己的路。只有這樣，才能感受到快樂。故哲人如是說：「快樂更多地依賴於精神而非物質。」印度著名詩人泰戈爾曾說：「財富是『大』的負擔，康樂是『生』的充實。」他是能夠完全理解並認同漁夫的快樂幸福觀的。

周國平先生有曰：「物慾是社會刺激出來的，不是生命本身帶來的。其滿足誠然也是一種快樂，但是，與生命的快樂比，它太淺；與精神的快樂比，它太低。」

❖ 莫言：人類的好日子不多了

著名作家莫言先生曾在東亞文學論壇上以《悠著點，慢著點》為題，做了一場可謂振聾發聵的演講。他的講演主題是文學在當下的意義，他從本能講起，追尋了世界主要矛盾及人類痛苦或歡樂的根源。他尖銳地說：「人類社會鬧鬧哄哄，亂七八糟，燈紅酒綠，聲色犬馬，看上去無比地複雜，但認真一想，也不過是貧困者追求富貴，富貴者追求享樂和刺激——基本上就是這麼一點事兒。」「孔夫子說過：『富與貴，人之所欲也；貧與賤，人之所惡也。』……無論是聖人還是百姓，無論是知識分子還是文盲，都對貧困和富貴的關係有清醒的認識。為什麼人們厭惡貧困？因為貧困者不能盡情地滿足自己的欲望。無論是食慾還是性慾，無論是虛榮心還是愛美之心……都必須用金錢來滿足。貧困者羨慕並希望得到富貴，這是人之常情，也是正當的欲望。」「毫無疑問，貧富與欲望，依然是當今世界的主要矛盾，是人類痛苦或者歡樂的根源。」

他進一步分析說：「中國人近年來的物質生活有了巨大的改善，個人的自由度相較以前也有了大幅度的寬鬆，人們的幸福感卻沒有多大的提高。」「一百多年前，曾提出科技救國的口號；三十多年前，提出科技興國的口號。但時至今日，我感到人類面臨著的最大危險，就是日益先進的科技與日益膨脹的人類貪慾的結合。在人類貪婪欲望的刺激下，科技的發展已經背離了一個人健康需求服務的正常軌道，而是在利潤的驅動下瘋狂發展以滿足人類的——其實是少數富貴者的病態需求。人類正在瘋狂地向地球索取。」他痛心疾首地抨擊：「我們把地球鑽得千瘡百孔；我們汙染了河流，海洋和空氣；我們擠在一起，用鋼筋和水泥築起稀奇古怪的建築，將這樣的場所美其名曰城市；我們在這樣的城市裡放縱著自己的欲望，製造著永難消解的垃圾……。」

接著，他清晰地表示，文學作品就是「向人們傳達許多最基本的道理：譬如房子是蓋了住的，不是用來炒的。我們要讓人們記起來，在人類沒有發明空調之前，熱死的人並不比現在多。在人類沒有發明電燈前，近視眼遠比現在少。在沒有電視前，人們的業餘時間照樣很豐富。有了網絡後，人們的頭腦裡並沒有比從前儲存更多的有用信息；沒有網絡前，傻瓜似乎比現在少。」

借助文學，要「讓人們知道，交通的便捷使人們失去了旅遊的快樂，通訊的快捷使人們失去了通信的幸福，食物的過剩使人們失去了吃的滋味，性的易得使人們失去戀愛的能力」。要「告訴人們，在資本、貪慾、權勢刺激下的科學的病態發展，已經使人類生活喪失了許多情趣且充滿了危機，我們要通過文學作品告訴人們，悠著點，慢著點。十分聰明用五分，留下五分給子孫」。

要「告訴人們，維持人類生命的最基本的物質是空氣、陽光、食物和水，其他的都是奢侈品……。」要「告訴人們，人類的好日子已經不多了。當人們在沙漠中時，就會明白水和食物比黃金和鑽石更珍貴，當地震和海嘯發生時，人們才會明白，無論多麼豪華的別墅和公館，在大自然的巨掌裡都是一團泥巴」。

他最後說：「我們的文學真能使人類的貪慾……結論是悲觀的。儘管結論是悲觀的，但我們不能放棄努力，因為，這不僅僅是救他人，同時也是救自己。」

鏗鏘有力的剖析、抨擊、警示中，知識人的睿智、良知、危機意識及責任感躍然其間。而我們更關心作為一位作家，他所分析的問題核心所在：他揭示今天的危機，源自人類的逐利本能；是無法自控的逐利本能，病態貪慾，驅使人類瘋狂地索取；並招致了生態災難，自身內心虛空及痛苦，且是諸多衝突之根源。

❖簡單：生存的本質，遠離慢性病的關鍵

莫言大師的字裡行間，流露出一基本精神，生活原本是簡單的：「維持人類生命的最基本的物質是空氣、陽光、食物和水。其他的都是奢侈品。」科技的進步，儘管送上了諸多新事物，但不見得都是正面的。筆者演講時也常說：「科技帶給人們的，不僅僅是美酒佳餚。」莫言強調：今天貪欲刺激下的科學病態發展，已使人類生活喪失了許多情趣且充滿了危機。故大聲疾呼：「悠著點，慢著點。」

對此，筆者要大聲說個「讚」。的確，生活原本是簡單的。正是因為人類無法自制的欲望，以科技進步方式，給人類自身帶來了重大災禍。

今天最常見的慢性病，從冠心病、高血壓、糖尿病等的井噴，到癌症的飆升，無一不是「文明進步的副產品」，無一不是背離了簡單生活的惡果。

僅以癌症為例：十八世紀末，意大利某城鎮的癌症總致死率只占死亡人數的百分之零點七；而

二百多年來的快速進步，現世界範圍內已接近占四分之一。

在中國，二十世紀八〇年代末的癌症年發病率在十萬分之一百二十八點零三；但到了二〇一一年，全國癌症的年發病率為十萬分之二百五十點二八萬。二十多年間上升了百分之一百九十五點五，幾近一倍。

而且，越是發達地區及城市，越是高發。上海、北京榮登榜首，兩大城市年新發病率都遠遠超過十萬分之四百。據上海官方機構分析：二〇一四年上海癌症年發病率已達十萬分之四百一十八。每年每千個上海人，便有四個多人被診斷為癌症。而在一九九七年，這個數字只是十萬分之二百五十六。僅十七年間，上海癌症發病率就快速飆升了百分之一百六十三點三。

據二〇〇六年權威機構統計，中國六十四歲以下非正常死亡者中，死於癌症的，城市占百分之二十七，農村占百分之二十五，都超過了四分之一，而六十四歲以下，可以說仍為壯年時期。

尤其是肺癌，中國二十世紀七〇年代到二十一世紀頭十年，僅肺癌發病率就飆升了百分之四百六十五；而二十一世紀第一個十年間，北京地區的肺癌發病率就飆升了百分之五十六。

癌症，越是發達地區／城市越高發，上升幅度越快，不得不考慮與科技及文明進步休戚相關。

作為一個佐證，筆者一共診治了四萬多例癌症患者（二〇〇九年起建立的數據庫裡就超過二萬一千例），其中，出家師父（和尚）僅四例；有兩例還是超高齡的耄耋老人（都近百歲），如寒山寺老主持，百歲而有膀胱癌。比例大大低於常人。

何也？出家人的生活方式簡單、質樸。

當然，誰都不願意（也不可能）回到過去的生活，怎麼辦？筆者的見解與莫言大師如出一轍：悠著點，放慢點。盡可能回歸簡單。

筆者《生了癌，怎麼辦》一書的中心思想，就是這些。這是我們唯一能夠採取的合理對策及選擇。

推而廣之，冠心病、糖尿病、高血壓、代謝綜合症等，何嘗不是如此？

二〇一二年世界衛生組織強調，中國要加強對癌症等慢性病的管控。其中，僅飲食回歸簡單，就可減少百分之三十五至百分之四十的癌症發病率及死亡率，涉及上百萬人。而冠心病、糖尿病、高血壓、代謝綜合症等回歸簡單生活及飲食，其功更偉耶。

❖ 一簞食，一瓢飲……不改其樂

歷史上，古賢哲已為後世樹立了恬淡簡樸、安貧樂道的生活模式及道德榜樣。《黃帝內經》開篇（《上古天真論》）指出：古人知道生活規律者，善於自我管控（和於術數），「食飲有節，起居有常，不妄作勞，故能形與神俱」，從而可享受天年，百歲乃去。強調「虛邪賊風，避之有時；恬淡虛無，真氣從之；精神內守，病安從來」。主張「志閒而少欲，心安而不懼，形勞而不倦，氣從以順，各從其欲，皆得所願」。愉悅地接受生活給予的一切，「美其食，任其服，樂其俗，高下不相慕」，推崇質樸的生活，並學會抵制誘惑，「嗜欲不能勞其目，淫邪不能惑其心，愚智賢不肖不懼於物」，正因為這樣（故合於道），他們才「能年皆度百歲而動作不衰者，以其德全不危也」。德全不危，道德品行良好，所以健康狀態頗佳。

歷代更有親力親為的典範。孔子的大弟子顏回「一簞食，一瓢飲，居陋巷，人不堪其憂，回也不改其樂」。最簡單的飲食，生活在簡陋居室中，顏回同樣從中享受著快樂，人們多加勸說，他也不改意志。

莊子的生活態度更值得一提。他垂釣於濮水，楚王派使臣請他出山做官。他對使臣比喻說：楚國有神龜，死後被楚王取其甲，用錦緞包裹，供於廟堂之下。對神龜來說，是被供奉在廟堂之上自在呢？還是活著在泥塘水池中搖尾逍遙呢？使臣答曰：那當然是活著在泥塘水池中逍遙自在多了。莊子用隱喻，提示著簡單生活的意義，並包含了適度退讓以避禍的智慧。

反觀當今社會，不管是「打虎拍蠅」所揭示的各式各樣貪腐，還是打黑所揭祕的劉漢之流，本質都一樣：忽略了生活本身的簡單原則而貪得無厭。故其結局只能是命喪黃泉或身陷囹圄。更多的不知簡單者則身陷病態，難以康寧。

著名的心理學家、教育家卡內基（Dale Carnegie）曾這樣評價比較：「拿破崙擁有一般人所追求的一切——榮耀、權力、財富，他卻對聖海蓮娜（Saint Helena）說：『我這一生從來沒有過一天快樂的日子。』而海倫．凱勒（Helen Keller），又盲、又聾、又啞，卻表示：『我發現生命是這樣地美好。』」海倫．凱勒是因病致殘者，她一生致力於為殘疾人造福，享年八十九歲，並曾榮獲「總統自由勛章」。蓋世英雄拿破崙，占有一切，「光耀天下」，享年僅五十二歲，且自認為沒有過一天的快樂日子。

可見，生活的真正意義並不在於無窮的欲望及在其驅使下的無限占有。

諾貝爾文學獎得主、思想家、文學家羅曼．羅蘭（Romain Rolland）曾說過：「對放肆行為的追悔是對生命的拯救。」此言善也。

筆者臨床上經歷過太多這類典型實例。

姑且以一位被媒體廣為報導、頗為知名患者的前後變化為例，說明之。

一向以嚴肅且傾向於政論為主的上海《新民週刊》，二〇一一年曾刊載了一個追蹤癌症患者的長篇報導，題目是《癌症是思想病？》，下面只是內容節錄。

故事主角叫老布，一個膀胱癌患者。為了能活著，放棄了繁華的都市生活，搬到京郊的小鄉村，一心一意過起了返璞歸真的田園生活。三年（現應七年）過去了，不吃藥、不打針、沒有放化療的老布寫了四本書，旅行了五萬公里，癌症也奇蹟般地好了。回憶生病當初，老布再次感慨萬千，二〇〇八年，「我這雙眼睛看到的世界都是灰色的。現在，我感謝上天給了我一次重生的機會，讓我能以獨特的視角重新認識這個世界」。患癌前，作為藝術圈內小有名氣的收藏家、評論家、作家，喝酒、應酬，不分白天黑夜的作息是老布以往生活的全部。那是一段「白天不懂夜的黑」的日子，他總在黑漆漆的夜晚外出活動。「我躲在一個沒有任何窗戶、任何燈光的小屋子裡混淆時間概念，我家屋裡沒有任何綠色，連一片草葉都沒有。我每天的生活就是喝酒、開車玩，還想做些大事。我追求的東西就是認為能吃、能喝、能睡、能玩，就是我老布有能力的表現。」

每天喝十杯咖啡、吃一頓麥當勞，按照老布自己的統計，在他得癌症之前的十幾年裡，至少喝了四萬瓶啤酒，四萬杯咖啡，吃了約三千六百五十頓速食。「我喝酒喝得胃切除，喝酒喝得我脖子讓汽車撞斷。為了喝酒，我一週睡兩覺就過去了。週一晚上喝到週二早上，睡上一大覺就是週三下午了，然後再去喝一次。」他不知道什麼叫身體透支，也不知道健康是什麼。發病前他已看見自己血尿，也沒當回事。二〇〇八年年底，又頻見血尿，他意識到自己患癌了，那時，他四十八歲。

老布回憶說：「其實，癌症是有先兆的，可惜我忽略了。」北京所有診治的醫生都要求他手術切除。他不想做切除，因為膀胱切除的人基本上就等於一個「閹人」。這對有著強烈大男人主義的東北爺們來說，絕對是奇恥大辱。

此後，老布閱讀了大量關於癌症和健康方面的書籍，還聽佛經、二人轉（民間戲曲）、看戲劇、喜劇片，自娛自樂。為了讓自己的心靜下來，他仔細辨認唐詩宋詞。

「得癌症三年（現已七年多），我最大的收穫就是對癌症的認識。很多人，包括我，最初總是想打敗癌症；幾天之後我就改了，我要和癌症做全面的對抗，因為癌症是打不敗的；再過一個禮拜，全面對抗也對抗不了，我要和癌症打最後一場關於生死的戰役。癌細胞是有記憶的，是有哲學思想的。我就開始思考，癌細胞從你生命開始時就存在，如果你要把癌細胞殺死，你的生命也就結束了。我意識到我要跟癌症好好相處。」

「癌症可怕嗎？不。癌症就是生命的知己，你生命的合作夥伴。它沒有獨立顛覆或扼殺我們生命的能力，必須借助他人的能量，這個能量就是化學物質。實際上，我們完全可以和癌症和諧共處。醫治癌症的方法，應該回到生命最初的自然狀態，走出家門，到大自然中去。要有信仰，要緩慢地以最自然的方法恢復。」

現在老布每天五點半起床，喝點普洱茶，然後上上網，寫寫日記，再接著就是在地上爬一百步，運動運動。午睡一個多小時，之後領著兩條狗去田野，走一到一個半小時，走出一身汗再回來。下午五點多開始做晚飯、吃飯。

吃什麼、不吃什麼，如今是老布生活中最重要的事情。根據這幾年的摸索，他覺得土豆、胡蘿蔔、白蘿蔔、長茄子、紫皮洋蔥是必需吃的，還有海裡的海帶、海芥菜、海藻。「我主要吃種子，埋在地裡就能長出，吃有生命的東西。而且糧食要好，我找到了適合我自己的二十五六種糧食搭配：有黃豆、花生米、薏米、黑豆、紫米、黑米、大麥、蕎麥、小麥、糙米，還有十幾種豆。」

「我覺得吃素食以後，心平氣和了，思維又恢復到以前了。我曾經有段時間記憶力突然間就沒有了，因為我酗酒，失憶。現在我記憶力特別好，什麼東西都能夠想起來。而且，在我看來做飯是很開心的事……感覺很幸福。」

老布苦行僧一般的生活似乎並不是一般人能做到的。但老布說要想活得健康，就必須堅持，必須改變。對於生癌或沒有生癌的人來說，人生的「痛苦」莫過於改變自我。殊不知，自己身體這片沃土，就是要靠修正本性來還原的。

「癌症說到底，是生活方式與思想的一種疾病。我們對待癌症，不能祈求神奇的、快速的、一次性解決方案，慢生活、少欲望是必需的。」

現在，老布身體的其他各項指標都優於正常人。他自信地說：「我與其他癌症患者唯一的區別就是我沒有按照當下癌症的主流方案進行過醫治。我不是不治癌症，而是不像別人那樣醫治。」

幾年下來，老布養生獲得了諸多體會：「養生分三個層面，最基礎的是養身，然後是養心，養心就是心平氣和，最後是養神。現代人信仰缺失，忙著掙錢，忙著造假，貪念太重。我們之中的大多數人把什麼都當作財富，車、股票、房子、名利……唯獨沒有健康。」老布現在認為，活著就是生命最大的幸福。

「表面看起來我的生活很簡單，其實很難做到。自然療法就是緩慢地恢復，簡單的想法、簡單的生活、簡單的維護，以一個幼稚園孩子的心靈看這個世界，不攀比、不嫉妒、不仇恨、不抱怨，積極正視當下生活的狀態與現實。」其實，這段話與上述《黃帝內經》所言，可謂是異曲同工。

「每個人不在身處絕境的時候是不會改變的。我現在能改變，是因為我與死神打了個照面，然後我扭頭就走，我幸福了……我覺得總是有一些事情出現才使我們認識自己，了解自己，認識生命。我現在把我自己對生命的感悟拿出來跟大家分享，癌症不可怕。我認為我這一生最有意義的就是患癌症的這些歲月。」

癌症也許是個噩耗，但是對於老布而言，未嘗不是一次新生。「生命無常，常於善人」。先要善待自己，善待自己的生命，才能善待別人、善待自然。

凱瑟琳・赫本（Katharine Hepburn）曾說：「從失敗與痛苦中學到的，遠比成功所給的還要多。」

之所以長篇地從《新民週刊》引用上述內容，主要是該案例很有典型意義。老布錯綜的抗癌經歷，及其對癌症的思考，包括生活意義的領悟也頗有深度和穿透性。可以說，老布等人走出癌症陰影的成功經歷，已超出純粹抗癌層面，正成為人們在當下遵循「一簞食，一瓢飲……不改其樂」的簡約生活方式，從而更合理地生存的、可參照的、活生生的好榜樣。

❖要想活得長久些，只能活得簡單些

筆者曾經收到一條短信，一直貯存在手機裡，時常調出來與朋友共勉。其說：「若要活得長久些，只能活得簡單些；若要活得幸福些，只能活得糊塗些。」這句話很有哲理，尤其對許多癌症康復期的患者，頗有醒世意義。

生活簡單些，不僅僅體現在飲食等方面，更反映在諸多生活細節中。

研究已確定：完美主義者易被癌盯上；生性認真，一絲不苟，十分較真者，也易患癌。因此，如何學會二八分，對一些非本質問題學會簡單些、糊塗些、馬虎些，也是生存的簡單要義之一。這往往決定著個體能否活得幸福些、長壽些。

有一位胡姓的腸癌轉肝癌患者，找筆者看病時，第一時間筆者就猜出他是工程師。原來，他給我看病史和自己總結的檢查指標變化，都用柱狀圖、曲線圖清清楚楚地標明了。包括這一次與上次相比較，某個指標上升幅度是百分之幾等。

當時，筆者就批評了他這種太過於認真的態度。他初起很不以為然，認為自己搞了一輩子橋樑，事事認真負責，並認為這是很好的性格。做事情必須要弄明白才可以！但他現在始終搞不清楚，他患的是早期癌症，按照常規（實證醫學）的結論，化療六次足夠了，一切都會好的。可偏偏又很快地復發了，且復發化療後，指標仍一直不穩定。「這是為什麼呢？」他反覆問筆者。

對於這麼一位把職業特點異化為生活稟性的人，筆者很能理解，且表示同情，然而不能認可。筆者明確告訴他，這種生活態度不利於疾病康復，並和他說理：

(1)生物學／醫學本身是一門不確定性的科學，與工程學截然不同（建議他可參考相關的著作），指標上升、下降幅度與病情沒有必然聯繫。

(2)生活中萬事求完美，不放鬆，不簡單化，尋根刨底地弄個明白，是好的職業態度；卻不是理想的養生及康復態度。如此，你的精神心理一定始終很累，沒有彈性。這從心身醫學角度而言，又不利於內環境穩定，可干擾神經、內分泌及免疫等的功能狀態。因此，常得不償失，無助於康復。

他的老夫人在一旁，幫著批評了他不會放鬆自己、不會簡單生活的稟性。

筆者順勢從手機中找出了這段文字，「若要活得隨意些，只能活得平凡些；若要活得輝煌些，只能活得痛苦些；若要活得長久些，只能活得簡單些；若要活得幸福些，只能活得糊塗些。」並囑咐他，有空不妨鍛鍊鍛鍊，到處走走；同時，建議他常讀些佛學或禪宗書，也許有幫助。有理有據的分析加批評，多次後，他接受了，也相應地改變了。

此後，只是認真地做中醫藥治療，也不再半個月就檢查指標，改為三到四個月檢查一次，也不太計較今天高明天低了！約半年後，指標開始穩定，他地心態也就更從容了。

現在已十年過去了，他一直康復良好。

臨床中，類似情況十分常見。因此，我們經常會奉勸各位學會簡單些。

而「若要活得隨意些，只能活得平凡些；若要活得輝煌些，只能活得痛苦些；若要活得長久些，只能活得簡單些；若要活得幸福些，只能活得糊塗些」也可以作為生活哲理，指導日常生活，推薦廣為遵行。

❖千萬別把「想要」的，統統變成「需要」的

我們在課題研究中發現：大城市的人，普遍沒有農村的來得快樂與健康。

最近一份權威調查也表明：相對於今天的城裡人及白領，農村人及農民對社會現象更感到滿意，更能夠寬容、包容、從容些。

何也？可能與我們對生命和生活的意義認識不足有關，需要重新認識。

對此，有一本書很值得一讀，書名叫作《最後14堂星期二的課》（*Tuesdays with Morrie*）。

書中的主人翁是美國麻薩諸塞州布蘭迪斯大學（Brandeis University）一位資深的社會學老教授，叫莫里・施瓦茨（Morrie Schwartz）。一九九四年，他被下了死亡判決書，患了與霍金類似的ALS（肌萎縮性脊髓側索硬化症），也是一種不治之症，且已經是晚期了。他的臨床症狀則出現在二十世紀七〇年代。他有個二十年前的學生，叫米奇・艾爾邦（Mitch Albom），臨終前幾個月的每個星期二，一共十四個星期二，他和他的學生的對話，檢討了很多根本性的問題，包括生命的

意義、生活的真諦等，米奇把這些對話輯成《最後14堂星期二的課》一書。這本書在世界範圍內廣為流傳，被譯成了三十多種文字，在全球銷售了幾千萬冊，影響了太多的人。

其實，想認真活的人，此書值得一讀。它揭示了生存和生活的一些本質。

身患重病，游離於生死之間的老教授感慨地說：「這個世界太和諧，太美麗，充滿了誘惑，很難相信人生就是一場沒有前因後果的意外。」

正因為有這些感性認識，加上他是社會學資深教授，他的發問和思考具有深刻意義，分析也常具有醍醐灌頂之處。

莫里教授認為：立足於商業的人類現代文化和教育，造成了一種普遍的認識誤區，且一代代地誤導著人們；現實的文化不鼓勵人們思考真正的社會大問題，而只是吸引人們關注一大堆實利瑣事：如上學、考試、就業、升遷、賺錢、結婚、生子、買車、買房、裝修……層層疊疊，一切都是為了活下去，而且總是企圖按照世俗的標準活得「像模像樣」，大家已經很不習慣在這樣的思維慣性中後退一步，審視一下、詰問自己：難道這些就是我想要的一切嗎？

莫里教授尖銳地批評說：「擁有越多越好，錢越多越好，財富越多越好。商業行為也是越多越好，越多越好，越多越好。我們反覆地對別人這麼說——別人又反覆地對我們這麼說，一遍又一遍的，直到人人都認為這是真理。大多數人會受它迷惑而失去自己的判斷能力……。」

這就是商業文化和教育灌輸的惡果。

就像文化學者余秋雨在《最後14堂星期二的課》的序言中評論說：由於現實文化不鼓勵人們進行這種深入的發問，因此，每個人真實的需要被掩蓋了。「需要」變成了「想要」；而「想要」的，則來自於左顧右盼後與別人盲目攀比競賽的結果。

例如，明明保證營養就夠了，所謂的「飲食文化」把這種實際的需要，推到了山珍海味、極端豪華奢侈的地步；明明住房只求舒適安居即可，但裝潢文化把這種需要異化為宮殿般的奢侈追求；明明有代步的車就行了，所謂的「車風潮」卻要求不斷地置換高檔的、大功率的、SUV……。

大家都像馬拉松比賽一樣，跑得氣喘吁吁，勞累和壓力遠遠超過了需要，也超過了享受本身……。

這些批評，不也正是在鞭笞中國現實社會中芸芸眾生之象嗎？

因此，莫里教授呼籲人們：應該阻斷這種全球性的商業文化灌輸，從誤導的慣性裡走出來；人們應該努力遠離盲目的物質追逐；確立對社會的責任和對他人的關愛等。只有這樣，才能不落入「他人的鬧劇」之中。

他強調說：「只要明白了什麼是自己真實的需要，就會走向關愛和奉獻。」

因此，每個人應學會努力「給予他們你應該給予的東西」。

只有「給予他人，能使我感到自己還活著」。豪華的「汽車和房子，不能給你這種感覺，鏡子裡照出的模樣也不能給你這種感覺。只有當我奉獻出了時間，當我使那些悲傷的人重又露出笑顏，我才感到我仍像以前一樣健康」。

也就是說，生活本質是簡單的。生活和生命的根本意義，不在於滿足自我欲望，不在於追求更多，不在於把許多只是「想要」的（不一定是必需的）轉化為「需要」的；更不在於盲目攀比後的「顯擺」，土豪似地揮霍性消費；而是在於給予。給予他們你應該或者能夠給予的東西。

你奉獻出了你的愛，你才能心安理得。你才能感覺到自己活著的價值和健康。

甚至，你只是用出自內心的微笑與人打招呼，都會得到善意的回報。

印度箴言有曰：「對擁有的東西感到滿足，對事情的進展感到高興。當你認為自己什麼都不缺時，整個世界就都是你的了。」多有哲理啊。

❖ 是你擁有了房產，還是房產囚禁了你

人的欲望是無窮的，有時候，就源自於和他人攀比後的心理失衡。

二〇一〇年，我在廣東看到一個十分焦慮的女性案例。其經歷，令人深思。

她是一位生得比較瘦小的女性，患了晚期肺癌。當我給她號脈時，發現她焦躁傾向明顯，問她什麼職業——這是我的習慣——她說她是做文化管理的。廣西某縣文化館的管理人員。我順口說：「文化管理其實是一份比較輕鬆的工作，你怎麼會這麼焦躁，你工作壓力很重嗎？怎麼會生這個病的呢？」

她的老公在旁邊接茬說：「對啊！她的工作的確很輕鬆。但是她就是不滿足，天天在想：怎麼才能多創造些財富。心思一刻不寧。這十多年間，看到周邊人家炒房產賺了不少錢，她也醉心於炒房產，一心想著如何讓自己的財產增多。因為買了太多房產，所以天天算計，還參加專門的培訓班，想盡各種辦法籌錢、買房、還貸款，心裡時時糾結著，且天天與別人攀比，每天回來就是算計哪裡的房產增值快……看似十分輕鬆的工作，卻因為過多的追求和算計而活得非常累……。」「現在家裡房子是有七八套了，但都空著，沒有人住。這些年，房空了，房價跌了，貸款漲了，她天天愁怎麼還貸。結果，貸款還沒有著落，她自己卻『中獎』得了個肺癌……。」「開始人們還很羨慕她，說她有能力；這不，貸款漲了，還貸困難了，不知道到哪裡去籌錢；她卻又生了這個病，人們看她笑話了。」我示意先生別再說下去了，因為夫人眼角裡已掛滿了淚水。先生還是一個勁地說

著，有句話讓我的心震了震，他說：「究竟是你擁有了房產呢，還是房產囚禁了你呢？」

的確如此，我不敢說她的肺癌跟這個超出能力炒房產有直接關係，但至少有一定瓜葛。很多女性肺癌患者，或緣於過度追求完美，或緣於過度操勞，過分累心，以至於誘發或加速了癌變。像她這樣，原本就偏於焦慮者，又躋身於如此高壓力和高風險行當，即使不被癌症盯上，也難免會出現其他健康問題的。

從另一角度：不能一心只想著賺錢，好像生活離開了賺錢就不成其為生活。一方面，你越想賺錢，就越容易虧錢（就像賭徒一樣）；另一方面，生活本身的意義，不只是賺錢，如此急迫地賺錢，最後只可能落下個人財兩空。而該夫人，真的沒有多久就含恨而撒手人寰了。事後我得知，他們夫婦倆在當地算是高收入人群——先生收入很高，家裡經濟一點都不拮据。先生一直反對她炒房，夫妻倆老為這個吵架。所以，先生認定，是貪得無厭的「房產」囚禁了她。

叔本華曾說：「人類所犯的最大錯誤，就是拿健康來換取其他身外之物。」此話用在此女身上，可以說十分熨帖。可惜，現實社會中，這樣的人絕非少數。

其實，財富的積累，就像幸福一樣，很多時候，是可遇而不可求的。

❖ 過於算計和功利：戕害健康

我們早就注意到，從事財會的很容易生癌，而且，生了癌，康復較一般人困難些。心理學家研究後發現：過分「會算計」的人，也容易生癌或生病。

「會算計」者與「敵意」、「好勝心強」雖不是同一個概念，但研究表明有著類似的心理、生理機制。至少，這些人內在的神經、內分泌、免疫系統總是緊繃著的，中醫學說「肝鬱氣滯」，健康就更容易出現偏差，甚至是疾病問題。

美國心理專家威廉「聰明反被聰明誤」的經歷，也許可以為人們帶來一些啟示。

三十二歲前，威廉很「聰明」，極精打細算：他知道華盛頓哪家襪子店的襪子最便宜，哪怕只比其他店便宜幾分錢；他知道方圓幾十公里內，哪家快餐店比其他店多給顧客一張餐巾紙；至於哪輛公共汽車比哪輛公共汽車車票便宜五分錢，何時去電影院門票價最低等，他心中都留意著，十分有數。

雖然威廉很精打細算，但他不僅沒有得到什麼好處，反而在三十多歲前後落得一身疾病。在三十歲之前，他經常到醫院看病。他雖然知道哪家醫院醫生的醫術最高、哪家醫院的藥費最便宜，卻沒能得到健康；病魔纏身，無一天舒服日子，更談不上有什麼幸福了。

三十二歲那年，在高人的指點下，威廉終於醒悟了病懨懨的原因，並開始關於「精打細算者」的科學研究。他跟蹤了數百人，以無可辯駁的事實得出驚人的成果：凡是太精打細算的人，實際上都很不幸，甚至是多病與短命的。太能算計的人百分之九十以上都患有心理疾病，這些人感到痛苦的時間和深度，比不善於算計者要多上好幾倍。

太精打細算的人通常是個事事計較的人，無論表面如何大方，內心深處都不會坦然；他的自我內心先已失卻平靜，陷於一事一物的糾纏裡；愛精打細算的人常與別人鬧意見，分歧不斷，內心布滿了衝突；他的目光總是充滿懷疑，骨子裡還浸透著貪婪，擁有太多的欲望；常把自己置於世界對立面，樹敵過多；為了抓住所有機會獲取更多的，他們平日沒有一點兒快樂；生命中常沒有彩色。

太精打細算的人心率一般較快，睡眠不好，常有失眠現象伴隨；消化系統易遭受破壞；癌症、高血壓等也容易糾纏著他。中醫學所說的工於心計、殫精竭慮者，每每易氣血暗耗，陰陽不調，正氣虛損，百病易纏。

威廉的這一經典研究成果得到了全世界同行的贊同和肯定。「精打細算」的對立面是「糊塗」，該馬虎時馬虎。古往今來，「糊塗」一直是一劑保健良藥。人們常說：「大事聰明，小事糊塗。」對於大事或原則性的問題，應該頭腦清醒，毫不含糊，弄得清清楚楚。對那些無關原則的、不中聽的話、看不慣的事，裝作沒聽見、沒看見，甚至聽而不聞、視而不見，這種「小事糊塗」的處世態度，其實是健康長壽的不傳之祕訣。

前面筆者提到的二八分，也是這個意思：通常，特別重要的大事（占兩成左右）需要拿得準；剩下的事（約占八成），也許糊塗馬虎點更好。

千萬別精於算計分分釐釐之得失，除非工作需要（精算師）。

❖富翁姐弟「比拚」的悲劇

攀比，是現代人的通病。而且，盲目攀比不僅存在於同事、親友之間，有時候，居然存在於親骨肉之間。有社會學家就曾指出：越是親近的，越容易彼此攀比，甚至是惡性攀比。

筆者的患者中有一對姐弟富翁，相互比拚財富，互不讓步，最後釀成了悲劇，值得深思。

在筆者最早門診部所在的區，有一個老朋友／患者和我同年，她是個女強人，二十世紀八〇年代初就在小作坊式的印刷廠做印刷、跑業務，能力很強，很快有了點積累。便大膽下海，發展自己的印刷加工廠。當時，大批低質量的集體企業破產了，她大膽收購，二十世紀九〇年代中期已變成當地很有影響力的主要印刷企業。在這過程中，由於設備、投入等的優勢，她的企業取得了壟斷地位。在她起步後不久，比她小五歲的大弟也開始下海，最早是她支持大弟做的小餐館，正好趕上二十世紀九〇年代早中期餐館業飛速發展的黃金時期，大弟的事業，一躍千里，非常紅火；而印刷業是勻速發展的，不可能大起大落。大弟原來一直是仰視姐姐的，後來大弟的資產大大地超過姐姐（那個時候，大弟已達到上億左右資產，而姐姐只在數千萬元之間徘徊）。家庭中，原先姐姐一直是中心人物，一言九鼎的。然後，隨著大弟財大氣粗，大弟的話語權也比姐姐強多了。姐姐是個不服輸的人。姐弟倆就展開了一場明爭暗鬥。當時，他們倆都查出是B肝病毒帶源者，還有個小弟也是B肝帶源者，三弟最早在二弟下面打工。這個女強人——用現代話來說就是女漢子——不服輸的結果，就是拚命擴充設備，加強管理，拉訂單；一心想把自己的企業做到上億、做到上市，勢頭上壓過大弟。他們姐弟倆嘴上不說，明裡客客氣氣，但暗中心裡鬥得厲害，上海人說「互相別苗頭」！

其實，那時候的姐姐已是政協委員了，已很有聲望，社會地位遠高於大弟；但她就是骨子裡不服輸，一定要爭個你高我低，爭個財產上的老大，恢復以往家裡一言九鼎式的地位。那時候，他們一家姐弟三人都有B肝（母系垂直感染所致）。小弟最早出現症狀，故小弟只是在大弟飯店裡做做下手，幫幫忙。大弟和她差不多時間查出活動性慢性肝炎，輕度肝硬化。那是二十世紀九〇年代初的事，大弟還不夠風光時。她找我診療，各方面情況都可以，指標也控制得不錯。我當時給她建議：活動性慢性肝炎加肝硬化的患者，「肝乃罷（通『疲』）極之本」，最忌諱操勞過度。她在醫院剛發現時，非常恐懼。但一段時間後，麻痺了，有點無所謂。到了九〇年代中期，大弟風頭明顯壓過她了。周遭都在盛傳，她大弟如何了不起，餐飲業的影響很大，朋友圈也很廣。大弟也是得志便猖狂，在家屬親戚圈內有點囂張了，她的話語權明顯旁落。她感覺到自己的慢性肝炎已四五年了，還好。便卯足了勁，爭取一定要超過大弟。那時，她已是近「天命」的人了，卻又投身於新的創業過程中，更新設備，擴大訂單，招工擴張業務。原先她一定兩三個月要找我一次，後來拖延日久，一兩年都不見一次。這樣，拚命地你爭我奪，持續了三年光景。到後來，她總算超過了她大弟，倒不是因為她經營的怎麼樣，而是大弟所在那條街的餐飲業全面蕭條——餐飲業是有生長週期性的，她的印刷業至少持平而穩妥地發展著。約在世紀之交，先是大弟出了健康警報：因為餐飲業要飲酒應酬招徠客人，大弟確診患了肝癌。這時，儘管她總算「別出了一點苗頭」、掙回了臉面，但她心裡慌了，想起自己也是慢性肝炎患者，幾年沒有複查，總算再去檢查。然而，此時一檢查，肝內也有明顯的結節狀多個病灶，這下子，她澈底垮了。不敢攀比了，企業老老實實地交給了先生及兒子，她則重新開始認真治療。但已錯過最佳防範時間，因為癌變一旦啟動，短期內很難停下來。約在兩年後，二〇〇三年初，她也被確診為肝癌，原發性肝癌。這下子，她澈底萎了。當然，積極治療後，現在還活著，且活得可以。只不過再也不那麼爭強好勝了。她事後自己檢討說：當時昏了頭，大家都勸她，她就是聽不進。就想爭一口氣，其實爭來爭去，都是自己人（他們從未公開翻過臉），一點意思都沒有。可憐的是，她大弟走了，肝癌後四年多死了。她雖然活著，但打上了肝癌患者印記，活在了陰影中。全家最好的是小弟，最早發現肝有病變，最早逍遙自在，幫著打打工，活得不錯，錢雖沒有兩位兄姐多，卻也離肝癌遠遠的。

其實，爭強好勝不是壞事情。但競爭只是為了生存。如果競爭的結果把生存的基礎（健康）都給摧毀了，這種競爭有意義嗎？很多情況下，我們要確定自己的生存底線，理解生活的真諦。然後，擇善而從，選擇適合自我的生活方式。

一味地爭強好勝，一個勁地不知滿足，最後，結果很可能是場悲劇。

回過頭來，再看看前述的莫里教授的教誨，就會更有感觸了。

❖胰臟癌患者：「幸福藏在簡單裡」

臨床上，筆者對胰臟癌情有獨鍾，因為胰臟癌最富有挑戰性，治療最棘手。美國二〇一三年四萬二千多例胰臟癌患者，百分之八十五（三萬六千）一年後死亡，僅百分之十五活過一年。二〇〇九年起筆者建立的數據庫，有胰臟癌患者資料一千五百多例。正因為胰臟癌難治，療效大大地優於此，故胰臟癌是檢驗很多理論和方法的試金石。

從很多康復了的胰臟癌患者經歷中，筆者深信：有時，幸福藏在簡單生活裡。

么老師畢業於美術專業，一直對美術寫生特別感興趣，畫的是水彩，作為美術老師，長期任職於某中學，在畫界小有名氣。然而當他行將退休時，二〇〇六年因腹痛，確診為胰臟癌晚期。在我校附屬的龍華醫院進行了手術，切開後卻發現沒法切除，只能關腹，並裝了一個支架，因為有阻黃（梗阻），也沒有做胃腸吻合術。當時，他十分沮喪，也很懊惱。術後第一時間，在夫人陪同下來我處治療，因為當時都判斷他就剩兩三個月壽限了，故沒人建議他接受放療、化療。

他的夫人是一個非常認真、也非常愛他的人，對他的生活關照很多。但體現出一個特點：就是很嚴格，嚴格限制他做很多事。但筆者堅決主張他只要不亂吃，想做什麼就做什麼。他就一個愛好：寫生。筆者極力促成，夫人總算同意，附帶了一系列條件（如一週只能一兩次，天陰不行，天冷不行……）。

沒有想到，就這樣，中醫藥調理著，快樂寫生著，簡單生活著，么老師康復得很好，奇蹟真的發生了。兩三年後，他不僅活了下來，而且已沒有任何不適。影像學檢查一切正常，但腹中偶爾有點微微作痛，我估計是金屬支架的關係。在我強烈的建議下，他回到龍華醫院，要求醫生把支架拿掉，主刀醫生起初無論如何不肯答應，因為沒有這種先例。最後，經反覆做檢查，加上CT片看上去也相當不錯，故同意了。說這是「破天荒的，胰臟癌手術失敗後，居然還能把支架取掉」。術中很順暢，那已經是二〇〇九年的事了。自那以後，因為吃喝拉撒睡各方面都很好，閒著無事的他，只要天氣允許，就到野外寫生。夫人說他：幾乎一有空，一有晴天，他就背起畫板，各地寫生，樂此不疲。

現在，么老師康復已接近十年了，一切都很好。也很少來門診看我了，因為一則安全了；二則所有注意力、所有心思都投入到他感興趣的愛好中，簡單、幸福、快樂、健康地生存著。

其實，滿足患者合理的意願，也不失為一種有效的療法。因為簡單的生活，包含著健康；而快心遂意更可愉悅情性；綜合之下，協同中醫藥，促進了康復。

柳姓的胰臟癌案例也非常值得深思。他是上海一位抓經濟的處級幹部，二〇〇五年年底確診為胰臟癌。準備手術前一天的檢查中，發現已裹住大血管，屬於晚期，已沒有手術可能了。他是幹部，生性謹小慎微。夫人也非常謹慎。最初，只是夫人代診，一直沒把他帶過來。因為，一是對中醫藥能治療胰臟癌多少有點懷疑；二是怕人多口雜，讓患者得知真實病情。用藥幾個月，症狀有所緩解後，才把他帶來親診。但對我有個基本要求：不能讓他得知實情。所以，每次看病，都是他夫人先來排隊，患者被子女堵在診室門外。輪到他了，才插著隊排上來。開始，他情況確實很不好，消瘦、失眠、心窩下及後背部隱痛。逐漸地，幾個月過去後，老柳的臉上才有了一點兒血色；又一年半載後，心窩下的疼痛無需服用止痛藥了。這時候，老柳才找到了一些樂趣，臉上露出了笑容。在開始治療後不久，我就通過他夫人給他一個建議：讓他找點事情做。聽我建議，他開始了炒股。因為他原來是抓經濟的，是行家，故把所有精力及聚焦點都放到了股票上，賺了不少錢。三四年後，一次他夫人走開了，他悄悄地跟我說：「其實不用說，我心裡早就知道自己的實際病情了。夫人瞞著我，我也瞞著她。」他說，「反正我把自己的命，都交給夫人了，省得操心。稀里糊塗到底，簡簡單單活著，炒炒股，比以前工作輕鬆有趣多了，且對大家都好。簡單而幸福地活著，生活不就是這樣嗎？」

現在，晚期胰臟癌的他，優哉游哉地，已整整十個年頭了。

有一個非常相似的案例，更有說服力，他曾是某央企的董事長，二〇〇八年確診為胰臟癌、神經內分泌類型，伴隨多發性肝轉移（與賈伯斯相似）。也是撒手不管，統統交給夫人，他說以前工作累了，現在想彌補彌補，只做兩件事：打高爾夫球和游泳。現在，在中西醫結合治療下（沒有放、化療），安然度過了七年多。

筆者曾總結說：胰臟癌患者很大一部分是和過強的生活或工作壓力有關，很多患者，正是借助簡單的生活，告別了過去的壓力，從而活出了奇蹟，活出了幸福、健康，故「幸福藏在簡單裡」，絕對是至理名言，值得推崇及效仿。而且，其意義遠遠超出胰臟癌，直指所有健康難題。

❖ 單純的人也許傻，複雜的人才會蠢

哲學家如此分析說：單純的人也許傻，複雜的人才會蠢。這是至理名言。

也許，人們會說：複雜總比傻好吧。但事實表明，完全不見得。

生活中，特別是涉及健康問題，簡單與單純，有時遠比複雜較真來得好。

徐某，原上海環衛學校圖書館的，二〇〇〇年底得了胰臟癌，中山醫院剖腹探查時見癌已裹住大血管，五公分乘五點五公分大小，主刀的是她親戚，只能搖搖頭，關了腹。緊接著，接受我的中

醫藥治療。她有一種很好的性格，很單純，大大咧咧的，好像什麼都不往心裡去似的。其實，她是很有生存智慧的。家屬哄她：說胰腺全切了。她就真信了，一點不糾結。術後很長時間，她心窩下痛，其實是癌痛。問我為什麼，我告訴她是刀疤痛。她也信了。約半年後，症狀都消解了，想上班，我同意了，她也就上班了。結果，上班後多嘴的同事讓她知道原來癌腫沒切掉，換作別人，肯定急。但她也沒特別的反應，自己很想得開。說反正已不痛了，沒有任何不舒服，它（癌）願意在裡面就讓它在裡面吧。就這樣，她單純而若無其事地生活並快樂著、治療著。二〇〇一年底CT檢查發現：胰臟腫塊小了。她逢人就說：我胰臟癌腫塊變小了。二〇〇二年底複查CT，胰臟正常，無腫塊。她更快樂地說，胰臟癌消失了，沒有了，治癒了。二〇〇三年五月，她肝區脹痛，也不緊張。我說查個CT吧，結果發現膽囊多發性結石。我建議她還是找給她剖腹探查的那位主任醫生（她的親戚）手術，切除膽囊。她沒有任何異議，遵囑執行。手術中，資深的中山醫院外科主任發現：她的胰臟居然完全正常了，根本沒有癌變蹤跡。要知道，她整個治療過程中，沒用過一天的西醫治療，只是吃著我的中藥，結果胰臟癌「不戰而勝」。對這個結果，她又是笑呵呵地告訴我說：「醫生說怪了，你的胰臟完全正常了，你們說怪不怪？」就是這麼一種樂天的、大大咧咧而單純的人生態度，使她活得樂悠悠，也躲過了癌症的劫難。她的奇蹟後來還引起了中央電視台《科技之光》的興趣，二〇一四年專門做了採訪報導並以專題形式播出。

作為反面例子更多。上海原南市區有位統戰幹部，姓錢，一九九八年四、五月分發現的胰臟癌。她妹是某大學數學教授，患腸癌，我的老患者。姐姐確診後在瑞金醫院手術。打開一看，腫塊太大了，八公分乘八點八公分，且周圍裹著大血管，沒法切除，只能關腹。她長期從事統戰工作，「統戰無小事」這是她親口告訴我的。由於工作性質，她非常認真、謹慎、追求完美；別說很複雜，小問題都不放過。術後她妹妹第一時間把她送來我處。當時我在五樓辦公，她體質非常羸弱，沒法上樓，是我下樓去看病的。之後，我們統一口徑，都告訴她，手術已切除，且是良性的，很好。只需加強調理即可。二〇〇〇年時，她的確恢復得很好，已能天天上街買菜了，也旅遊了多次。二〇〇一年春節，妹妹去美國探親，她老公陪她到醫院做定期檢查。原先，妹妹事先都會與醫生打招呼，但她老公太老實，不會說話。還真的碰上個認真負責的年輕醫生，仔細地給她做超音波，因為有點疑惑，怎麼腫瘤明顯縮小了。做完後對她說：「錢某某，祝賀你，你胰臟腫塊明顯小了，才二公分。」她當時就傻了：「怎麼，我還有腫塊？你們不是說已經割掉了嗎？」馬上感到心窩下疼痛，回家後，疼得不能進食。她老公馬上給她妹妹打電話，她妹妹趕緊從美國趕回來勸她，也緊急把我請去。我們把每次檢查的正式資料如實放在她前面，告訴她，她就是不信，認為自己肯定不行了，五月分就走了。

她是老一輩大學生，很有文化；一輩子認真，很多問題願意從複雜角度思考，容不得半點瑕疵，智商絕對不低。但這是聰明，還是愚蠢？至少，沒有生活智慧。

生活是單純的，因此，單純些就簡單些，生活也就滋潤些、快樂些。

複雜的人，儘管事事周密，容不得瑕疵，卻違背了生活真諦。儘管活得累且不瀟灑，並很可能聰明反被聰明誤，只能說是十分愚蠢的。

❖ 停一停腳步，讓靈魂跟上

長期以來，人們逐漸形成一種共識：認為現代國人不太會「活」（生活）。芸芸眾生匆匆忙忙的腳步，踮起腳尖人擠人地趕路，卻不知趕往何方？目的地何在？究竟追求什麼？生活和生存是否還有其他意義？海外人士說：當下的國人最功利。大家把一切都拋在腦後，為的只是爭取眼前功利性的東西。

此話有點刻薄，但不無道理。

至少，臨床癌症患者及諸多慢性病患者中，存在著匆匆忙忙地趕路而不知路在何方之惑。筆者始終認為，這也是導致許多疾病高發的內在原因之一。

二〇一四年的一天，我在浦東機場二號航站樓準備登機。通過安檢通道後到下面的候機大廳，有巨大的空間落差。幾台很長的電動扶梯緩慢地滑行著，扶梯正前方有個巨幅廣告：畫面是美麗的海邊沙灘上，一個裸露上身的精壯男子，古銅色的皮膚，眺望著遠方。廣告介紹的具體商品我沒有一點印象，但上面寫著的幾個大字深深地震撼了我——它引用的是印第安人的諺語：「停下你的腳步，讓靈魂跟上。」在這幾個大字前，我凝視了半天，真的深深地被觸動了。

的確，看著候機大廳裡人來人往，熙熙攘攘，有多少人思考過這個問題？

而這個問題對我們來說，又多麼需要深入做出思考。

中國變了，世界變了，且變得迅捷而令人難以企及。尤其是進入快速轉型期社會以降，生活一日千里，轉眼瞬變。

像我們這代人，儘管沒有經歷過大的戰爭，但小時候是在困苦及飢餓中度過的，年輕求學時政治紛爭不斷；等到而立與不惑之年，幸遇改革開放，有了機緣，迎來了可以放手、按照自己意願努力爭取，奮力拚搏之際；有份很好的工作，時不我待，總想努力拚搏一番；然瞬息萬變的社會，又常常讓人們無所適從，身心疲憊；時間又在我們轉身的縫隙中快速溜過，人人都有幾分無奈。

由於無形的社會大潮之推動，我們腳步匆匆，踮起腳尖都跟不上時，太快的生活節奏，加上驟變了的氛圍，又讓眾人多多少少出現了一連串的身心問題。

筆者曾在《生了癌，怎麼辦》一書中，花大篇幅討論過上述問題。這些問題歸結到一點：促使人們處在長期慢性壓力狀態。而慢性壓力是潛在致癌及致病「元兇」——多年前人們就注意到持續慢性壓力者，其DNA損傷後的自我修復能力下降；慢性壓力會導致P53喪失正常功能；慢性壓力可損傷染色體，導致端粒縮短，從而加速細胞衰老，啟動衰老及癌變等患病進程。研究發現：長期慢性壓力狀態下，影響壽命達十年左右。可見，長期的慢性壓力者折壽而短命。

長期的慢性壓力，換句簡單的話就是身體走得太快了，靈魂沒能跟上。

因此，停一停自己的腳步，讓自我的靈魂跟上，才有那麼大的震撼力。

而如此做法的關鍵，是學會適當放慢腳步，悠著點。

這也正是莫言在東亞文學論壇上演講的主題——悠著點，慢著點。

筆者《生了癌，怎麼辦》的核心也是學會悠著點，適當放慢腳步。

這首先是個重要的意識問題，只有意識到這一點，才能考慮怎麼做。

❖ 減法生活，帶給你快樂

土耳其有句諺語曰：「快是魔鬼的使者。」

域外還有句名言：「慢，是傳統文化的珍藏。」

減法生活，儲存明天，是簡潔的生活態度，也是健康心態，更具有高度自信。能夠防範諸多疾病（包括癌症），還包含著積極奮鬥等。適度放慢，可減緩壓力，舒緩緊張，消解焦慮，阻斷慢性壓力。因此，意義廣泛，宜積極推廣。

現實生活中，有部分「快」的確是生活逼迫而不得已的，但也有很多「快」是人們自找的。壓力也同樣。高壓力人群中，部分壓力是屬於現實生活或工作所夾帶的客觀壓力，較難迴避，但可以調控（至少可以借助科學分配時間，抓大放小，講究效率等大幅度加以調控以減負荷的）。也有很多則是人們自攬自找的。比如，不斷給自己加壓，提出過高目標：今年掙十五萬，明年掙三十萬；不斷提高自我欲望值，明明有車就可以了，有了「別克」想「BMW」，有了「BMW」要「賓利」；再如，官癮特別大，幾年弄個處長、再幾年弄個司、局長當當；還有，就是追求絕對完美，控制欲強等。這些，往往就是自找的，自我強化的。如此的話，最終只能人人跑得氣喘吁吁。

諾貝爾生理學獎得主伊麗莎白．布萊克（Elizabeth Helen Blackburn）本對此類問題的教誨是有意義的：她認為現實社會成功人士中，重點不在於規避或免除高壓力及長期壓力，這是不實際的；而在於調整他們對待壓力及壓力的應對方式——面對高壓力、快節奏及挫折感等的長期壓力，要學會第一時間及時稀釋、接受與釋放，而不是讓其轉化為慢性壓力，或令其發酵，也不可耿耿於懷無法釋放，更不可自我徒增壓力。

一個搞生態的著名教授，患了一種惡性程度略高的甲狀腺髓樣癌，他本身生性謹慎認真，工作事業又很投入。正當壯年時生癌，自然非常恐懼緊張。幾年中西醫結合調整下來，總體康復得不錯。一次來複診時，我發現他又忘我而玩命地投入了工作。我鄭重其事地勸導他。再次複診時他還是沒法從現實的忙碌中解脫出來。我對他原本的癌症倒並不怎麼看重，因為控制得不錯。但對他如此拚命的工作狀態大為不安，因為這往往自身啟動著新的癌變進程（甲狀腺可說是壓力器官，持續的緊張和壓力狀態會刺激甲狀腺功能，潛伏著新的癌變可能），因此，我再次勸說他，他回答曰：「何老師，不瞞你說，我實在無奈，分身無術。現在重視生態，到處是求我的，要我必須做到，都是重要的，我辭也辭不了……。」我停頓了片刻，想了一想，說：「建議你不妨做個三分法，把所有的工作捋一捋，一分為三或一分為四。第一檔，你必須做且能夠做的，時間再緊你也想做的；第二檔，你可以做也願意做，但不是那麼急的，可先放一放；第三檔，可做可不做，礙於人情，你可以推一推，或介紹他人參與，你來輔導；第四檔，不想做或沒法做的，你要學會拒絕，你完全有理由拒絕。因為人的精力是有限的。你兼顧了這個，就兼顧不了那個。我們暫先從效率角度來談，也要學會區分。更何況，你又生了病，使你的工作受限了……。」

他聽我說完後，舒眉地笑了笑。說：「我明白了，從明天起，要學會像你一樣，善於分類與拒絕……。」

其實，人真的要學會說「不」。這個「不」字對快樂、幸福生存很重要。只有學會了說「不」，很多重要的事，你才有可能做得更好。只有學會了說「不」，才能留得青山在，悠悠享長壽。學會按照自己意願生活。而這個，實際上是我自己的切身體驗總結。正因為被女兒的提醒觸動後，自己逐漸學會了對工作和事業進行分類、分流、放棄、拒絕、授權、輔導等；信奉「減法生活、儲存明天」之信念；如此，的確未見效率明顯降低，卻給生活帶了愉悅及滿足感。

該教授半年後複診時說，自己奉行新的對策後，效果還真的不錯——煩惱少多了，再也不「開夜車」了。也很少再為該不該趕時間而痛苦了。夫人則插話說：「老錢（該教授姓錢）有更多時間閒下來待在家中了……。」

說白了，人生就是一場旅行：過程和所經路段不一，終點卻相同的旅行。每個人目的地都是走向墳墓。我們每消磨一天，就是離墳墓近了一天。

門診上對於特別性急、焦躁、拚命地趕著人生「路」的初診患者，我常會遙指著窗外隱約可見的浦江對岸高聳著的東方明珠塔，慢條斯理地說：「看得見的前面，也許就是你我人生的終點。大家排著隊，靜靜地，悠悠閒閒地走向終點，也許還能走三十至五十年，多好。」「千萬別加塞、插隊，或讓別人往前衝，這才最為聰明。」「玩命地趕路，不就等同於人生旅途排隊中的『加塞』、『插隊』嗎？這樣，你也許只有二到三年了。值得嗎？」雖是戲話，卻常贏得眾人點贊。

當然，這是個悖論。現在社會發展需要快。太慢了，可能遭受懲罰，但過快又會出現很多問題。每個人總體需跟上社會步伐，但又要在這過程中保持自我可控的適度節奏，掌握自我平衡技巧。因此，放慢腳步，適當控制一下節奏——或者說：在快慢之間保持某種張力——是防範癌症及諸多慢性病的重要措施。

切記：慢是歷史傳承的瑰寶。

減法生活，常可帶給你快樂。

❖知足，不僅常樂，且可助成功

西哈努克親王（Norodom Sihanouk）在中國是名人，他七十多歲患了癌，二十年間生了三個癌，且有轉移，卻活到九十多歲高壽。他的一生，頗帶傳奇而悲劇色彩。他於一九五三年領導柬埔寨取得獨立，結束了法國九十多年的殖民統治；但二十世紀七〇年代起，又幾經坎坷，被廢黜，又東山再起，又失勢。因此，七〇年代後，他多數時間在中國。

在生命的後二十年間，他飽受癌症、高血壓及糖尿病等困擾，但他曾三次擊退癌症，成為傳奇。且幾次擊退，都得益於中國醫生，包括中醫學。

一九九三年，西哈努克長期沉寂後，重新出任柬埔寨國王，但十月在北京的一次例行體檢中被診斷為B細胞淋巴瘤。對此，筆者的解釋是：二十年間，因為國內政局動亂，他一直寄人籬下，又一心想重振山河，詭祕不測的局勢，使其長期處於嚴重慢性壓力狀態，埋下了癌變根基；一旦時局穩定，他得以復出，突然釋懷，則內在機能張力突降，症狀遂明顯顯現，病情加速發展。就像很多人工作時身體「康健」，退休後百病叢生一樣。也像很多人，長假一休息，感覺渾身特別疲憊一樣。尤其是B細胞淋巴瘤，完全與長期過度疲乏有關。

作為一位老人，他同時被發現身患前列腺癌。然而，紳士的他，對病情表現出十分淡然。因為他很清楚，他祖上都沒有活過七十歲的。故當他七十一歲時得知自己患了癌，很不以為然，並無悲哀恐懼情緒，因為已比祖上活得長了。親王自己說：他這王室一脈的家族血統並不長壽，他知足了。

經過醫療人員的精心治療，他的身體恢復得很快。

知曉的人應還記得：進入二十一世紀，為了王位，一段時間裡他家庭內鬧得沸沸揚揚，不可開交。幾經折騰，總算有了結果：二〇〇四年十月，他宣布「因健康因素」退位，其子被任命為新國王。然後不久，二〇〇五年初，西哈努克親王十一年前治癒的癌症再度復發，前列腺癌擴散到胃部，他又接受中國醫生的治療。

二〇〇八年十二月，確診他患有新的癌症。

二〇〇九年六月，西哈努克宣布，第三次癌症「完全消失了」。並對幫助他治癒癌症的中國醫生表示感謝。他說：「如果說我兩次患癌症都能夠治癒，並且在八十七歲高齡仍然健在，那都是因為偉大、友好、慷慨的中國，醫術高明的中國醫生和無與倫比的中國護士。」

外交部亞洲司前司長張九桓對媒體記者說，西哈努克患癌症後，「是中國醫生用中西醫結合的辦法治好了他的病」……。

二〇〇九年十月，西哈努克在網站上發布消息說，他認為自己已活得太久了。他寫道：考慮到長輩們活不過七十歲，「冗長的壽命於我而言是不能承受之重」。他有點厭世了。二〇一二年十月十五日，在其九十一週歲生日前幾天，他離世了。

他三次抗擊癌症成功，以及厭世三年後駕鶴西歸，說明了一些道理。

(1) 期望值放低一點更好。知足容易常樂，當親王七十一歲時得知自己患癌後，並無太大悲哀，因為他已滿足了，自認為已比祖上活得長壽了。

(2) 患了癌，悠著點更好。親王沒有接受法國邀請，而是借助中西醫結合治療，足以明示他並不急吼吼地第一時間希望根治它，而是信賴中西醫結合。知足不僅使他少憂傷，而且幫助他在與多種疾病博弈中，遊刃有餘，取得成功。

可見，知足不僅常樂，而且可以幫助人們取得生活上的成功。親王的案例，足以使許多人醍醐灌頂式的醒悟。

第十一章

給予和接受：人生最大意義所在

健康為最好的天賦，知足為最大的財富，信任為最佳的品德。

——印度 釋迦牟尼

上述箴言無法考證是否真的為佛祖所言，但它符合佛祖精神，故我們寧可相信這是他的思想精華。其實，本真的生活並不需要太多的東西。只要健康地活著，真誠地愛著，愉悅地接納著，快樂地給予著，便不失為富有、康寧和幸福。

哲人更明確地說：「對生命而言，接納和給予才是最有意義的——不論是接納一個人或一件事的出現，還是接納一個人或一件事的消失；給予他人你所能給予的——不管是微笑、幫助，還是支持，也包括財富。」

現下流行的印度箴言也說：「最悲慘的人都是庸人自擾的人，最快樂的人都是忘我而為別人服務的人。如果我們抱怨生活，那是因為我們只想著自己。」「善待所有人，喜歡很多人，愛一些人，成為我們所愛的人需要的和想要的人，這肯定是得到幸福的捷徑。」

因此，我們堅信：給予和接受，是人生的最大意義所在。

❖學會給予，幸福人生的真諦

因身患重病而游離於生死之間的莫里教授感慨地對學生說：「這個世界太和諧、太美麗，充滿了誘惑，很難相信人生就是一場沒有前因後果的意外。」

作為一位資深的社會學教授，莫里思索了一生的收穫就是：給予和接受，是人生的最大意義所在。他臨終前，透過向學生講授，把這些思想傳遞給了全世界。

莫里死後，記錄這些內容的《最後14堂星期二的課》走紅全球，重印了幾百次，發行幾千萬冊，則是世界民眾對他表示的這一真諦的普遍接受且由衷歡迎。

莫里教授反覆強調：人們應努力遠離盲目的物質追逐，確立對社會的責任和對他人的關愛等。只有這樣，才不至於陷入商業「鬧劇」而活在純真的自我中。

彌留之際，他一遍遍重申：人生最重要的是學會如何施愛於人，並去接受愛。「愛是唯一的理性行為。」「沒有了愛，我們便成了折斷翅膀的小鳥。」

愛是動物的本能，動物間也存在著質樸的愛。一片森林著火後，人們在枯焦樹根旁發現了一隻燒焦的鳥，翅膀張開而直立著，羽毛已脆化，一動就脫落；枯焦的羽毛下，居然有一隻嗷嗷待哺的雛鳥，毫髮未損。很顯然，成年鳥為了保護雛鳥而留下，並張開翅膀，寧可活活燒死也要呵護後代。令人唏嘘不已。

就在筆者寫這段文字時（2015.3.30），網路上報導：印度一頭母象，因為十個月的小象掉進陷阱中，牠拚命搶救，死命地刨坑，坑越刨越大，小象越陷越深，足足刨了十多個小時，眼看不行，牠只能大聲哀號，召喚遠處村民一起搶救，最終成功救出小象。這些，不都是愛的體現嗎？

當然，出自本能的動物之愛，可能是以延續物種為宗旨的，比較單純。人類的愛，則還附加了呵護義務、道德教化、感情交流、培養責任等昇華了的人性成分，遠較一般動物本能來得深邃而意義久遠。

人源於動物卻高於動物。唯有人，才需要思考他們人生存在的價值。

就像中國文化強調人人關係（「仁」）一樣，莫里認為：自我與他人的關係是最重要的。因此，必須把自我與社會的關係放到追尋人生意義的中心。

他進一步指出：「只要明白了什麼是自己真實的需要，就會走向關愛和奉獻。」「在這個社會，人與人之間產生一種愛的關係是十分重要的。因為在我們的文化中有很大一部分並沒有給予你這種東西。」

他強烈主張：人「要有同情心，要有責任感。只要我們學會了這兩點，這個世界就會美好得多」。每個人應學會努力「給予他們你應該給予的東西」。「把自己奉獻給愛，把自己奉獻給社區，把自己奉獻給能給予你目標和意義的創造。」

他以患了重病的自己為例：「給予他人，能使我感到自己還活著」。

他分析說：「豪華的汽車和房子，不能給你這種感覺。鏡子裡照出的模樣也不能給你這種感覺。只有當我奉獻出了時間，當我使那些悲傷的人再度露出笑顏，我才感到自己仍像以前一樣健康。」

莫里批評說：「許多人過著沒有意義的生活。即使他們忙於一些自以為重要的事情時，他們也顯得昏昏庸庸地。這是因為他們在追求一種錯誤的東西。你要使生活有意義，你就得獻身於愛，獻身於你周圍的群體，去創造一種能給你目標和意義的價值觀。」「我們過多地追求物質需要，可它們並不能使我們滿足。我們忽視了人與人之間互相愛護的關係，我們忽視了周圍的世界。」

「人生最重要的是學會如何施愛於人並去接受愛。」

「愛是唯一的理性行為。」

曾有人這樣睿智地說：「為什麼有的人有名譽卻很煩惱？有愛情卻很寂寞痛苦？有金錢卻十分憂慮呢？」僅僅是占有，並不能給人帶來快樂及幸福。因為「理想、信念和責任都不是空洞的，而是體現在人們每時每刻的生活之中。故必須改變對生活的認識和態度，學會給予，生活本身才會有意義。名譽要服務於大眾，才會有快樂。愛情要奉獻於他人，才會有意義。金錢要布施於窮人，才會有價值。這種生活才是真正快樂的生活。」

這也是為什麼大城市裡的人普遍沒有中小城市（甚至鄉村）人快樂而滿足的原因之一，更是那些所謂的「星」們虛空至極而借賭、毒、嫖等方式聊以自慰的原因。

天下的大道理都是相通的：人生的真諦，在於給予。

❖ 笑納生活賜予的一切

「笑納生命給予的一切。」哲人如是說。

「接受你所能接受和你所不能接受的現實」，莫里也曾說道。

這些話中，體現出了生命存在的質樸意義。

外交部前部長李肇星先生曾在一次公開場合被人拿他的個人形象作為攻擊和埋汰的話題，他卻微笑著回答：「我媽喜歡我這張臉。」多麼智慧、幽默，並體現著笑納自己一切的大度，贏得滿場的掌聲。

莫里進一步說道：笑納接受生命和生活給予的一切，也包括「接受所有的感情——對女人的愛戀、對親人的悲傷，或像我所經歷的、由致命的疾病而引起的恐懼和痛苦。如果你逃避這些感情——不讓自己去感受、經歷——你就永遠超脫不了，因為你始終心存恐懼。你害怕痛苦，害怕悲傷，害怕愛必須承受的感情傷害」。「可你一旦投入進去，沉浸在感情的汪洋裡，你就能充分地體驗它，知道什麼是痛苦，什麼是悲傷。只有到那時你才能夠說：『走吧，我已經經歷了這份感情，我已經認識了這份感情，現在我需要超脫它。』」也就是說，只有笑納了生命中的一切，才能夠享受它、改變它、超脫它、昇華它；並因此活在本真之中。

人們常感到孤獨，有時孤獨得想哭，我們的文化卻強調「不讓淚水淌下來」，因為社會習俗認為人「不應該哭泣」。「有時，我們從心裡對伴侶湧起一股愛的激流，但我們不去表達，因為我們害怕那些話語可能會帶來的傷害」。而莫里的態度截然相反：「打開水龍頭，用感情來沖洗。它不會傷害你，它只會幫助你。」如果你不拒絕恐懼的進入，如果你把它當作一件常穿的襯衫穿上，那麼你就能對自己說：「好吧，這僅僅是恐懼，我不必受它的支配，我能面對它。」因為我笑納它、體驗它，然後，就有能力爭取超脫它（恐懼），不再受它的支配與左右。

其實，每個人的日常生活中都非常需要這樣的感情處理方式。

郭某總經理是我的老朋友，他在一九九七年胃惡性淋巴瘤手術後，一直服用中醫藥調整，約四年後，仍自在且頑強地生活著、工作著。他的夫人也長了多個腫瘤，也都控制得不錯。他的頑強和坦蕩我十分佩服——作為男子漢的他，不僅事業上非常成功，罹了癌後，他繼續作為一個超級出版集團的銷售老總，快樂地抗癌，努力工作且陽光地生活著。我的《癌症只是慢性病》一書，就是在他的積極鼓勵與支持下得以問世的。他不止一次地在公開場合說：「我罹了癌，我感到很自豪，感到很驕傲。我快樂地接受了它（癌症），且戰勝了它（癌）。」他多次在公開場合高呼：「癌症患者萬歲。」「癌症讓我更加堅強，我對抗了癌症，走了出來。我走出來後，又繼續努力打拼了十多年。」他的工作非常出色，他參與經營的那個出版集團是個超級大社。而且，很大一部分是由他親自管理的。他自豪地說：「如果論成功，我比你們在座的各位都要更有資格，因為我經歷過癌症。你們都沒有這個經歷。我知道癌症是怎麼回事，而且，對抗癌症後我又努力打拼了十多年。」

他在很多場合大笑著說：「生癌光榮。」「生癌者是英雄。」「生了癌，能夠幫助我更強壯，讓我更成功。」「我的經歷中，有一份非常了不起的、所有人都沒有的東西——那就是我曾經是一個癌症患者，最後，我戰勝了它。」

他這種笑納一切的態度，感染了太多的人，鼓舞了他們面對癌症，直接加以接納、對抗、超越的信念。這才是一個生命中的強者，人們敬佩的榜樣。

笑納，也包括從容接受自己的不足、失敗、失誤、病變、挫折及消極情緒等。

我的一位骨癌患者，她是骨肉瘤兩肺轉移的患者，因為骨肉瘤，開始局部切除，卻又很快地復發，二〇〇六年前後被鋸了腿。當時，她年紀很輕，才三十歲出頭，相貌姣好，鋸了腿後，一段時間內情緒非常低落，沒法接受這個事實，開始找我診療。那是二〇〇七年初，我讓她做了一個全身檢查，一檢查，發現兩肺裡有很多結節，確定為骨肉瘤肺轉移。那是很可怕的病變。開始時，她極其消沉，更沒法接受這一切。我當時就加以開導：你現在接受也好，不接受也好。事實不會因為你不接受而改變，只會因為你不接受、憤怒、惡化而不可收拾。早前，她鋸掉那條腿（骨肉瘤的患肢）有過外傷史，我分析這就是起病原因。既然你已鋸腿，一兩年內便又轉移了，你現在只能接受這些、往前看，想想以後怎麼辦。經歷了幾次極其痛苦的化療後，她已經沒法承受，只能停藥。中西醫結合治療後，病情倒趨於穩定。在反覆勸慰下，她的情緒也調整過來了。認為是死是活，都是這麼回事了。

當時，她說：「我已經接受我今天的一切了。我還有容貌，我還有內心，我還有一片熱情，我還有可愛的女兒和可敬的丈夫。」「和我一起生病的，都已經走了。我接受了我的病，包括我的轉移，但我不想再退縮了，我希望能夠和它（病）相安無事地相處著，繼續快樂地活著，儘管我一拐一拐的。」就這樣，一晃八年多過去了。雖然她人很消瘦，卻很精神，並充滿著生活熱情。她還會笑嘻嘻地說：「我還要到杜拜、孟買等地旅遊觀光。」

試想：如果她仍然是生活在埋怨及憤懣中，不接受現實的一切，總是怨恨，還會活到今天嗎？

❖ 若只是占有，定會空虛，索然乏味

很多人往往只是把生活看作是追求更多的、更好的，卻沒法理解生活和人生的真正意義及價值。莫里就曾指出，社會中到處都會遇到一些對新的東西充滿了占有慾的人，他們「想擁有新的汽車，想擁有新的財產，想擁有新的玩具。然後沾沾自喜地向他人炫耀：『猜我得到了什麼？』」

莫里教授接著說：「你知道我對此是怎麼解釋的？」「這些人都渴望得到愛，但又得不到，於是就接受了這些替代品。他們樂於接受物質的東西，期望能得到類似於擁抱的感情回報，但這是行不通的」。原來，他發現這些人是因為得不到愛，得不到精神情感類的獎賞，只能借助更多物質類替代品的占有來彌補。本質上，是心理空虛的表現。但「錢無法替代溫情，權力也無法替代溫情」。

「你無法用物質的東西去替代愛、善良、溫柔或朋友間的親情。當你最需要這份溫情時，金錢和權力都無法給予你這份感情，不管你擁有多少財富或權勢。」莫里教授反覆告誡說。

「真正使你感到滿足的是什麼？」「給予他人你應該給予的東西。」

而這個社會（包括美國和中國）在想要什麼和需要什麼這個問題上是很困惑的。莫里是美國教授，美國的商業精神浸透的就是更多的占有。而重商主義起步較晚的中國，似乎正在步美國後塵。但很顯然，這並非陽關大道。

筆者的患者中有一位江蘇震澤的女富豪，她與先生共同創業後，家財萬貫。但她患了乳癌，先生也移情別戀多年，兩人表面上維持著夫妻關係，實際上已分居日久，只是因為財產上的糾葛，也因為潛意識裡想拖死男方，雙方沒有履行離婚手續。男方則同意，女方想怎麼花錢都可以，家裡有的是錢，就是不希望干涉男方的新生活。很長一段時間，女方只有兩個嗜好：上街購物，回家毀物。閨蜜們看不下去，建議她買了之後送人，也比毀了好。她就是不依，認為毀了至少比送給小祕書們、讓她們有姿色再去勾引男人們要好得多。其實，她的內心是極其痛苦與空虛的，毀物後往往號啕大哭，頓足捶胸。而且，癌症也沒能很好地控制，術後不久鎖骨上就出現轉移。在老患者勸說下，勉強前來我處求醫。筆者感到她再不迷途知返，會有生命之虞。建議既然無法挽回，就別再留戀了，不如一刀兩斷，乾脆重新開始。子女也贊同，並站在母親一邊。二〇〇五年前後他們分了手，她開始了新生活。在子女支持下，她東山再起，很快恢復元氣，又生龍活虎、朝氣蓬勃了。相反，男方卻因疏於經營，且矛盾不斷，很快瀕臨破產，流離顛沛了。

她事後感慨地說：「當時，我的確萬念俱灰，除了有錢，什麼也沒有。而最不值錢的就是『錢』，除了買東西，錢給不了我所需要的任何東西。現在好了，我的生活又滋潤而充實了。儘管錢不如當時那麼多，但我活得可有意義多了。」

就在筆者寫這段文字時，新聞裡播出：溫州二十位平均年齡五十歲的大媽們，家裡都很有錢，平日除了帶第三代，就只是做美容、打牌度日，生活太空虛單調，無聊至極，為了尋找刺激，聚眾吸毒，一舉被警方抓獲。

可見，只有物質錢財占有，生活一定還是空虛而沒有真正意義的。

❖人，賴他人以活！核心是「愛」

每個人都依賴他人而活著。人與人的關係，構成了人生永恆的主題。

垂暮之年且生了重病的社會學教授莫里，雖生活在異域（美國），卻也洞悉了「人，依賴於人而生存」的不爭事實。正是這一點，決定著人類生活的基本屬性。他揭示說：「在生命的起點，當我們還是嬰兒時，我們需要別人才能活著；在生命的終點或病態時（像患病這樣），你也需要別人幫助才能活著；在生命的中途，我們同樣需要別人才能活著。」這，既是古往今來所有生活的真實情景，也是探究人生意義的邏輯起點，評價人生價值的關鍵性尺度。

而中國傳統文化的核心，高度概括的話，只有一個「仁」字。

「仁」的造字，體現一個核心：人，依賴人。兩人以上，才能組成社會生活。

「仁」是中國文化中含義極廣的行為道德準繩。本意是指人與人之間相互親愛。孔子把它確立為最高的道德原則／標準／境界。孔子建構了以「仁」為核心的倫理思想體系，包括孝、弟／悌、忠、恕、禮、知、勇、恭、寬、信、敏、誠、惠等，都涉及人人關係。「仁」之最本質的，就是人與人的友愛、幫助、同情等。

二千五百年文化寫就的中國歷史大卷中，浸透著「仁」之精神及感人篇章。

莫里教授分析認為：「人與人的關係是沒有固定公式的。它需要雙方用愛心去促成，給予雙方空間，了解彼此的願望和需求，了解彼此能做些什麼，以及各自不同的生活。」「如果你不尊重對方，你們的關係就會有麻煩；如果你不懂怎樣妥協，你們的關係就會有麻煩；如果你們彼此不能開誠布公地交流，你們的關係就會有麻煩……。」這個你們雙方都涉及甚廣：兄弟、姐妹、父子、夫妻、情侶、祖孫、師徒、同事、朋友、上下級等等，不一而足，但都需貫徹友愛、幫助、同情等仁愛精神。若隱去莫里的美國教授身分，完全像個中國傳統學者的諄諄教誨。

莫里還指出：「在商業上，人們通過談判去獲勝。他們通過談判去得到他們想要的東西；但愛不同，愛是讓你像關心自己一樣去關心別人。」中國不也有「己所不欲，勿施於人」、「老吾老，以及人之老；幼吾幼，以及人之幼」之傳統原則嗎？可見，普世的人生價值觀是沒有國界的，適合於所有人類。

人們早就注意到：修女易生乳癌，鰥寡獨居者易生癌，喪偶者在喪期三五年內出現了癌症及心臟病等的高發；結婚可以增加壽命，平均近七歲；離婚則減壽，離婚初期幾年內意外死亡、心臟病猝死的機率倍增，癌症及高血壓也呈現一個發病高峰；這些都是例證，表明「人，賴他人以活」，需活在人際交流中。

其實，何止人類，這也是群居動物的本能。實驗揭示，群居老鼠出生後被剝奪與母鼠的共同生活，隔離關養，接種癌瘤的成功率倍增；且死於癌的機率也倍增，生存期更短。可見，相互需要及交往，是一種生存的必需品。

人，賴他人以活！核心是「愛」，愛的體現形式是給予和付出。因為在早先的交往中，你已接受了他人賜予你的許多「愛」。

接受與給予，應該是對等的。這，構成了人生的核心主題和最大意義所在。

「我們獲取多少，就得補償多少。」「這很公平。」莫里如此總結說。

❖ 家屬親友的愛，不可替代

每個人都生活在與他人交往的社會環境中，交往數量與質量，影響著他的心身健康及社會適應狀況。因此，事實催生了社會學的「社會支持理論」。該理論認為：一個人所擁有的社會支持網路越強大，就越能夠更好地應對各種來自社會環境的挑戰。

在長期癌症的臨床診療中，我們注意到一個鮮明事實：同樣生癌，夫妻恩愛，每次就診夫婦隨診的；以及老年患者中子女孝順，每次陪同就診的；或社會交往比較廣泛的，其療效較佳，康復的機率大增。特別是胰臟癌等難治性腫瘤患者尤其明顯。我們曾經追蹤了四十多位生存期超過三年的胰臟癌患者，發現百分之九十以上的康復良好者都有一個和睦的家庭氛圍。

我指導的研究生李中平（現任職於上海中醫藥大學）二〇〇六年前後曾在南通通州市做過一個癌症社會學調查，發現家庭關係和諧、夫妻和睦的癌症患者，康復效果要好得多。可見，家屬親友的愛，不可替代。

可以說：給予和接受關愛，可影響個體的健康狀態及癌症等康復療效。

為此，筆者二〇〇〇年前後主編「十五」國家級規劃教材《現代中醫腫瘤學》時，就列有專門章節，討論這一問題，強調「家庭成員關愛的重要性」。強調家庭親友的關愛，常起著其他方式無法替代的健康呵護與支持作用。

當然，給予與接受是相互的。社會支持是一個雙方互動過程。每個當事人都要有這類意願，並解除自我封閉，給予積極反饋，這種互動才能持久。

許多人罹癌後，把自已封閉起來，所有朋友一概不再交往，這十分有害。

一句我愛你，讓我多活了好幾年

有個真實感人的故事：二〇〇一年春節前，我應邀與上海市癌症俱樂部的同志一起赴山東教育電視台做「腫瘤康復」專題電視節目。當我們走進直播室時，一對中年男女（他們是被邀請來做觀眾演員的）突然走到我們面前，激動地拉著我的手說：「何教授，是您啊！謝謝您！謝謝您！」他妻子說：「幾年前，就是您的一句話，激起了我們共同抗癌的信心。這幾年，我天天不斷地對我丈夫說：『我愛你，你一定能堅持下去的！』」丈夫也感慨地說：「這幾年，我老伴每日鼓勵我，我們的關係從來沒像這些年這樣好。老伴讓我增添了戰勝疾病的信心，我一定要活下去。」

原來，他們就是幾年前讓我看病的那對山東夫婦。一九九五年身為副主任軍醫的丈夫張某是內科醫生（妻子則是護士長），被確診患了原發性肝癌，手術後進行了介入等規範治療。一九九七年六月再次被確診為肝內復發，伴隨轉移。當地醫院認為已沒有「控制」的可能，夫妻倆失望之極，前來上海求治。補做了一次介入後，主治醫生告訴他們，西醫治療就此結束，一切只能聽天由命了。無奈中，他們找到了上海市癌症俱樂部，俱樂部同志建議他來找我，由我給予他中醫藥診治。而第二天，也就是七月十九日，我正好在上海市科協會堂做「腫瘤康復」的公益講座。他們夫婦倆也來聽了。我在講到親情、關愛對癌症患者戰勝癌魔的作用時，強調說：「當丈夫生了癌以後，妻子不妨多說幾句『我愛你』，反之亦然。夫妻間恩愛，可以幫助患者走出困境。」此言一出，激起了全場四百多名癌症患者的會心大笑和一片掌聲，沒想到這竟給他們留下了難以抹去的印象。他們完全照此踐行，且大獲成功。這對山東夫妻相濡以沫戰勝疾病的事蹟，讓在場所有做節目的人無不動容。電視編導當即表示改編原節目腳本，把這段感人的真情故事加進去。節目播出後，據說在泉城引起了很大回響。

這個故事之外，還有一個小插曲。二〇〇六年間《健康報》展開了「怎麼做一個好醫生」的討論筆會，邀我寫第一篇文章。我就講了這個故事，強調人性化治療的重要性，引起了軒然大波。支持者認為我說得很對，強烈支持，包括很多資深專家和醫院院長。但也有很多人極其否定，有人甚至嘲諷說：何某認為只要用宗教方法，就能解決醫學問題。其實，恰恰是他們，忘了醫學的一個基準點：除科學技術外，醫學也涉及人文關愛，更需要懂得人性特點。人是靠精神活著的，這一點怎麼說都不過分。人性關愛，有時候勝過一打藥物。

❖「給予」與「愛」，其實很簡單

作為人性的一部分，給予有時候其實很簡單。

它可能就是相見時的一個善意微笑，出自內心的一聲問候，傾聽他的述說，需要時的「搭把手（援手）」——就像張和平老師在二〇一五年春晚上作詞、孫楠演唱的《搭把手》一樣：「搭上一把手」，「不以善小而不為」，「就像寒冬臘月的暖流，是久旱甘霖的雨後」，「一滴水，也能映出四海五洲」，「人生旅途一起走」。

問題只是在於你意識到沒有，願意實施與否？

三十多年前，我剛成為醫生時，一天門診時突下大雨，後面沒有患者了。有個老太太看完診後，開了方卻走不了，就滔滔不絕跟我傾訴：媳婦等怎樣怎樣對她不好，儘是家庭瑣事。因為當時我也沒有其他患者，就態度虔誠地聽她說。講完後，老人站起來，說：「你這個醫生真好。我跟你說了後，心裡開心多了，不吃藥病都好多了。」我當時納悶，不過很快就領悟到一點：人都有鬱悶時，都需要宣洩。我的傾聽，只是給予了她傾訴的機會。這，不也是一種「愛」嗎？

筆者在公開場合轉述的故事，現已成為醫學倫理學教科書的經典案例：蘇州某退休老同事，患高血壓與糖尿病，一直用同樣的藥控制得很好。他每個月求診一次，開同樣的藥。在醫院他有三種選擇：五元的普通門診號，全部可報銷；十五元的專家號，自己承擔一部分；五十元特需專家號，費用全部自理。由於他病情已穩定，完全可以只掛普通門診號，但他每次都掛特需門診號。人們不解，問他為什麼？他回答：「五元的普通門診號，醫生不讓我說，也不和我說；十五元的專家號，醫生聽我說，卻不與我說；五十元的號，醫生讓我說，聽我說，也和我說……。」其實，就是占用點時間，表現出耐心及愛心，給予他傾訴機會，並不費吹灰之力，傾聽傾訴而已，何以善小而不為呢？

二〇一三年，美國心理學家報告了一個研究結果：對女性癌症患者康復貢獻最大、第一名的是閨蜜們經常聚在一起，逛街、聊天、購物、喝咖啡。相互間的親密關係，可決定患者康復狀態。本質上，是相互獲得了對方給予的情感支持。

遺傳學家馬太教授進行的白老鼠實驗表明：白老鼠如果盡可能地和更多的同類接觸，種植在它們體內的腫瘤會明顯縮小。他們把白老鼠分成五隻一組，安置在一起，提供充足的食物和玩具，出現了有助於癌症康復的跡象。進一步，把十五或二十隻白老鼠分成一組，安置在大家庭中，並有充足空間、食物和玩具；很快地白老鼠身上的癌進入自然康復過程。一個月後腫瘤重量減輕百分之七十七，體積縮小百分之四十三。且不少白老鼠在入住新家的三週內沒有表現出惡化趨勢；相反，住在狹小單獨房間裡的白老鼠卻不會出現這種情況。馬太教授強調說：「動物與其社會環境之間的交流抑制了腫瘤的增長，大大超乎一般人的想像。」針對這結論，俄亥俄州立大學的杜林教授指出：

生存環境中社交活動的豐富程度是癌症康復的關鍵之一。「我們的主要目的不是減少壓力，而是讓白老鼠過一種豐富多彩的生活。」杜林教授說，「大家不能孤立地看待癌症。這麼多年來，醫生只善於借助手術、放化療治癌，卻很少涉及生活方式等方面。如果我們把患者放在環境和社會交往中去考慮，那麼我們就會發現，什麼才能真正影響癌症的治療效果。大家沒有理由懷疑我們的研究不具一般性。」

巴金曾說：「我的一生始終保持著這樣一個信念：生命的意義在於付出，在於給予，而不是接受，也不在於爭取。」其實，給予與接受是同步的。在給予時，你也接受了他的反饋，你積極給予，對方就會有良性反饋，你也就接受了他的給予。因此，每個人主動地學會多付出一點愛，「世界將變成美好的人間」。

有一首歌詞寫得很好：「愛是看不見的語言，愛是摸不到的感覺，愛是我們小小的心願，希望你平安快樂永遠。」「愛是仰著頭的喜悅，愛是說不出的感謝，愛是每天多付出一點點，雙手合十不在乎考驗。」「讓愛傳出去，它像陽光溫暖我和你。不管有多遙遠，總有到的那一天，讓愛傳出去，那前方漫漫人生路。有你的祝福，沒有過不去的苦。」這是人類本性的需求；愛的給予，也很簡單。

❖ 給予，可以使人長壽

美國的科學家進行了一項研究，結果提示：善心的確可以使人增壽。

發表在二〇〇三年七月的《心理科學》研究報告指出：人們很早就認識到社會交往有助於身體健康，而其中部分奧祕在於「給予」。

在長達五年的研究中，研究者調查了四百二十三對上了年紀的夫婦。剛開始，都會對每一位測試者進行兩項調查：一項是「物質上」幫助，如親戚朋友間的搭車、捎帶東西，或幫著照看孩子；一項是配偶間的精神支持。在持續幾年的研究過程中，有一百三十四名測試對象過世。研究人員發現：曾經從別人那兒獲得幫助，對本人的生存情況影響微乎其微。而令人吃驚的是：給予別人幫助，則對自己的生存大有益處。排除年齡、性別、身體狀況、精神狀況及社會經濟條件差異外，研究人員發現，給予別人「物質上」的幫助，能使致死率降低百分之四十二；而給予他人精神上的支持，也能使致死率降低百分之三十。密西根大學的心理學家托尼·安托納西（Toni Antonucci）對此發現評論說：顯然我們過去忽視了行善的重要性。而研究人員之一史蒂芬·布朗（Stephanie L.Brown）則表示：看來，人們要想增進壽命的話，不妨去試一下關心和幫助他人。

類似的支持性例證，比比皆是。

二〇一四年春節期間網上的一組照片及新聞，令我感慨萬千：一位九十七歲中國老太太，通過撿破爛，一直撫養並照顧著兩位年過花甲、患了失智症的兒子。

無獨有偶，二〇〇九年，類似的故事發生在美國洛杉磯，一位也是九十多歲的耄耋老太太，照顧著兩位同樣患病的花甲兒子，一起生活在一輛一九七三年出廠的破轎車裡，兩位兒子患的都是風濕性疾病，活動不便。借助政府撫卹金過日子，比撿破爛好些；行動不便，比痴呆好一點，但都好不到哪裡去，這兩位耄耋老太太都已撫養、照顧病兒多年了。我不想從社會學或倫理等角度說三道四，只想分析這兩位耄耋的老太太，在如此厄境中，是什麼力量支撐她們如此堅韌地活著，並且活得如此長久？

其實，拋開煩瑣的科學解釋，有一點不能忽略：她們生了病的孩子需要她們，她們被需要了。

她們需要給予患病的孩子盡可能的照顧，這，演化為一種巨大的精神支撐力量，支撐著她們艱難地活著，並且，盡可能地照料患兒。

強烈的「被需要」，雖艱難，卻快樂且有意義地支撐她們活下去。

再看看兩組相反的例證：據《印度時報》二〇一二年十一月報導，一印度老太太，聽聞丈夫死訊後，幾分鐘內便自我崩潰，無病仙逝。這對夫妻結婚七十年，感情非常好，當時她人在另一個村莊，在聽到遠在家鄉的丈夫死訊後幾分鐘，她也自然去世。而且，兩人都是自然死亡。醫生無法解釋這種事情，僅稱或許是因為多年的生活使他們之間有非常強烈的聯繫，雙方都覺得沒有對方無法生活下去。其實，這一解釋是對的，也揭示了問題的本質——人靠什麼而活著？特別是耄耋老人或身患大病的人。靠的是精神及相互需要，而精神則由希望和願望維繫著。

二〇一四年十月，有報導稱：英國一對夫婦，結婚六十周年，均已是耄耋老人，身體一向可以。但隨著九十多歲的先生於上午自然去世，夫人並不悲哀，下午，接近九十歲的她，也平靜地跟著仙逝。

這，無法用生物學機制來解釋。只能說是種「需要與被需要」、「給予與接受」的愛之互動力量。被需要不僅是種給予，也是種幸福，且可以轉化為生存動力，並有效促進長壽。人總是存在著需要與被需要。需要時要坦然接受和獲取，被需要時則又應該積極給予和付出。這就是人生的最大奧祕及價值所在。

人們常負面地看待被需要，消極地認為給予只是種負擔。其實，大謬也。

作為一個有趣的佐證：二〇一五年清明節前，世界長壽老人、享年一百一十六歲的格特魯德・韋弗接受媒體採訪時說，她長壽的最重要祕訣是「善待他人」。

❖被需要不僅是幸福和責任，也是生存動力

有一個案例六七年來我一直沒有想明白，直到女主人近日去世後，我方恍然大悟。意識到被需要不僅是種幸福和責任所在，也是一種強大的生存驅動力。

有位姓潘的老太太，教師出身，七十五歲左右時（二〇〇八年前後）確診為左肺晚期肺癌，當時做過一次化療，之後就沒有再做了。也沒有做放射性治療和手術，因為心臟有問題，只能以中醫藥治療為主。她有點氣喘，又有冠狀動脈心臟病。因為她比較特別，一是年齡偏大，二是略顯肥胖且病多，三是離我的門診部不遠，故她有個特別要求，希望時不時地能夠見到我（因為筆者的患者太多，有個限制，一般穩定患者只能兩三個月複診一次）。鑑此，我破例同意她可以隨時來找我。一來二往，我們比較熟了。我知道她過得很不容易，子女都在海外，經濟不成問題。但有個老伴，比她大七歲，得知她患了肺癌，一急之下，出現卒中。她之所以只做一次化療，就是因為化療時，老伴卒中了，生活都沒法自理；當時子女匆匆趕回來照顧一陣子，但畢竟不是持久辦法。因此，她主動放棄了後續的西醫治療，反過來照顧卒中的老伴。七十五歲的晚期肺癌老人，不僅生活要自理，還要照顧耄耋的半身不遂患者，其之艱難，可想而知。她每次來都和我述說：她的身體狀態之糟糕，一半是因為老伴、伺候老伴所致，伺候老伴有多累多累。我曾開玩笑地說：既然經濟條件許可，為什麼不找幾個保姆幫忙，幫你伺候老伴？沒想到，她回答說：「我只是晚上找阿姨看看，白天還是要我陪伴老頭。老頭『作』（上海話：愛鬧），要被他活活『作』死的。」老伴原是個知識分子，患帕金森氏症，卒中後又出現老年痴呆。只要一見到她不在，就煩躁不安，阿姨管不住。她在，老伴情緒就穩定了。老伴因常年臥床，後幾年體重已達九十多公斤。她一個高齡女子，又重

病在身，就這樣伺候著。我每一次都強調：「你不能太累。」她每次都和我說：「沒有辦法啊！累啊！累啊！老頭子難伺候啊！」發牢騷歸發牢騷，但看上去她至少活著，活得還可以。我相信也許還有夫妻恩愛的力量在支撐著。她經常和我說：「不知老伴走了以後，我會怎麼樣？」我總是安慰她：「沒關係的，老伴走了，你的負擔也輕了，會更好些……。」

二〇一四年冬至前後，她老伴走了，走於九十一歲。她年前來找我，有點傷感，說：「這下老頭總算走了，也沒痛苦，算是一種解脫吧。我也可以輕鬆輕鬆了……。」我也是這麼想的，應該說她解脫了，病更容易穩定了。但沒想到沒多久後，她又來看我了，情況明顯比以前差。她不再嘮叨了，也不再述說煩惱了；情緒十分低落，覺得「自己回到家，空蕩蕩的，很空虛，不像老頭在時，煩歸煩，至少還可以伺候他，還可以發發牢騷……。」「現在，什麼都沒有了，真沒有意思。」

我明顯地感覺到她厭世了。春節後沒多久，同事告訴我：她走了。我驚愕萬分，她怎麼會走的，年前不還是好好的嗎？

子女前來代為表達謝意，並告知：她媽媽走的時候十分安然，沒有一點痛苦和留戀，算是夠幸運的了。因為她已經八十四歲，也算是解脫了。年前，她母親自己就反反覆覆地說：「要去照顧老頭了。」

這件親歷的事，讓我深深地感受到需要與被需要的客觀存在。儘管老太太每次門診都嘮叨，一直嫌老頭難伺候。但這些，只是表面的；本質上，雙方誰都離不開誰，需要與被需要，接受與給予，都是生存的巨大動力。它超脫了金錢羈絆，體現了一種人性光輝。也許，這些就是生活的真正意義所在。

有一個婦女是二十世紀九〇年代診斷的晚期乳癌患者，膝下有個女兒，她很愛女兒。當時女兒還小，才七八歲，丈夫早逝。據她回憶，丈夫臨終前對她說：拜託她一定要活下去，撫養女兒長大。她說她就是為女兒而活著。女兒的確懂事，也很孝敬。每次都陪著母親來看病。母女倆相依為命。這個女患者初期經歷了一次又一次的磨難，包括放、化療的劇烈嘔吐，嚴重掉髮。但很堅強，因為她心裡有個信念：「女兒需要我，我要好好地活下去。」所有人認為這個晚期轉移患者最多只能活三到四年，她卻活了說不清多少年了。現在，她女兒已結婚生子了。患者本人不能說生存質量很好，但依然活著。我粗略算了，她至少多活了十七到十八年。

可見，被需要不僅是種責任，也是種幸福，更是種促進生存的內在強大動力。人只要發掘出內在強大的生存動力，很可能就是奇蹟的創造者。

筆者以前做內科醫生，搶救患者時，常常見到這類情景：瀕臨死亡者，眼睛一直不閉，直到他心裡特別牽掛之事有了明確著落（如最想見的人來了，最想聽的消息到了），才合上眼。

心存期盼，期盼也許就會成為現實，更會促使人們不斷地爭取期盼兌現。

❖ 救人者，也救了自己

人們總認為：「愛」是付出，「給予」是投入；按商業原則，付出與投入是要講究回報的。奉獻：奉出、獻給，很像是一種可能虧損的買賣。其實大不然，生活只是自己行為的投射。給予與接受，愛與被愛，往往是一對同步出現的雙胞胎；只是作用力與反作用力的關係。給予過程中，你就接受了對方真誠的反饋。

《後漢書》有曰：「天下皆知取之為取，而莫知與之為取。」人們都以為只有拿到別人的東西才是收穫，卻不知道給予別人也是一種收穫。

筆者二十世紀八〇年代初參加全國學術活動，結束時，外省某醫學院素昧平生的趙老師，回程的車資丟了。他向住同一房的會議同道借款（那時沒條件一人一房）被婉拒，又向同省同道的借款，也被拒。因為大家並不熟識。他不知何故，竟來找我借款，且開口就是五十元，那時五十元相當於半個多月工資。我沒多加猶豫便欣然應允。不久，他如數寄回借款。年底，他又寄張郵政賀卡給我，那時郵政賀卡很熱門，可以刮獎。我每年會收到百來張賀卡，掛滿陋室牆壁上。但就他那張賀卡，我刮中了二百元大獎。二百元？那時可是個頗大的數字啊。

我想，這也許就是給予與接受的因緣果報關係。儘管我不是個佛教徒。

有一個經典的歷史故事更是令人深思。

第二次世界大戰酣戰之際，盟軍最高統帥艾森豪威爾（Dwight David Eisenhower）從法國某地返回總部，參加緊急軍事會議。那天大雪紛飛，特別寒冷，汽車一路疾馳。荒野途中，他忽然看到一對法國老夫婦坐在路邊，凍得瑟瑟發抖，便立即命令停車，讓翻譯官下車詢問。參謀急忙提醒：「我們必須按時趕到總部開會，此事還是交給當地警方處理吧。」艾森豪威爾堅持說：「如等警方趕來，這對老夫婦可能早就凍死了。」原來，他們是去投奔兒子的，但汽車拋錨了。茫茫大雪中不知如何是好。艾森豪威爾聽後，二話沒說，立即請他們上車，並特地改道，先將老夫婦送到兒子家裡，然後才繞路趕回總部。

他命令停車的瞬間，沒太多思考，只是出於人性善良本能。然事後得到的情報讓所有隨行者震撼不已。原來，那天德國狙擊兵早已預先埋伏在他們必經之路上，但狙擊流產了。只是為了救老夫婦於危難之中，他們改變了行車路線。

歷史學家評論說是艾森豪威爾的一個善念躲過了暗殺。否則，歷史可能改寫。善念不是隨時發生的，而是需要積累，需要品行，關鍵時不加思考地實施。

「給予」與「接受」是一對孿生胎。幫助別人，就是善待自己。《環球時報》轉譯的一個實例也令人深思：兩個好朋友加恩和馬里安喜歡爬山，他們約好假日一起去登山，來回需要三天時間。第一天，他們很順利，登上了計劃中的半山腰。第二天，出發時天氣很好，爬到山頂時，風漸漸大了起來，「要變天了，咱們趕緊下山。」加恩說。很快地，天下起雨了。雨變成了雪，沒過多久，雪下得很大，地上堆了厚厚一層。天氣越來越惡劣，氣溫驟降，兩個人把所有衣服都套上還是很冷。雪越下越大，兩個人輪流在雪中開路。下午，他們突然看到路中間有位凍僵而昏迷不醒的人。這時，救還是不救？兩人爭執不下。馬里安一怒之下說：「我不想陪你們一起死。如果你一定要帶上他，那我們就只好分道揚鑣了。」他頭也不回地獨自下山了。加恩則使出渾身力氣，把昏迷的路人背在身上。此人微胖，他只能小步地慢慢挪動。天越來越黑，他感到背上的人越來越沉。但是，由於背著人，使出了渾身勁，他的身體開始變暖，沒有之前那麼冷了。後來，他感覺到背上的人也不像最初時那麼冰冷，反而像是件保暖的衣服，幫自己抵擋了嚴寒。有時，他實在背不動了，真想歇一會兒，但不敢，一旦他停下來，可能就再也沒有力氣將那人背上了。他只能一邊走，一邊自我鼓勵。兩人在大雪之夜的山上慢慢移動著。第三天晨曦初現時，他看到前面有燈光，便用盡氣力大聲呼救。原來是警車和救護車。他們得救了。被抬上救護車時，加恩看到躺在擔架上另一個人，是馬里安。他已經死了。救護人員說：「你真是幸運，幸虧你背著人，活動身體產生了更多的熱量，而他的身體又給你保暖。你救了他，他也救了你。」故事最後結尾總結說：很多時候，選擇並沒有對錯。但最終證明加恩的選擇更正確，救了別人的同時，也救了自己。

給予，就會有接受。愛，必定會被愛。善念，一定有善報。

❖心存感恩與感激：不僅關乎道德，也關涉康壽

俗語說：「感恩會有回報的。」

科學家長期觀察表明：善於感恩的人，往往更健康。我們臨床數十年的觀察也表明：感恩不僅是一種美德，善於感恩的人，往往比事事憤憤不平者，更容易從腫瘤陰影中走出，也更容易康復。康復後的生存質量往往更好。

美國學者的研究進一步證實：感恩情緒不僅會讓人生活更美好，也會給人的健康帶來積極影響。美國三所大學的學者通過一系列聯合實驗發現，心存感激會提升人們的健康水平，並讓他們更好地享受生活。

美國加州大學洛杉磯分校的心理學家研究發現，感恩會影響到人們血液中某些特殊蛋白質含量。這些蛋白質含量的異常，會導致慢性炎症發生，並可引發一系列慢性的健康問題，如癌症、糖尿病和心臟病。在為期六週的試驗中，一些參與者寫下了令他們感激的事情，另一些參與者雖也記錄了積極事件，但並不帶有感激的情緒。結果顯示，前一組參與者體內的炎症指數明顯下降。

美國東北大學的心理學家通過實驗發現：感恩還能讓人變得更無私。在實驗中，參與者在使用電腦時，一部分人的電腦系統突然崩潰，此時，一位和藹的陌生人幫助他們修理好。隨後，所有人參與了一項經濟學博弈，他們都有機會獨自獲利，或是與他人合作。結果，從陌生人那裡得到過幫助的人，更樂意和別人合作，從而達到共贏的效果，而且，收穫通常更豐盛。

另外，美國北卡大學教堂山分校的心理學家研究了感恩對夫妻關係的影響。研究者通過對七

十七對婚姻關係持續了四年的夫婦進行調查後發現，常對伴侶說「謝謝」的人，婚姻生活滿意度更高。

因此，如果說以前強調的感恩，只是些道德層面的說教，這些科學家們的研究（包括我們的臨床觀察），卻實實在在地告訴人們，感恩還會有現實的回報，至少對健康是有益的。

我小時候喜歡看阿凡提的故事，印象最深的一句話——幾十年來一直銘記在心：記住別人對你的恩賜，忘記你對他人的幫助。記住你對他人的過失，忘記他人對你的冒犯。我想，這就是做人的智慧，也是健康生活的保障。我們討論的德壽率，強調的從容、包容、寬容等，其實都含有這層意思。

有諺語曰：「茶葉因沸水的沖泡，才釋放出清純的幽香。生命也只有遭遇一次次磨難，才留下人生的足跡和意義。」

「懂得時時感恩的人，才是真正懂得人生幸福的人。」讓我們學會感恩吧。感激祖國、感激大自然、感激父母、感激同仁、感激所有幫助過我們的人吧。

❖ 人生的最高境界在於奉獻

馬斯洛的需求理論認為：人生的最高境界在於自我實現。而「自我實現」這一說法比較廣泛，在中國這一特定語境中，積極奉獻於社會，才是公認的最高境界之一。而且，人們往往可以從中享受到內在的生活充實感及滿足感。

朱志豪先生是筆者由衷敬佩的人生典範之一。他原本是上海市多項重大項目的總工程師或總指揮，一九八七年五十六歲時，擔任了南浦大橋建設總指揮。由於勞累，一兩年後病倒了，一檢查，晚期胃癌，肝門處多個淋巴轉移。在黃浦江上修座大橋是他一生的夙願。因此，儘管領導強行要求他病後休息。他就是不下火線，邊手術、化療，邊指揮，在他手上，硬是把創造多項世界第一的南浦大橋高質量地建成了。此後，楊浦大橋上又有他的身影，再後，徐浦大橋總指揮仍是他。難以想像，指揮千軍萬馬、叱咤風雲的領導人，被媒體稱為創造了「上海速度、上海風格、上海效率、上海精神」的花甲老人，居然是一位晚期胃癌患者。而且，是承擔了重任後確診為此病的。確診後，又繼續衝鋒陷陣，一度把病房當成指揮部，接二連三地為上海建造一流大橋。儘管他現在已經八十五歲高齡，仍然樂呵呵地發揮著餘熱。常常深入學校，為莘莘學子講課，傳授積極人生知識，送上可貴的精神食糧。

大我整整一輪的樂俊仁先生，原是一位中藥研究者。一九九〇年，剛滿五十歲的他，接受了直腸癌根治手術，至今，他癌齡已有四分之一世紀，我們的交往也有二十多年了。這期間，他奉獻著光與熱，成了一位知名的癌症康復運動倡導者及社會運動家，實現著自我的人生價值。即便在今天，他看上去仍像六十歲剛過似的，永遠的笑臉，精氣神十足，樂觀開朗地面對生活的每一天。「永遠做生命的加法」是他的口頭禪。他倡導了「六樂」理念，並自我踐行著，使他獲得不枯息的生命活力——自得其樂、知足常樂、助人為樂、苦中作樂、與眾同樂和求真最樂。

他又奉行六條座右銘：① 向人生傾注赤熱之心，為社會奉獻誠摯之愛。② 笑談生死百十回，情系患友千萬家。③ 為了人類的抗癌使命，請多利用我。④ 以平和的心態，快樂的心情，希望的心路笑對人生，與癌共舞。⑤ 橫眉冷對癌魔凶，俯首甘為患友牛。⑥ 品讀癌患人生，譜寫康復心曲。這些，彰顯了他熱忱服務社會、服務癌症患友的奉獻型人生觀和價值觀，他先後從事了四十多項社會志願者工作，受到社會廣泛讚譽和肯定，《人民日報》等多次報導他的事蹟。

他親手創辦了普陀癌症康復俱樂部，組織千餘名會員群體抗癌，探索、達成了很多行之有效的共識，並創造了五年生存率的全國高紀錄。他曾對我說：「人都只有一次生命。為什麼不在自己最想做的事情上努力發光發熱，燃燒生命呢？」

真的，如果我們能夠投身於自己感興趣的、能安身立命之事，全身心地投入其中又能夠感到由衷愉悅及充實，這不就是擁有了自我人生的最高價值嗎？

「獲得精神快樂的途徑有兩類：一類是接受，比如閱讀、欣賞藝術品等；另一類是給予，也就是工作。」哲人如是說。

給人以生命歡樂者，自己必定是充滿歡樂者；積極奉獻者，自己必定是積極人生踐行者。

❖ 精神上的「授」與「受」：最豐滿的意義

隨著社會進步，人們花在柴米油鹽衣食住行中的時間越來越少，空閒越來越多。每天的八萬六千四百秒裡，很大一部分是閒著的。

二十世紀七八十年代以前，上班族一週工作六天，只有星期天休息，還要忙忙碌碌、裡裡外外地打掃，沒有閒暇時間。現在則不然。人們已開始討論四天工作制。即使工作，性質也和以往大不相同，很少有劇烈的體力付出。大量的閒暇時間需要妥善安排。怎麼安排閒暇時間？反應出一個人的人生意義及其品位。

不會安排，便空虛了。那五十多歲大媽吸毒了，影歌星們嫖賭了；普通人百無聊賴，或兩口子相對無語而坐，六十二、六十三（歲）現象湧現（無聊導致百病）；或養老院成了麻將室，借此聊補空虛心靈；或期盼著第三代早點回來，填充一下滴答分秒。

金山銀山、寶馬奔馳、豪宅廣廈，擁有再多的物質，都沒法幫你填充這閒暇時光和空虛心靈。人與人之間的友愛、交往，感情上的付出，可在一定程度上填充，故講電話、泡夜店、逛街等成為很多人的生活核心，但畢竟你還有大量閒暇之時。社會（公益性）工作上的付出，忘我勞動，是利他的、高境界的，但也總有休息之際啊。停下來怎麼辦？唯一一條充實自我精神與心靈，讓閒暇時光滋潤的途徑，那就是精神上的「接受」與「給予」——所謂精神上的「接受」，指通過不斷學習等，自我充電，自我滋養；精神的「給予」，則是同時傳遞給他人，滋養他人的心靈。

周國平先生曾說：「一個人，只有不斷充實自己的精神與內心世界，才能讓生活體現出更多價值，人生也更有意義。」而這方面，我國還是個「赤貧」的國度。人們一定注意到：世界讀書排行榜上，中國是殿後的。聯合國教科文組織二〇一二年的調查顯示：全世界閱讀排名第一的是猶太人，年均每人六十四本；中國十三億人口，扣除教科書，年均每人一本不到。上海全國排名第一，只有八本。更麻煩的是，終於有時間讀書了，卻發現已失去閱讀能力，不再習慣於欣賞文字，而只是醉心於螢幕上的宮女太監祕史、簡訊中的明星緋聞。讀書成了枯燥而累人的事。

我們從溫飽走出後，一方面百無聊賴，一方面有大量閒暇時間卻不知道怎麼利用。這不能不說是不會生活的表現。學會精神上的接受與給予，才是充實我們人生意義的最豐滿措施。且是唾手可得、人人平等、價廉（書都不貴）物美的。

有位同事的母親，患的是卵巢癌，她原來有較高文化水準，病情已穩定。已退休閒暇在家，讓她打麻將，她不願意，玩手機也沒有興趣；只能靜靜待著，晚上帶帶外孫（白天外孫在幼稚園），非常無聊。因此，老兩口總是對著幹，除晚上外孫在家，氣氛調和一下外，雙方冷暴力不斷。

同事非常擔憂，因為她母親的卵巢癌復發過。而她也知曉，防範復發的，不只是藥物，更重要的是如何令母親的生活豐滿起來，找回人生的意義及價值，才能使心身寧靜，靈魂安居。因此，向我請教，我給出了個點子：她媽本來就有較高文化水準，我手頭正好有朋友送的一本關於張藝謀的自傳，我轉送給了她，讓她轉送給母親，因為我相信女人對明星經歷都比較感興趣。我還給這同事兩個建議：「你自己也看看，然後時常與你媽討論書中趣聞；了解你媽還對誰有興趣，找來他的傳記，放在你媽床邊，誘導你媽學會看書。」這一招還真管用，因為她媽原本文化水準不低，但工作後就再也不碰書了，電視劇等只能給人熱鬧，沒法給精神充電和心理安撫。通過誘導，她媽真的有了新的興趣愛好，喜歡上看書。爾後，還逐漸提升了所看之書的品位。

該同事回憶說：「我媽在看這本書時，最初有點感動和感慨，話語明顯增多。看了其他幾本熟悉的名人傳記，她就放不下書了，主動問有沒有誰的書。」此後，逐漸地看了一些佛學和身心靈的書，包括我寫的癌症書。一段時間後，她媽情緒大有改善，話語越來越多，臉上笑容燦爛了，和她爸也很少吵架了。兩個人還會經常交流。因為她爸好在外走動，對社會新聞及國際時事比較熱衷。事後一次見她媽，她媽回憶說，中小學時，她也是個文藝青年，很喜歡看書。那時看的主要是蘇聯小說，常常會自我陶醉。但逐漸地，就被煩瑣的雜事所困，再也沒拿起過書。得了病，現又迷上了書，似乎找回了當年的感覺。好像是在還青少年時期的債。生命是有盡頭的，應該盡快彌補這一刻，去做一些以前一直想做，但總沒能去做的事情。她媽心情陽光燦爛後，又傳遞給了家庭很多正面的東西，因此，整個家庭的氛圍也大為改善。

我們今天的書讀得太少。其實，讀書，使人聰明，讀書，使人豐滿；讀書，使人精神充實，內心成熟；讀書，使人生意義更加厚實。而精神上的收穫和給予是非常重要的。兩口子後來話語增多，就是雙方精神交流與授受過程。

這才是生活中很有意義的事。

其實，讓人生意義更豐滿的方式、方法很多，加以踐行的話，都會給我們的生活添加別樣的價值。比如，親近自然，可讓我們在澈底放鬆中充滿樂趣，感受自然之恩，因為我們是自然之子。若再踐行環保主義，更是意義深遠。又如愛護動物，曾看到一些照片，有些人收留了幾十隻流浪貓、流浪狗，在友善人類的動物朋友同時，他自身的價值也提升了，內心充實了。

哲人如是說：人生有兩大快樂，一是肉體生命的快樂，如健康、親情、與自然的交融等，這是生命需求得到滿足帶來的快樂；另一是精神愉悅，包括智性、情感、靈性及信仰層面的愜意，這是人的高級屬性得到申張後的滿足。而人體和物質的快樂畢竟是有限的，精神靈性層面的享受卻可以是無限的。

遺憾的是，現實世界中，只是拚命地追求有限快樂，甘願捨棄無限的愉悅者太多了。所以，大家普遍地活得不快樂。

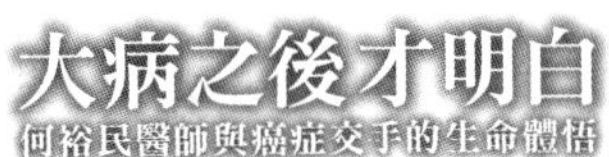

第十二章

生命：在適度張力中最滋潤

我們的生命，像世界的協奏曲，由相異的因素組成……由各式各樣的聲調組成，美妙的和刺耳的，尖銳的和平展的，活潑的和莊嚴的。

——法國 蒙田

有個段子很有深意：「牧民說他很快活，因為他隨時可與野花攀談，與林鳥對話，隨著白雲起舞。」人生乏味與否，只在於自我能否找尋趣事及品味意義。

畫家說：「大師的作品常常『留白』，太滿太擠容易使人失去想像的空間。」人生並不會因為完美而滋生樂趣及魅力，很多情況下，意義在於對缺憾的回味。

坊間人士說：「最能讓人開懷大笑並深刻領悟的，並非哲人雋語；往往是那些插科打諢、卡通諷刺、漫話自嘲。」深刻，不一定和嚴肅相伴隨，更多的是存在於輕鬆詼諧中。

人生意義的尋覓，不在於千山萬水，異域他鄉，只在於咫尺之間。

其實，生活充滿辯證法。愜意且合理的人生，往往是在兩個極端中取其某種平和與協調。或曰：在兩極張力中，保持適度。因為生命在適度張力中最滋潤。

中國傳統文化強調的中庸、中和，允執厥中，也是這一智慧之體現。

❖在悲觀與樂觀兩極中，盡可能游近樂觀

樂觀與悲觀，是最顯而易見的不同生活態度，也是常見的價值取向差異。生活中，誰都知道樂觀者優於悲觀者。但通常，並沒有絕對的樂觀者，也沒有純粹的悲觀者。它們只是一種呈現為常態分佈的有所偏離傾向：這種傾向既有一定的先天性——如果父母悲觀，孩子通常也更容易具有悲觀傾向；也與後天經歷有關——人文環境良好，則樂觀趨向可以加強；且這種傾向性使每個個體可以令自我有所改變。因此，現實世界中，大多數人通常只是游離在悲觀與樂觀之間——處在中間較為偏離一側的地方，且有週期性的起伏變化。

世上真正的樂觀者並不多見。實驗證明，將動物和人置於絕望環境中，人為地讓他們無法逃脫失敗或懲罰，仍然有四分之一的個體永不放棄。這四分之一個體可以說是最樂觀的。因此，人天生就存在著一定的悲觀、樂觀傾向性差異。

有資料進一步提示：人人都有樂觀的天性。人的樂觀傾向可能在進化過程中固定在大腦裡，成為一種本能反應，並不斷地被強化。因為樂觀也是促使人類進化的重要機制之一。遺傳學家認為，進化選擇了樂觀。原因之一在於積極的期望可提高生存機率。支持性證據之一就是樂觀者更長壽、更健康。

對於悲觀與樂觀的差異及其對健康和人生的影響，人們做了很多研究。證明：樂觀者的確不僅活得更好，而且更容易成功，更趨向於健康。

例如，研究顯示：現代社會中，雖然個人能力和動機很大程度上決定著生存結果，但同時更是

個人的精神狀態之較量；樂觀者遠比悲觀者來得成功，更容易笑到最後，笑得最好。

以前，人們傾向於認為一個人的成功主要取決於能力和動機欲望，如個人擁有天分且很努力地投入學習或工作，他就一定會成功。但塞利格曼（Martin E.P. Seligman）的積極心理學研究表明，當一個人天分意願都很充足時，失敗也可能發生。而這很可能僅僅只是因為這是個悲觀的人。

悲觀的人，總相信壞事都是自己的過錯；壞事一旦發生，一定會持續很久；且會毀掉人生的一切。而樂觀者遇到同樣厄運時，通常會認為失敗只是暫時的；每個失敗都有它自身的原因；不完全是自己的錯，可能是環境、運氣或其他因素的後果。或者說，他們會想盡辦法為自己找出開脫的理由，哪怕只是自我安慰性質的。比如，面對求職面試失敗，悲觀者往往認為都是因為能力太差、形象欠佳，且意味著以後也不會太好；樂觀者則每每認為「此處不留人，自有留人處」，他馬上會去另一家重新面試。就是這小小區別，決定著個體人生的幸福、充實、成功與否，很大程度上左右著他的身心健康，甚至，壽命上都體現出明顯差異。

悲觀者更容易被癌症盯上，這是很早就確定了的研究結論。塞利格曼指導了一個研究，更證明了這一點：給白老鼠種植癌細胞，將大鼠置於不同環境中。第一組白老鼠可以通過逃避（如抓碰開關）而成功擺脫電擊（樂觀組）；第二組則在第一組成功逃避電擊時再次被電擊——因為碰到開關同時，接通了電擊線路，它們無論如何都逃避不了電擊（悲觀組）；第三組白老鼠在沒有危險的環境中（對照組）。結果，第一組大鼠患癌率只有四分之一，第二組患癌率四分之三，而最後一組患癌率二分之一。可見，問題並不在於是否處在逆境，而是在於你怎麼應對。積極有效地應對危險，可大大提升自我健康水準，包括大幅度降低癌症發病率。

綜合研究結果表明：樂觀情緒能讓人們放鬆大腦，舒緩壓力，有益於身心健康。心臟病患者中樂觀的與不樂觀的相比，其發病或復發的危險性均明顯降低。

深入研究顯示：樂觀情緒是前額葉皮質與大腦深處皮質下區域溝通的結果。前額葉皮質是人類大腦最新進化的產物，人類的這一部分結構遠比其他靈長類動物要發達得多，這是人類擁有許多複雜功能的核心區域。這一結論還與對大腦另外兩個關鍵區域的研究結論相吻合：一是大腦的杏核體，它是大腦處理情緒的重要結構；另一個是前扣帶迴皮質喙部，是前額葉皮層中調節情緒和動機的區域。研究表明：越是樂觀者，在想像未來時，這些區域的電化學反應越趨活躍，這兩個區域之間的聯繫也更為密切。正是這兩個區域，往往是憂鬱症患者大腦內活動異常之處。因此，激發、拓展樂觀情緒，也是糾治與拮抗憂鬱的妙法。

積極心理學家形容的悲觀者，就像是一個恐懼而悲傷地看著牆上的掛曆每天被撕掉一張，掛曆越變越薄的人。而他們推崇的積極應對生活問題者，好比是每撕掉一張就把它整齊地摞在一起，還要在背後記上日記的人。他可以快樂自豪地回憶日記中所有充實往事，那些他曾擁有過的生活。即便他意識到自己老了，那也無妨啊！他沒有必要嫉妒年輕人，更不會為虛度的青春懊悔。他常會這樣想：「我擁有的不僅僅是可能性，而是現實性，我做過了，愛過了，也勇敢地承受過痛苦。這些痛苦甚至是我最珍視的，儘管它們不會引起別人的嫉妒。」

樂觀者往往稍帶主觀，有些「傻」。他們習慣於歪曲現實世界，當現實世界不利於他們所認為的現狀，或有些危險時，他們傾向於人為地淡化或忽視危險，或縮小危險；常會自以為是地認為天塌不下來，等等再說吧。

研究證明：樂觀還是抵抗疾病的第一道防線。其機制之一是促進了積極的心身互動。問題只是在於如何去激發、拓展人們的樂觀情緒，並促使其在心身互動中發揮主導作用。

樂觀傾向是可以培養的。有充分證據證實：教育可以明顯改變悲觀傾向。遠離悲觀、游近樂觀有一整套的方法措施，積極心理學在這方面做了一些開拓性研究，可以參照之。

我們的經驗顯示：腫瘤患者患病初期往往都偏於悲觀，此時可努力糾正之。可採取的方法如下。第一，告訴大家事實真相：悲觀和樂觀只是個體自我的一種感受，只是一個過程；誰都有情緒低落時，就像是月圓月缺一樣；在低落時盡可能正視它，告誡自己，這只是暫時的；悲觀很快會過去，月缺總有月圓時；別把消極因素放大了。第二，對問題應全面看，盡可能地多理解正面意義，不要把所有的問題都歸置為負面的、都往負面想。悲觀和樂觀者的一大差異是思考方式及方法不同，一個是積極往上的，想著陽光，考慮明天會好的；一個是消極往下走，老想著明天更差，這需要努力糾正。第三，設置一些努力一下短期可實現的目標，情緒消極時，可找點簡單的事做，設定一個簡單的目標：比如，體質很差需要活動，可出去走走，今天爭取走三百步；走了四百步，就是很成功的了。明天爭取走個六百步，以短期的成功激勵自己，積極看待。

還可借助的方法包括經常和陽光者相處，多參與集體活動；多到陽光普照的環境中活動；在家裡，則盡可能增加光線；因為光亮度和溫度都會提高人的興奮程度——越是陰暗陰冷的地方，人越容易消極悲觀。

❖面對病困險厄：善在征服和妥協中選擇

生活，是由無數意外組成的，填充生活中的分分秒秒也一樣。我們總是天真地在想：生活今天如此，明天也會如此，將一直如此下去。但遲早會有意外事件發生，打斷我們業已習慣了的分分秒秒。總有一天，我們的人生列車會突然受阻：「天有不測風雲」——不測之變乃是生活本性，「人有旦夕禍福」——旦夕禍福是人生命題中的應有之物。任何人都不可心存僥倖，把自己看作是例外。因此，要有思想準備，你我時不時地會面對險惡或困頓，包括癌症之類大病來襲。

對此，若逃脫不了，應對選擇無非有兩種：戰勝它、征服它，與它妥協、講和。一味地信奉其中的一種對策，往往會黔驢技窮。

智慧的生存，就是善於在兩者之中做出考量，學會擇善而從。

生活充滿了辯證法。多數人一定義無反顧地選擇戰勝它，特別是面對癌症，沒有任何異議地首選征服它。過度治療之所以猖獗氾濫，澈底戰勝癌症的根治性誘惑和人們潛意識裡不假思索的習慣性思維，也起著不可或缺的推波助瀾之功。

記得青年時看《列寧文集》，當時，年輕的蘇維埃面臨列強圍剿，是妥協，還是負隅頑抗，大家爭執不休。列寧以比喻方式，提出權變對策，讓年輕的我，初覺不解，後來才意識到這也是偉人過人的智慧。他假設：在荒郊野外，遇到明顯優於自己的劫匪，喝令留下錢財才放你性命。此時，與之頑抗，還是順從？前者的結果是人財兩空；留下錢財，還可東山再起。正確的抉擇不就很清晰了嗎？

面對癌症不也同樣嗎？急性子地太想戰勝，往往反而枉送了性命。

對此，筆者有一對案例太有說服力了。中國中部某省先後兩位省政協常務副主席都是我的患者。前一任於二〇〇〇年初到上海，透過市有關領導請我會診。當時，我們還在零陵路老校區。辦公室很小，他帶著祕書，一身軍裝大衣，到現在印象都還很深。他原本是省府祕書長，要升副省長，某種原因改任政協常務副主席。準備外出考察時體檢發現肺內有結節，再度檢查，已是晚期肺癌，沒法手術。他是個明白人，沒法手術也就沒強求。正在做化療，要求中藥配合，一段時間後，化療實在做不下去了，他也不強求。我建議他改用局部放療，他應允並照辦了。做了一半因為反應太大，也只能停了，回當地調養。他剛開始時情緒很差，每一次複診都一聲不吭。回去三個月後，有一次我在外出差，接到他打來的電話：電話裡非常興奮地說，到上海複查了，胸科醫院主任醫生告訴他，腫塊完全控制住了。故他在電話裡非常亢奮地陳述著，久久不願意掛斷。我完全理解他當時的心情。

又過了約半年（二〇一一年底），他告訴我檢查結果讓醫生感到吃驚：肺部的毛玻璃狀陰影都吸收了，只剩下少許痕跡，這完全是奇蹟。診療後，我們成了忘年交，他當初每三個月來上海一次，後來半年，再後來則是一年；我也常去當地，他完全接受我的理念：悠著點。二〇一〇年前後，一切都好，但一次卒中，他身體情況差一些了。直到不久前，我還去看他，只是有點老年痴呆了，但肺內依然很好。

沒多久，他的繼任者，繼任的常務副主席也來找我，他是一個軍轉幹部，湖南人，非常豪爽。而且他的病比前任輕多了。那個時候，標靶藥已問世，我建議他接受化療，加中藥即可，其他暫緩。這個軍人出身的高級幹部，口頭上贊同我的理念，卻住進了北京，又是化療，又是標靶，又是免疫治療，還天天練功，而且堅持不懈。我跟他本人及他的祕書（此祕書和前任祕書很熟）都說了，也跟他家屬建議：「治療過度了，十八般武器一股腦兒都用，不是好事情。」「悠著點，夠好了，就可以了。」「要留點後路，適當時，學會妥協……。」這位豪爽的主席，口中答應得好好的，但心裡就一味地要徹底征服癌症，完全戰勝癌症。他祕書私下告訴我，「領導說了，既然江主席（前任）控制得這麼好，我一定要徹底戰勝。『宜將剩勇追窮寇』，何教授的那套思路方法，穩定後再說，也來得及……。」他總是表現出軍人風度與思路，寄希望於澈底戰勝癌症。

初期，他的情況的確很好。肺內癌腫一度完全消失。他頗為得意，沾沾自喜地認為一定能夠超過前者，創造更大奇蹟。其實，他第一時間根本不需要用標靶藥，因為在位、有權、全報銷，他還有不用白不用思想。後來，大約半年左右，第一種標靶出現抗藥性了。又想用第二種，這時候他有點緊張，專程來上海諮詢我。我態度堅決，先觀察觀察，不急於用，但仍沒能說服他。祕書告訴我，領導回去後不久，想了想，還是去了北京（當時，此藥只有北京有）。第二種標靶藥也只用了一小段時間，又出現抗藥性。其實，我們早就評估過了，標靶藥就像是漂亮的肥皂泡泡。他使用標靶藥時，總覺得中醫不急，先控制再說，所以不是很堅持。這時，因出現喘息，他緊張了，開始把賭注都壓在中醫藥上面，認真追求中醫藥治療，且天天拚命練功。大家知道，標靶藥一旦出現抗藥性，有時狀態會一瀉千里，迅速惡化。就像是肥皂泡破裂，瞬間之事。不到三個月，他已進入惡病質，前後總共三年時間不到。我一直都有去看前任，因為我們已成了無話不談的好朋友。而後任祕書打電話給我：說領導最後想看看我。我轉身到他病房去看他。他一見到我，話已說不出來了，老淚縱橫，拽著我的手……我知道他想說什麼了。也許，他是想說：悔不該當時不聽勸告——夠好了，就可以了！而是一心想澈底戰勝癌，結果落得了今天這個地步，短短時間內，就讓癌症澈底打敗了。我只能望著他，輕輕地安撫他，幫他擦擦汗（他額頭直冒虛汗）……結果，我離開後的第三天早晨，他就走了。而他的前任，現已過去了十五年。除患老年痴呆外，其他情況都還可以。

中國人講中庸，有時，需要在征服與妥協中也保持一種中庸之道：夠好了，就可以了。這既是種生活態度，又是對生命的尊重，更是一種生存智慧。

推而廣之，面對人生的病困或險厄，需要學會善於在征服與妥協中選擇，保持一種中庸之道，也許最為智慧，長期效果也最佳。

❖ 學會在認真及糊塗之間做「二八」區分

在現實社會中，如果你不能認真工作，做好該做好（或必須做好）的事，將可能被社會邊緣化，甚至慘遭淘汰；但如果你事事拘謹認真，一絲不苟，什麼都想做得最好，又會陷入消極完美主義泥淖中，心身疲憊，終至患病或罹難。

臨床上，完美主義性格者易患癌，已被證明是鐵律。為什麼女性癌症患者中，財務、中小學老師等居多？好女人占主導，分析其深層次的，往往就是一個典型的消極完美主義者。完美主義戕害健康，已是定論。

有鑑於此，我們主張：會生活者，需學會在追求完美主義的極端認真、較真，與適度糊塗、滿足於「夠好了就可以了」的兩極之間，做出「二八」區分。

這首先要求幫助患者（或當事人）認識到生活中不是所有的事都非常重要，都必須認真對待，非達到完美不可。實際上，根據我們和國外的有關研究，每個人所面對的事情中，只有百分之五是非常重要和緊迫的，必須認真對待；百分之十五到百分之二十五是比較緊迫的；剩餘的大多數並不像人們想像的那麼重要。也就是說，百分之七十到百分之八十的事情並不像我們想像的那麼重要。如果事事認真，勢必長期有重壓感而感到心身疲憊。長此以往，肯定會導致身體功能紊亂，從而出現許多健康問題，包括癌症等先後都會找上你。而且，事事追求完美，勢必人際關係也較難協調。

有個關於杯子的故事，是我經歷而印象深刻的實例。

有個做財務出身的乳癌患者，在我處求診了很長時間。她每次來總是述說活得「很累」，並且常常埋怨他人。有一次，打開話匣子，她說：「我活得一點兒都不稱心，一點都不快樂。例如，昨天晚上回家，又與老公吵架了。我和他說做什麼事都要有規矩，可他就是不聽我的。我叫他喝完茶杯子要放在這裡，他偏偏亂放，想怎麼放就怎麼放。因此，每天少不了吵架，很累人。」

我一聽說，就來了興趣。問曰：「杯子放這裡、放那裡，很重要嗎？」

她說：「我是做財務的，必須一絲不苟。這些小習慣弄不好，以後怎麼行呢？」

我說：「杯子與你的財務數據是一回事嗎？完全不是一回事啊。」

緊接著，我與她探討了人生的一些規律：包括二八律。告訴她：「人生天天面對的事，只有百分之二十左右的事，是必須認真對待的。剩餘的，其實大多無所謂，這就是重要的『二八定律』。就像你，什麼都這麼看重。你不是自己把許多本身並不必要當真的事，當作沉重的壓力背上了嗎？你不累，誰累呢？這個累，豈不是自找的？我相信，你的這種性格，如果有子女，你們關係也好不到哪裡去。因為你把要求定得太高了，超越了現實……。」也許，這些話刺痛了她。

她思忖良久，點了點頭，自言自語地說：「也許我是過分了點兒。」

我接著說：「你不學會放下百分之八十的包袱，你的生活、你的病都很難有所改變。」

最後，她接受了，並一點點地做出了調整，現在活得輕鬆多了。

為什麼財務等職業容易罹癌症或其他病呢？我的分析，很多人就是把職業行為泛化為生活習慣，並折射到生活的各個方面，都想追求極致，追求一絲不苟。一句話形容，即是消極的完美主義者。最後，自己把自己給拖垮了。

有時候，哪怕是心裡明白，裝糊塗也是好的，也比始終追求完美要好。

一個肺癌女患者，是個官員，手術後，一開始是由丈夫陪同來看門診的。丈夫對筆者千叮嚀萬囑咐，千萬不能告訴她實情。其實，以她的文化水準和對醫學的了解，每次來我們獨創的、為患者開設的「圓桌門診」，前後討論的病情，包括手術等（但沒有化療），早已心知肚明自己患了癌症。但她很有趣，每次來總是打諢：「何醫生，我其實是沒有病的。肺內不是什麼大事，良性的，也不需要化療。」「你看，我現在多好啊，吃得下，睡得著，也沒有咳嗽。前幾天剛剛出差到泰國和大馬（馬來西亞），天天急著趕路，同行的夥伴，包括年輕人都很累。可是我一點都沒覺得費勁。我感覺自己沒任何毛病，你只需開方給我調養調養，抗抗衰老就可以了，女人嘛，怕老。」每次說完，都狡黠地一笑。

其實，我們雙方心裡都很明白，她吃藥複診非常認真、及時，一點都不馬虎，因為我相信她清楚得很。我與她之間關乎「癌」，只是大家心照不宣，沒有必要捅破這層「紙」而已。這層紙對她，還可能存在一絲幻覺，也許不是惡性吧？但是須認真對待的。筆者非常欣賞這種「揣著明白裝糊塗」的生活態度——不是她不知道，而是她有意地迴避負面的心理情緒，不去強化它們，這是很實用的。這還可以讓人心存僥倖，借此，以盡可能游弋於樂觀情緒中。此外，這，還有助於調節情緒，改善生理功能，調整免疫，促進康復，並讓生活依然充滿情趣等。

❖ 在奉獻與當下享受中求得平衡

我們的文化過去一直強調奉獻，默默無聞地做個螺絲釘——既埋沒了個性、埋沒了自我，又壓抑不同需求，且讓很多機會和享受白白地錯過。

有一個女患者，接近退休，是財務主管，患的是乳癌，其實病情已穩定，但情緒一直不好，很傷感。她知道自己患上乳癌，是因為長期疲勞、過分認真、過度自責。她和我說，自從工作後，她從來沒請求休過一天假。她最遺憾的還不是這事，而是生病前後讓她痛徹心扉的事件：她母親是個虔誠的佛教徒，八十多歲了，從六十多歲開始，就希望女兒能夠陪她去九華山一趟。母親也是個腫瘤患者，已康復多年，年輕時曾多次結伴去普陀山燒香朝拜。然後有個心願，還想去佛學聖地九華山朝拜，苦於無伴。她很孝順，十多年前就一直應允著：有空就陪母親去。應允後，今年等明年，明年再等後年，一晃，十多年過去了，仍在應允之中，直到她已臨近退休了，母親已八十歲了，她答應母親，「等我一退休，好好陪你到九華山住一段時間」。然而，天有不測之風雲，就在臨近退休前一年的例行體檢時，她發現患了乳癌（和母親一樣），但比母親要嚴重些，已經骨轉移了。當時，全家圍繞著她，進行治療。陪母親去九華山的事情就擱下了。等她治療一段時間後，病情穩定了，終於能陪母親了，母親卻因卒中走不動了。不久，母親去世了。這件事讓她太傷感，留下了永遠的缺憾。她覺得人生有時只顧了這頭，顧不了那頭，太不應該了。其實，真正的生活，應該是在奉獻和享受中求得平衡，而不是只有一頭。偏一頭的生活，一定是有缺憾的。

哲人說：「無論多麼光鮮的事業、多麼偉大的成就，人最終還是要回歸自身。自身和自己的靈魂是個體唯一能夠真正擁有的。」

臨床上，有患者早先活得像一架開足馬力的掙錢機器，始終高效運轉。開始時，還能從賺錢中感到些許快樂。後來，遲鈍麻木了。他一直給自己許願：再做兩年就不做了，好好享受生活，到世界各地走走。可惜，慣性使他無法停下來。只能因病而被迫停止工作，此時一切晚矣，「人快不行了，錢也沒用完」。太遺憾了，沒有多少生命的氣息。真正快樂的人生是不斷關注存在的人生，時時刻刻悉心體會美與愛的人生，是不斷回歸自我和審視自我的人生。在關注、審視的過程中，看自己有沒有體驗到生之愉悅，體驗到何種程度。

更多老一代的國人，過著完全利他的生活，犧牲了自己的樂趣和舒適——工作時擔負著贍養全家；退休則成了志願者，撫養第三代；一生只是奉獻，吃苦耐勞。當有錢有閒暇準備過自己的生活時，已走不動了。終身被迫只做苦行僧。

有個故事令人唏噓：某人在整理剛剛去世的夫人遺物時，發現一條絲質圍巾。那是他們去巴黎旅遊時買的。昂貴而頂級的名牌圍巾，價格標籤還掛著。活著時夫人一直不捨得戴，希望等個特殊日子才用。然而，再也沒有這個機會了。先生感傷之餘，說：「活著的每一天都是特別的日子。」

生活應是一種自我珍惜的當下體驗，而不是要捱著過的日子。

很多情況下，人們總以為日子還多著呢。有些特別有意義的，暫且先留到那時再說，後來發現那一天從未到來過。「將來」、「總有一天」其實是不存在的。

活在當下，享受當下，該高興，今天就慶賀；該做什麼，盡快就做。

「人生得意須盡歡，莫使金樽空對月。」

我們常想跟老朋友聚一聚，但總是說「找機會」。

我們常想出國旅遊，但總是在等待最適當時機。

我們總想給老朋友寫封信，表達濃郁的情意，但總是一拖再拖。

其實，每天早上睜開眼時，都要告訴自己「這是新的一天了」。今天過了，日曆翻過就永遠不會再重複了。因此，每一天、每一刻、每一秒都是可貴的。

真正有意義且快樂的人生，是應該兼顧自我的人生，是在奉獻及享受中求得適度協調平衡的人生。而且，記住：享受應該及時。

❖協調好人生的最高目標及最低期望

生活中，每個人都會有意識無意識地確定自己的生存目標：即便是前述的放牛娃，他也有目標啊，蓋房子、娶媳婦、生娃。當然，他期望中（儘管沒有明說）房子要大點的，媳婦要漂亮點的，孩子盡可能多一些。這是人的本能。

目標的缺失後果嚴重——中學生的自殺、明星們以毒賭嫖等揮霍生命、大媽們聚眾吸毒、大老虎小蒼蠅的貪腐犯罪，不都是目標缺失或迷茫之故嗎？

人必須確定自己的目標。沒有目標，前進就沒有方向，缺乏動力。筆者最近注意到漁民的後代、民間長跑達人陳盆濱，他沒有其他追求，就是對跑步無比熱愛和固執，想跑出自己的新天地。他執著於自己的努力，終於成就為世界唯一一位跑遍五大洲加南極、北極的頂尖級優秀運動員。

人生的這個目標也不可以設定得太高。設定得太高，達不到很可能會心灰意冷，招致失望；或誘使鋌而走險，甚至嚴重犯罪，就像很多貪官一樣，因為確定了不切實際的目標後，不擇手段，走向犯罪。但也不能太低，太低的話，動力不足，很可能落入俗套，或僅僅停留於物質層面，或借助官癮等的推動，行屍走肉般地生活在逐利現實中。

比較可取的是把這個目標分成兩大塊：一個遠期的、長遠的；一個近期的、短期努力下可實現的。兩者之間應有所協調。筆者剛上大學時就確立了一個目標：希望成為一個好醫生、好教師，並在玻璃台板下壓了一條鋼筆寫的字，給自己定了一個口號——「立志須存千載想，閒談不過五分鐘」（這是書法家沈尹默的詞，藉以自勉），這是我實現這個目標的具體措施。當然，隨著進步，我的人生目標有所調整、有所提升，總希望能做得更好點。

莫里教授即使生了重病，他還是有自己的明確目標。臨終前幾天，他思考了一個人的最低需要和最高需要，發現兩者首尾相銜。他的最終目標是希望在有生之年（其實，那時距他死亡不過幾週了），把他終身對人生意義的思考，通過某種方式留給世人，傳承千古，也讓他自己的精神和思考永垂不朽。所以，他制定了個計畫：接受電視台採訪，通過電視採訪擴大影響，使學生們知道老師病了，就有學生來探望他。探望他的過程中，可以與學生溝通，通過一次次交談，讓學生把他對人生的嚴肅思考記錄下來，整理成書，傳播出去，澤被天下。

他的短期目標呢？學生問他。他回答短期很簡單：如果他還有完整的一天，他願意上午吃什麼，中午吃甜麵包捲，晚上最喜歡吃鴨子，如此而已。

長期目標的確定有高雅和低俗之分：高雅的可能會把自己的一生獻給某些有意義的事，希望在某方面做出重要建樹。就像朱志豪先生，一心希望在黃浦江上建更多的橋，這是有積極進步意義的；也有一般的，我這輩子要賺多少錢、官至哪一級、家裡居住條件如何等；更有純享受、甚至荒淫無恥的，如這輩子要與多少人上床、玩多少女人（日本某中學校長高島雄平，到菲律賓嫖娼一萬二千六百人，老少通吃，且每次都留照存念，相冊裡有其性交照片十四萬七千張）。這些，儘管都是人生的目標，卻區分出了社會學意義上的人之良莠——高雅和低俗。

目標確定後，有個具體實施過程。如只有空談，而不付諸行動，也只是空洞的目標，虛假的目標，永遠是碌碌無為的。與蒼蠅在屋內玻璃窗前飛來飛去一樣，有光明沒有前途，永遠飛不出去。目標，需要付諸實施，一步步腳踏實地。

很多癌症患者給我們留下了深刻印象：有位江西老患者，是當地非物質文化遺產繼承人。老頭現七十多歲了，工於做石硯，因為手顫抖影響做硯，一檢查，確診為腦瘤。他不想手術，醫生告訴他，手術後，一是手會抖得更厲害，他肯定不能再做石硯了；二是他愛石硯藝術，子女還要靠他做石硯來贍養。二〇〇九年找我時，他的目標是「還能夠安安心心做五年」。現在，五年已過去，腦部占位沒有擴散，腦瘤控制得很好，第一個目標實現了。第二個新目標產生了——有生之年，能夠再多做幾年、積累一些，然後辦個展覽。現在他興致勃勃地追求著辦個人展覽。可見，即使生了癌，還是可以兌現相對較高的目標的。

世界上，有些東西自己是可以支配的：比如興趣和志向，處世和做人，目標遠大與否，其意義如何等。至於結果如何，有時並不重要，只要自己好好努力爭取著，就已經足夠了。但也有很多東西，是自己支配不了的，比如運氣和機會、意外事件，或社會上的輿論和毀譽等。那就不用去管它們，順其自然或許更好。

目標，其實就是人生的一個坐標，讓你不斷努力的方向。努力本身才是最重要的。努力過程中，你可以享受成功和失敗的各種感受。當然，能夠成功最好。然而，人算不如天算。有時，你努力了，結果卻不理想，那你也需要適當承認；或者繼續加強努力，或對原先做法做些調整優化，或坦然接受現狀。即便不是最好，而是次好、次次好，也從容地接受它。這，未嘗不是一種很好的生存方式。

須知，幸福也是一種苟且。不願苟且者，不太可能獲得真正的幸福。

哲人如是說：「人生原本就是有缺憾的，人生中需學會妥協。不肯妥協者，和自己過不去，其實是一種痴愚，是對人生的無知。」的確如此。

❖張弛於積極進取及愜意閒暇之中

有一句流傳甚廣的格言：「不想做將軍的士兵，不是好士兵。」此話不假，體現了一種積極進取精神。但即便是做將軍，也僅僅是生活的一個方面而已。

然而，人們更願意推而廣之，如坊間走紅的「十年間，錢不賺個四千萬，別回來看我」、「官不至省部級，不成功」、「不成為紅歌星，誓不休」、「這輩子不混個院士，白活了」等，卻有點太離譜，或嚴重失誤了。

進取，作為路標與方向，是人類生存的動力所在。有著進取精神和某種路標，人才會努力拚搏，奮勇爭先；才能推動人類進化，社會進步，科技發展；個體則能在這個過程中實現自我某種價值。但把進取界定為生存唯一原則，且把其標準化為某個現實的尺度（多少身價、多高官階、多少論文），並以此作為生活唯一選項及評價單一尺度，那就問題多多，偏離了生活的本真意義及真正價值。

人要生活，就要獲得生活資料，也須付出勞動及創新，取得足夠收益，才能較好地生存下去，這是「進取」背後、人類物種生存的原始動力。林語堂曾戲說：世界上，只有人類是吃飽了、喝足了而仍舊不滿足，爾虞我詐地、你爭我奪地生活著。因此，從人類個體來說，「進取」又體現著某種「叢林生存」法則：我要比你更強悍，獲得更大成功。更大成功又是為了什麼？這也是亞歷山大大帝被哲學家第歐根尼所詰問的（亞歷山大回答說「更快樂」）。很顯然，他缺乏悟性，沒能「認識他自己」，故儘管驍勇善戰，百戰百勝，但只能征戰致死，沒能享受一天快樂，且僅僅是短命的三十多歲）。我們相信多數人會回答說：是為了更好地生存。很顯然，積極進取不是目的，只是為了爭取更多的閒暇時間，利於自我自由支配、自由享受及自由創造，從而更好地活著。既然是為了更好地生存，那麼，積極進取的同時，學會愜意地休閒，就是必然之理。如果當年的亞歷山大大帝能夠聽懂哲學家的勸告，情況也許就大為不同了，他可以一邊繼續完成他的偉業，同時也還可以享受成功帶來的快樂及幸福，更不至於三十多歲就夭折，抱憾終身。

須知，積極進取獲取的只是自我生存所需的條件，屬於「必然」勞動；而有更多的自由支配、創造、享受的閒暇時間，則屬於「自由」生活。顯然，後者的層次要高得多。

美國伊利諾伊大學的約翰．凱利教授在《你生命中的休閒》中認為：「我們生活在一個飛快變化的時代，而變化最快的領域當屬休閒。」過去，人們為了溫飽而努力，為了更好而拚命進取。但今非昔比，生存，已不再是一個大難題了。如何自由自在地生活，才是關鍵。鑑此，約翰．凱利教授強調：「休閒應被理解為一種『成為人』的過程，是一個完成個人與社會發展任務的、主要的存在空間，是人的一生中一個持久的、重要的發展舞台。」所謂「『成為人』意味著，擺脫『必需後的自由；探索和諧與美的原則；承認生活理性和感性，物質與精神層面的統一；與他人一起行動，使生活內容充滿朝氣並促進自由與自我創造。休閒是以存在與『成為』為目標的自由——為了自我，也為了社會」。

林語堂的嘲諷中，隱含著很多人雖庸庸碌碌地活著，卻還不如動物之貶義。而從生活本真意義上做出理解：「必需」（進取、勞作）後的「自由」（閒暇、創造、享受），才是人在真正意義上超越了動物，而活在自我之中。故約翰．凱利教授把自由閒暇而有意義的生活提升到了「成為人」的高度，無疑是睿智的。

總之，本真的生活，應該是張弛於積極進取及愜意的閒暇之中。而不能捨其一端只求另一端。

換句話說：既要努力拚搏進取，又要活在愜意的閒暇中。

❖革命與保命中的取捨——不值得的拚命

過去有一句很流行的口號：拚命幹革命。

以前，我們推崇的榜樣是輕傷不下火線，咬緊牙關，努力繼續。

我們突出宣傳的，都是那些死在工作崗位，而後被發現的英雄。

也許，這一切在革命及戰爭年代，涉及生死存亡，是必不可少的。但在今天，人的價值凸顯的新的和平建設時代，顯然是與尊重人的社會新風尚格格不入的。

更何況，很多汲汲所求的，只是一些虛幻的財富癮、官癮病之類。

有一個小字輩的老患者，認我做長輩，因非常優秀，所以來往很頻繁。他是潮汕人，在深圳工作，二〇〇〇年患了鼻咽癌，當時好緊張，但透過放療和中藥治療，恢復得很好。三五年後，又生龍活虎，不久升了科長。由於能力比較強，因此升上科長後，工作更進取，他認為自己已經康復了，於是放棄治療。玩命似地投身工作。最初幾年，我每到深圳，他一定會來看我；後四五年，他越來越忙，很少再看病。在我印象中，二〇一〇年後，他逐漸消失了。我只知道他做得越來越好，又陞官了。偶爾電話聯繫時，我總勸他，你是個生過病的人，好自為之才是。他總是爽朗地笑笑，說沒有辦法，身在江湖，不做不行。不久前，一個緊急電話，說想見我。我問他為什麼，他說又出問題了。原來，他五年前的確升了副處，但陞官帶來的是無窮無盡煩惱。他被安排在負責社區維穩，每天面對的都是些棘手事，需和太多的人打交道，壓抑自我，天天賠笑，幾乎天天搞得很晚、很累。這兩三年來，他開始有點消瘦，一年多前有一次咳出點血，有點擔心。檢查鼻咽部，良好。

身體強壯的他，比較注意鍛鍊。咳出血來又查不出問題，他就又我行我素了。但癌症還是沒有放過他，春節前又見頻繁咳血，這次他慌了，住院一檢查，肺內有一個巨大的腫塊，已屬晚期，沒法手術了。這結果令他澈底垮了。電話中，他悲痛萬分，希望馬上見到我，我應允了。他趕來上海，流著淚，獻我一束花。在我看完最後一個患者後，他也不願離去，噙著淚花，對我懺悔地說：「我悔不該如此。其實，我自覺一生努力，混個副處長是不夠的。至少，也要混個正處。所以，即使我知道自己活得很累，我這樣的病也不該這樣做，但為了正處這目標，只能沒日沒夜地做著，看看目標就在前面了，很可能兩三個月後就獲升遷，但現在還真不知道能不能再活兩三個月？能不能第二次再見到你？」因為，我建議他兩個月後再複診。他說：「我知道您要批評我，所以很長一段時間，我不敢給您打電話，希望升遷好後再告訴您。現在，一切已沒有意義了。我已澈底失去活下去的勇氣了。」「當時，大家都把我當成康復榜樣，現在，居然自作孽到這一步。」「現在想想，都是虛心作怪。正處長與副處長，有多大不同啊，卻偏偏賠上一條命。」「我自己是有過慘痛教訓的，只能怪自己了。」

我給他安慰鼓勵和下一步治療意見的同時，的確也在想：他是完全不應該走到這一步的。這一跤摔得太大、太慘了。他深刻檢討時說：看著別人一級級爬上去，作為男人總應有點志氣。所謂「志氣」，就是不斷地陞官？也太愚昧了點吧。且明明知道此路沒有窮盡，卻不顧後果地盲目追趕著。終於，代價慘痛。

三十多年來，見了太多類似的例子：一個副省長任命已下達，常規體檢見晚期肺癌；習總書記接見過一位貴州優秀女幹部，人人都說她只有工作，沒有閒暇休息，腳痛已好幾個月，卻輕傷不下火線，獲通知去接受新的任命（升職），途中不小心一拐，大腿骨折，再檢查，竟是晚期肺癌骨轉移。遍尋良醫，也急招本人施以援手，但已病入膏肓，無人能救。唏噓，三十八歲謝世。

如果說這些官員多少還有為社會奉獻的可貴因素存在，是值得敬佩與留戀的。那麼，貪婪於財富占有，卻賠了身家性命的，不僅更普遍，且太不值得掛齒了。

鑑此，切記：本真的生活，一定是張弛於積極的進取及愜意的閒暇之中。

❖在感性與理性中自在地游弋

十七世紀法國以分析性格而著名的哲學家尚．德．拉布魯耶（Jean de La Bruyère）曾說過：「用感情生活的人，生命是悲劇；用思想生活的人，生命是喜劇。」筆者同意他以感情與思想來粗略分類人生態度，卻不太認同他喜劇、悲劇之結論。

中國社會不知何故，分別給感性者和理性者貼上了標籤。所謂感性者，一般社會觀念認為是比較自我的、隨性的、不那麼符合科學的，因此，不太值得信任和尊奉的。所謂理性者，則被認定為一種科學的、嚴謹的、非常好的生活態度，值得尊奉的。其實，純粹理性的人，一定乾巴巴的，生活沒有情趣，而且健康狀態不一定佳。純粹感性的人，當然喜怒哀樂形於表，一切都顯示於外，雖然可愛，但不一定那麼令人信服。而真正懂得生活者，應是在感性和理性之間保持著某種「度」，應該是游弋於理性和感性的兩級之中。既不能是個純粹理性主義者，又不能過於感性，完全跟著自己的感覺走。

高清海教授曾分析說：「關於『理性』，在一個很長時期內，它被人們看作人性的現實表徵——稱呼『人』為理性動物，認為理性的創造無條件地有天然合理性。特別是從中世紀宗教文化轉向近代科學文化的那個時代，人們把『科學理性』對宗教信仰的否定，看作人性的偉大勝利，以為『理性』就代表了時代公平、正義的合理意識，把它推崇為現實社會的最高審判官，一切都要提到這個法官面前進行重新審查和通過。」很顯然，這是誤解。他繼續分析說，「即使對人特有的創造性本質——『理性』，人也不能去迷信，這不僅是因為理性自身也迷失方向，還因為人對它一旦陷入迷信，就會使理性失去對人的合理導引作用。」

中國科學技術協會主席，全國政協副主席，著名病理學家韓啟德院士最近猛烈抨擊帶著理性皇冠的現代醫學，他說：「我們現在的醫療出了問題，不是因為它的衰落，而是因為它的昌盛；不是因為它沒有作為，而是因為它不知何時為止。」他精闢地引用他人言論嘲諷說：「在宗教強盛、科學幼弱的時代，人們把魔法信為醫學；在科學強盛、宗教衰弱的今天，人們把醫學誤當作魔法。」而把科學當作魔法，就是對理性的極端朝拜，迷信科學。今天臨床上令人恐懼的過度診療，濫殺無辜等，往往都是在理性（科學）的大旗下，堂而皇之進行著。癌症領域尤其是重災區。

筆者有幾個案例的結局非常有意思：五個患者都是肝癌，都是男性，都是二〇〇八年前後的患者，當時年齡都在六十歲上下，都是從東方肝膽醫院轉過來的，都做了手術；有的做了一次介入；有的因為怕太傷身，沒敢做介入；然後差不多時間到我這治療。其中，有一位姓謝的中學物理教師最為典型，他是最後來找我的，伴隨中度肝硬化、多發性小結節，手術切除後，肝的質地尚可。醫生建議他接著做介入。他查了書，認為介入能夠控制轉移復發。所以，信奉了，遵囑介入一個半月一次，第二次做完後反應很大。一起治療的患友就推薦他找我做中醫藥配合，他也查了資料，覺得很好，故信誓旦旦地說：「我的腫瘤就交給西醫介入，肝質地就交給中醫調整。」初看很合理且理性。但我細看了他的影像學資料，覺得他完全沒有必要再做介入；建議他拉長時間，細心追蹤觀察就是。他一方面怕介入後的劇烈反應，一方面又死守理性，怕不介入不殺癌，會不會怎麼樣？故猶豫再三，他還是選擇一次次做了，只是時間稍微拉長了點。他的理性態度典型地體現在各個方面：比如飲食，他絕對一絲不苟，是位完全嚴格參照飲食指南制定每一餐飲食細節的人，包括多少克、幾點用餐等，一點都不馬虎。不到一年，大概是第七次介入後，他出現肝衰竭徵兆。這時，醫生不敢再給他做了，他自己也怕，這才停止介入。由於一而再、再而三地傷及肝臟，結節性肝硬化有增無減。他鬱悶了，先他來的那幾位，單純用中醫藥的，不僅安然無恙，且經兩三年調整後，肝質地都不同程度地明顯改善。他更預期性地焦慮了（因為預測著應發生什麼而為此焦慮，卻因焦慮導致該事難以發生），老是憤憤不平地說：「為什麼他們都這麼好？我這麼認真、理性，偏偏改善沒有發生在我身上？」

事實上，其他四位情況雖不盡相同，但有一點高度一樣：一半理性，一半感性；聽說介入損傷挺大的，他們或只做了一次，再也不做了；或一次也不做，只是定期觀察追蹤；聽從自我身體感受，自我感覺可以，能不做就盡可能地拖。因此，四個人加在一起，介入總次數比他還少一半（三次）。而且，這些人中，都有肝硬化，他的程度還算是比較輕的。這四位現在都還活著，個個活得滋潤得很。他卻早在二〇一二年初，肝癌手術兩年多一點，介入停用一年多，撒手人寰。

高清海繼續分析：「無批判地讓理性去獨斷地支配一切」危害很大。「由於技術理性的統治，代替宗教的壓抑又形成一種新的文化『暴政』，一切都被納入程式化、技術化、標準化、計量化的結果，使生活越來越像機器運行，人性與物性之別也日漸泯滅；更何況自從人類邁進文明門檻以來，由於理性的過度濫用，已製造出了無數人間悲劇。」因此，他最後告誡說，「決不能給理性加上翅膀，而毋寧給它掛上重物」，防範人類誤以為科技無所不能。

❖做好最壞打算，爭取最好結果

得了癌症等，是個生活中的非常事件，絕大多數人都會陷入沉思，怎麼辦？就應對智慧而言，也許，做好最壞打算，爭取最好結果是值得推崇的。

溫州著名的企業家老王二〇〇八年國慶前確診為晚期肝癌，他原本就有近三十年的B肝史，多年前曾報告為肝硬化；當年八月的一次應酬後，出現腹脹，剛開始沒太在意，但因長時間不消解，再去醫院一檢查，已有腹水；轉到上海某專科醫院系統檢查，一紙報告：晚期肝癌，肝內可疑多發性轉移灶。這對他來說，無疑是死刑判決書。且當時正值金融危機，他的資金鏈也有些問題，一連串的打擊，使他差一點被擊垮。好在當時我的助手小王幫了他不少，他自己也挺了過來，該關的企業關掉，該放權的放權；自己則一門心思看病，就這樣，一步步走了過來。

五十多歲的老王前期人生非常順利，多年前就是一個集團公司老總，該集團最後還做了房地產，資金及企業規模在整個浙江還算可以。但就在他最瘋狂、最風光之時病倒了。他自我總結五年多肝癌康復經驗，歸納一個原則：做好最壞打算，爭取最好結果。也許，常年的企業經營，他也是這樣走過來的。

二〇一四年年底，他做了個全身檢查，興沖沖地拿著新結果來我處。說：他這些年，除了做過一次手術、兩次介入，一直都只是依賴我的中醫藥，且康復得很好——肝的質地明顯好轉（肝硬化明顯改善），肝、腎指標都正常，原先有的糖尿病、高血壓也消解了。原來還有脾腫大、脾功能亢進等，現在都改善了。然後，閒聊中告訴了我：「當時，自己正當事業頂峰，得知這消息，的確是天塌下來了，想想我這麼成功，究竟圖的是什麼？命沒有了，一切都是空的。而且，外部的經濟又不景氣，確實想過自我了結，一了百了，免得還要遭受痛苦的治療之罪。」他是第一時間知道自己所有結果的，想了很久，大不了是個死，做好了最壞的、死的準備，然後努力爭取再爭取，或許還有奇蹟……痛定思痛，他大膽做了必要切割（關了幾家企業，剩下的也轉由他人經營，自己只是過問過問）；自己則一門心思求醫，好在他也不愁資金。一開始，即在北京看過，之後長期待在上海求治，甚至到了海外（美國、日本）去求醫，因為他有條件。一圈兜下來後，分析評估，還是中西醫結合最為妥當（當時他認識了我的另外一個肝癌朋友老宋，那時候已患肝癌五六年了，也是做企業、做房產的，拋棄企業後，到處旅遊，康復得十分理想），故堅定信念，中西醫結合治療。他想：既已如此，我不如接受最壞的後果，努力爭取最好的成功。因此，切割企業同時，他澈底改變了性急暴躁、應酬多、好喝酒等所有不良習慣。這些年來，企業交給團隊管理。他只做一件事，閒暇中輕輕鬆鬆地在周邊走走，遊玩遊玩，享受下自在的生活。

開始時，他有過內心掙扎：一來是生活不習慣，不像以前那麼風光，覺得好無聊，捱日子很難過；二則病情也有反覆，補做了兩次介入。但很快地，他適應了，覺得這種生活挺愜意自在的。現在，他已非常適合淳樸自在的活法，不再喧鬧，簡簡單單過著每一天。以前，他的舌苔總是厚膩得很；現舌淡紅、苔薄；原來，他血壓、血糖都高，第一次來看診時，空腹血糖十一毫摩爾／升，現在始終在五點幾毫摩爾／升，完全正常了，而且控制血糖、血壓的藥早就不用了。因為他嚴格遵循了康復指南中的要點。

這次，他特別高興的是：脾臟明顯縮小了（這體現了肝質地的改善）。血小板從最初最低的時候二十毫摩爾／升、三十毫摩爾／升，上升到了一百一十毫摩爾／升，而這兩三年一直維持穩定在一百三十毫摩爾／升上下；白血球早就正常了；白血球和血小板的正常，說明脾亢的控制良好。

他總結說：「我當時的確是萬念俱灰，想了想，人生只不過是一趟通向天堂的列車，早晚要達到終點的。我不妨做好最壞的準備，努力爭取最好的結果。」正因為這樣思考，他心淡定了，不再糾結了。然後，義無反顧地享受著新的寧謐生活，並因此獲得了成功。

他臨走前對我們再三表示感謝。並很有感悟地說：「健康不健康與其說是爸媽給的；還不如說是自己觀念誘導的、生活方式導致的。因此，痛定思痛，健康的確就掌控在自己手中。也別太寄希望於各種層出不窮的新藥（因為他有的是錢，曾試用過很多新藥，最後都讓他有所失望）。最好的健康藥，就是認識到自我的問題所在，知行合一，努力改正，同時持之以恆地中西醫結合治療下去；會一點點見到顯著而綜合的效果的。」

他不愧為企業出身的，說得很對，而且總結都是一套套的。

他的經驗告訴人們：碰到這種情況，別急，先想清楚，做好最壞打算，爭取最好結果；且知行合一，持之以恆，努力改正……這些，也許是最明智的選擇。

❖「登得了峰」與「下得了山」皆英雄

誰都知道：上山容易，下山難。在攀登珠穆朗瑪峰過程中，很多人不是失敗於攀登過程，而是失敗於下山事故。因此，「登得了峰」與「下得了山」皆英雄。更何況，假如你已沒有體力或精力攀登學術上或商戰上的「珠峰」，你也完全可以換個角度，去看一看其他奇峰異景，遊覽一下別樣的人生意境，賞遍雋美山川，你才不枉此人生。因此，下山和上山不必過於糾結，都是人生的一個組成部分。

筆者有個老患者，二十世紀末任上海某化工集團的總工程師，享受國家級高工待遇。他七十多歲時因小便淋漓，查出了前列腺癌。然後，中西醫結合方法控制，效果相當不錯。他身體很好，平時也經常活動，因為患了前列腺癌，上級安排他從第一線上退了下來。他在我這裡治療很長時間後，我倆建立了深厚的感情。有一天，患者相對較少時，他跟我聊開了。他說：「唉，我就像古書裡說的『飛鳥盡，良弓藏』，我被他們給擠掉了。新提拔了一個五十多歲的總工，我現在沒什麼事情可做，但我精神很好，還想多做一些事……。」當時，我說：「您已七十多歲了，要發揮餘熱當然可以，人上山後，總有個下山之時，人生就是一個不斷得到又不斷失去的過程，你須面對現實……。」他又唉聲嘆氣地說：「我孩子還小，現在孩子買房子也很困難，原本我還可以補貼補貼他。」原來，他還困惑於經濟問題。我開導他說：「其實，您忙了一輩子，整整工作五十年了，您有沒有閒下來的想法，把祖國大好河山好好欣賞欣賞？說真的，您該放開手腳讓孩子們自己去拚搏，您的父母也沒有給您留什麼東西啊……有句古話，叫下得山的，更是英雄。」「您現在除了工作外，總有退下來的時候，公司現在對您也算照顧，已安排得很好了。」那天我還告訴他，儘管他現在工資看上去很多，但幾年後又值多少呢？十年前的工資，現在看來算什麼？還是讓子女自己去奮鬥吧。

也許，我的開導起了作用，也許是他自己想開了。兩三天後他來告訴我：「教授，我要離開一段時間，我要旅遊去了。」此後，他悠哉悠哉地活到今天，十多年過去了，現在他來看病的時間少了。但是，至少他的生活充實得多了。因此，退一步，未嘗不是英雄。

在日本很多高官退休後選擇了自殺，這就是只講求登峰，不推崇「下山也是英雄」之故，是錯誤文化誤導的惡果。

有一位著名的工程學教授，古稀之年患了晚期癌症，有所控制後初期還堅持主持某項重大研究項目，擔任總協調人，導致病情反反覆覆。在筆者堅決建議下，辭去累人且煩人的總協調一職，只負責自己專長部分，剩餘時間自我安排，盡興完成過去想做而沒能做的事。七年間，悠閒自得，不僅工程進展順利，他負責的部分也出色地完成；更重要的是，這些年來，他雖已步入耄耋之年，但身心康泰，病情穩定，且接連出了三本書：除一本一直想完成而未果的專業著作外，還總結出版了兩本獨特的書，頗有意外的成就感。他承認，如果當時汲汲於「登山」，繼續拚命，能否全身安然而退是個大問題；而這些集興趣而成的著作，更無從說起。

❖ 生活打不打折中的辯證法

網上有個故事值得深思：某公司女領導人，曾是個非常擔憂未來的人，總擔心事業，想攢更多的錢、讀更多的書、拿更高學位；高齡時懷上孩子，可當時在讀博士，學習壓力大，為了更優秀，徹夜苦讀，結果孩子流產，後來再也沒有懷上孩子。她後悔了，澈底醒悟了。檢討說：潦草而廉價應付當下生活的態度大錯特錯，是沒有自信的表現；必要的享受是人生進步。為將來而省略生活中應有享受時，生活就打了九折；如果犧牲自由與親情，生活打了七折；如果放棄自己意願，生活就打了對折，再富足的生活也經不起打折。因此，她倡導不能過打折的生活。

此語不虛。的確，對年輕人而言，有精力，有能力，不應該過分委屈自己。但很多情況下，生活打個折也同樣是有意義的。這就需要在兩者中做出一種取捨。

部隊退役的老曹患了鼻咽癌，他是先發現左頸下轉移的淋巴結腫大才確診的。因此，化療同時，局部還做了較大劑量放療。他第一時間就用中醫藥配合，總體康復情況不錯。比同期同病房患者來說，局部症狀（包括頸下硬塊，口乾咽燥程度等）都要輕得多。然而，因放療等的關係，他左耳出現了明顯的放療後水腫和中耳炎，逐步失聰，伴隨嚴重耳鳴，嗡嗡作響。有一段時間，他特別焦躁，老覺得生不如死，每次來都是埋怨：早知道這樣，寧可不做放療。他夫人一直勸他，沒用。他原來期望的生存目標，就是想再活三四年，雖然已大大超過了期望值，但情緒不好，脾氣依舊。我注意到這些，每次都開導他，效果也不佳。有一次，我和他說開了：「相比你所有同期及同病房的患者，你算是夠幸運的了。除耳鳴、聽覺略有喪失外，你基本上是個準健康者，生命維持著，夠可以了。充其量只不過是生活質量打了點折而已。對比那些夭折了的、發不出聲來的、東西難以下嚥的，你已經好多了。」「生活中，伴隨著衰老，伴隨著疾病，誰的生存質量難免都會打點折。你這樣去想，無非就是提前進入衰老而已。」「耳鳴，如果你不太在意的話，就算了。中耳炎可以適當用點藥，無非就是聽力減弱、喪失而已。你一側聽力還在，打個折，有什麼不可以呢？」「你千萬不要和沒病者相比較，也別和你的過去相比較。要比，不妨和你同期患者相比。這樣想一想，就只是打折而已。沒有根本性影響。」「再說，打了折，聽力不好，視覺還可以啊。不是嗎？一側不好，另一側聽力還可以啊。」「發展到後來，實在不行，還可以用助聽器嘛。」

我建議他多從這些方面思考一下。同時，加強了抗焦慮治療。現在十多年過去了，他再也不提這個問題了。偶爾談及，他反而覺得聽力差一點，少煩心。有些事，不知道更好。當然，他聽力沒差到那地步。調侃著這樣說，也是生活智慧的體現。

生活打折與否，需從多方面進行評估思考：首先，要考慮問題是現實的，還是虛幻的；其次，考慮缺陷是必然的，還是可改變的；建基於此再做出不同的抉擇。

以現實生活的透支（打折），甚至不可補救的損失，換取虛幻的、可能不存在的利益，那是不值得的（除非有強烈宗教信仰）。就像那位女領導，只是因為擔憂未來而犧牲現實的生活（包括造成孩子流產等），那是不可取的。

但若缺陷（折扣）是現實的、沒法改變的，或已成為生活的一部分，儘管可能令人不那麼舒適，卻還是應該欣然地接受它。因為人的能力有限，既然無法改變，只能坦蕩地接受它，哪怕是再嚴重的缺陷或不足。唯此，才能直面它，逐漸地適應它，並爭取與它和諧相處。須知，容許人生有缺憾，也是生活智慧之一。

可見，生活處處充滿了辯證法。

❖生活，「允執厥中」才滋潤

真實的生活中，充滿著辯證關係。而真正滋潤的生活，往往就是那種在兩端中保持某種適度張力的態度及方式。用老祖宗的話，就是要「允執厥中」。

此語出自《尚書．大禹謨》，其曰：「人心惟危，道心惟微；惟精惟一，允執厥中。」意思是說，人的言行舉止要適度、中庸，符合中正之道，不宜過激。

這也許過於文縐縐了。其實，用白話文就是說生活中不宜走極端，什麼事都要掌握個「度」，要有分寸，要適可而止。這可以看作是中國傳統文化的精髓或真諦；也是中國人所講究的生活，有別於其他民族之人的本質不同之處。

其實，這也可以視作為當今幸福理想生活的核心要素。

例如，幸福心理學強調：所謂幸福，就是在「工作與生活中尋找平衡點」。

就工作的難易度而言，心理學家米哈里．奇克森特米海伊（Mihaly Csikszentmihalyi）有關快樂體驗的研究證明：為獲得高峰體驗和巔峰能力，無論在幸福生活上還是成功上，我們需要參與的工作必須難易適中。如果挑戰的難度不夠高，我們會感到無聊；而當期望值具有過度野心時，我們會感到焦慮。「在最高、最困難的目標裡通常會呈現出最高水平的努力和表現；但是某個高難度目標超越了自我能力上限時，即使付出極大的努力，結果也將停滯不前或下滑」。那時，焦慮不安等就會形影相隨。

因此，幸福，並不是我們得到了一直想得到的東西之結果，而是對我們現已擁有的東西掌握和享受之感受。哲人歸納說：幸福的途徑只有一條，就是停止擔心自己力所不逮之事。

又如，每個人都想爭取最好的生活，而真正能夠獲得好生活的，卻一定是那些自認為當下生活已足夠好了的人。他們往往承認「我的世界並不完美，但已足夠好了。」且足夠好了的標準，並不是千篇一律、鐵定的，而是因人而異、因時而異的。「足夠好了」的辯證思維背後，基本理念是認可須從整體上接納和遵從人類生命的限制，尋找最佳或接近最佳方式來分配僅有的自我時間及精力。

就自我價值實現而言。哲人說：人越是忘記自己——投身於某種事業或獻身於所愛的人——他就越有人性，也越能夠實現自我的價值。因此，所謂的「自我實現，絕不是指某種可以實現的具體目標。因為人越是追求某個具體目標，越是容易失去它」。換句話說，「自我實現可能是自我超越唯一的副產品」。

而且，人生的精彩與否，並不在於他留住了多少珍寶、財富，或豪宅，而在於他留在記憶裡的美好時光有多少，還有多少想留而沒能留住的。

就生活中的挑戰而言，也充滿辯證關係。人們既沒法迴避挑戰，或說喜歡挑戰；又懼怕挑戰，因為害怕失敗。其實，挑戰可以使生活變得更有趣——勝了，可增添生命的意義；敗了，怎樣應對，則可影響你生命的精彩程度。

總之，生活並不是一場事先彩排好的話劇，可按照腳本一幕幕展開；若是這樣，生活將索然無味，人生將意義頓失，生存的快感全無。

生活，充滿未知，充滿變數，充滿坎坷崎嶇，充滿著未完成式。正是這些未知、變數，坎坷崎嶇的陰影中，暗藏著生活的本質。故生活無所謂好與壞，但求直面真實。真正的問題，並不在於生活中發生了什麼。而在於你如何應對生活中所發生的這些事件。這過程中，善於兩端執其中，不失為一種有智慧的對策。

此外，還須知曉「逝者如斯夫」！未完成或無法完成，是每個人的生活常態。故只能活在當下，唯有珍惜當下，努力活好今天，盡可能爭取明天而已。

「野心倘若能下降為平常心，同時也就上升成了慧心。」周國平先生如是說。

第十三章
重新認識自我，活在本真中

人生就像一本書，傻瓜們走馬看花似地隨手翻閱它；睿智而懂得生活的人，會用心地閱讀它。因為他知道這本書每個人只能讀一次。

——神學家 保羅

其實，人生就是一本書。活著的過程，也可視為讀書和寫作過程；這本書怎麼讀、怎麼寫，大有講究。有的人，快合上書頁時，裡面要麼全是空白，一片茫然；要麼滿是塗鴉，缺乏意義；有的人，則留下了太多雋永詞句、人生典故，並給整個人類社會添姿不少。

而從另一角度而言，每個人的生活都是由分分秒秒組成的。如何填滿這分分秒秒，既讓當事人感受著生活的滋味，也折射出每個人的情趣、教養、文化、價值觀及人生意義等，更塑造著他的品格德行，心身狀態及康壽與否。

❖ 無聊為百病之源

二十世紀八〇年代以降，筆者在臨床上注意到一個越來越明顯的現象：隨著生活條件的改善，很多人生活無憂，身體狀態良好，不愁吃不愁穿，卻落下了一身病。當時，筆者聽聞一句名言：「無聊為百病之源」，頗有感慨。

隨著社會進步、科技發展、人類起居條件等的改善，生活越來越便捷了。然而，人類似乎並沒有因此而快樂、幸福起來。相反，無所事事中，感到無聊、空虛的人越來越多。人們不再需要為爭取日常生活必需品而辛苦勞作（就像我們二十世紀六七十年代的「插隊落戶」為了生存，須起早摸黑，一年三百多天風裡雨裡耕種），也不像以前那樣需要花費很多時間於買、汏、燒（做家事）等，時間多了出來，悠悠閒閒地。悠閒中，人們好像尚未適應，沒有調整過來。因此，突然間，很多人天天活著，不知道要做些什麼，打發時間居然成了活著的難題，生活似乎失去了意義。

我們今天似乎有太多的空閒時間，沒法打發。因此，產生了無聊。

無聊是對生命的折磨，折磨中滋生了百病。

西方有句諺語：辛勤的蜜蜂，永遠沒有時間悲哀。

的確，二十世紀六七十年代以前，人人忙於維持生計，時時考慮下一頓飯在哪裡，哪有這麼多的憂鬱、焦慮患者？忙忙碌碌著能夠填滿肚子就可以了，也夠累了，哪有閒暇工夫兼及其他。一兩個月看場電影已是夠奢侈的享受；週日休息一天，是唯一的自我支配時間，還要被各種必需的生活安排所擠壓，那時候，每個人的生活，大都可以說就是工蜂，沒有時間悲哀，也停不下來。

筆者最早是在香港聽說「無聊為百病之源」的。剛聽此話時，還愣了一愣，不以為然。此後，筆者越來越覺得此語堪稱經典——反觀今天，太多問題的確是因為無聊。很多人沒有學會新時期的新生活，窮極無聊。各種「星」們吸毒嫖娼、聚眾賭博、調情取鬧，包括畢姥爺（畢福劍）在酒桌發飆，都是因為無聊；五十歲大媽聚眾吸毒是因為無聊；網絡上拚命灌水滋事造謠起鬨，也是因為無聊；官場上打老虎（反貪腐）之前，很多官員天天熱衷於跑場子、上館子、找妹子，其實也都是無聊至極，借此想填充一下缺乏意義的單調生活……人們主要不是因為錢，而是缺乏打發時間的生存技巧，或說缺乏對生活意義的認識。

更多問題表現在臨床上。我的患者中，退休不久患上腫瘤的特別多。因此幾年前，《寧波日報》某女記者採訪我，我介紹說：社會有著五十九（歲）現象（指人五十八、五十九歲，快要退休了，認為自己快沒有機會了，一改以前行為，很多人會鋌而走險貪腐），而健康領域裡有個六十二、六十三歲現象：往往原先是單位有一定地位者，工作時好好的，像上足了發條似的，很充實；一旦退下來就不行了，六十二、六十三歲患上這個癌、那個病的，比例非常高。原因在於，原先賴以安身立命的生活意義，蕩然消失了，整天只是老夫妻倆相視而坐，沉悶無語，沒有了生活興趣、意義及價值，人生缺乏了興奮點。很多患者也可表現為免疫力降低、肥胖，或為憂鬱、焦慮、嚴重憤青等，追根尋源，都可能有無聊因子從中作怪。有鑑於此，我們非常強調：老有所為，老有所樂，老有所學，老有所好。首先，要讓生活充實起來，學會隨時調整自己生存目的、態度和方式。至少，必須及時告別無聊。

從社會學角度，退休後角色轉換不及，老兩口無所事事，你看著我，我看著你，適應不了閒暇的生活。從內在機能角度看，原來工作時，因為環境等的刺激，機體長時間面對一定的壓力源，神經、內分泌、免疫軸處於相應的生理張力之中，現在一下子澈底鬆弛了，又沒及時自我調整；因此，無所事事中，內在的生理張力自我調低了，引起一連串的免疫力低、代謝低下、精神空虛失衡等，癌症、心臟病、糖尿病等慢性健康問題，常會蜂擁而至。而且，男性問題遠比女性來得嚴重，因為大媽們既忙於管內（多少還要操勞家務），有空也更願意上廣場跳跳舞。六十多歲男性大多只能乾待在家中，百無聊賴。這其實是很要命的，常度日如年，會招致許多健康問題，甚至是災難性的後果。故說「無聊為百病之源」。

推而廣之，腫瘤患者的康復過程中也最怕寂寞、無聊、無所事事。故我們一直主張要重視社會康復，患者盡可能回歸社會。回歸社會的長期效果明顯為優。至少，要想盡辦法把自己的生活充實起來。千萬不能逃避，或自我封閉。家屬則別把他們當成珍稀的大熊貓等看待，而應該鼓勵他們走出家門，尋找樂趣。

❖ 最簡單的，就是把分分秒秒填滿

生活的一大要旨，就是把每天的分分秒秒填滿了。

生活對每個人來說，有一點是非常公正、公平的，每個人生活的每一天都是八萬六千四百秒；也許，人均壽命不一，壽命長的可以多達三萬到四萬天，短的可能只有兩萬天。但每天的八萬六千四百秒都是一樣的，問題就看你怎麼安排了。過去，為了滿足基本生存，獲取一份工資，填飽肚子，我們需要在這些方面花費大量時間。也許，一天平均有個一千到三千秒是自我支配時間已是頗為奢侈的了。現在則不然，生活越來越簡便快捷，有大量的閒暇時間供自我支配。以前是忙碌而「累」並快樂著，今天，很多人則是「閒」並無聊地痛苦著。

因此，從另一個角度看，生活的藝術就在於怎麼填充這八萬六千四百秒時間。

當然，你填也好，不填也好。你都得過八萬六千四百秒。雞鴨貓狗沒有時間意識，但每天也捱過這段時間。問題在於，「人」就是人，人是有意識、有感受的。

生活的這分分秒秒，你是主動地過，積極地去充實；還是被動地過，稀里糊塗地被生活拖著，捱一秒算一秒？你是有計劃地去統籌安排；還是走到哪裡算哪裡，捱一分鐘算六十秒？你是以自己喜歡的方式去填充它，還是被迫地、無可奈何地、趕鴨子上架似地去度過？捱時間的過程中，你是不是有充實感、快樂感、成就感；還是索然無味，快點過去就算了？在這個過程中，你是感到有特殊的意義，有正性的社會回報；還是平淡的、甚至負面的？所有差異，決定著我們每個人生活情趣和水平、生活的品位及人生的價值等，也決定著自我的感受。前者占主導的，則可視為好好地活著的人，過著有意義的生活。後者占主導的，只能說是活著，像雞鴨貓狗一樣捱著日子，卻無從談及更多的人生意義等。

安排好每天的八萬六千四百秒，充其量只能說是最簡單的生活。儘管簡單也是一種生活，但難以體現出「人」之為人的特殊性。因此，在最簡單的生活前提下，主動地去充實，有計劃地統籌，以自己喜歡的方式來安排，並在此過程中，體驗著快樂、成就、幸福，並感到有特殊的意義，這是我們應該努力爭取的。

筆者的患者中最年長的，是腸癌患者樂奶奶，現已一百零六歲高齡了，她已很少來看我了，只是媳婦不定期地來配配藥。據她媳婦說：老奶奶最大的快樂和意義，就是整天與第四、第五代重孫們廝守在一起，樂呵呵的，成為大家庭的主軸和絕對中心，而且，有她在，就有家的溫馨與歡笑、就有家的味道，雖簡單，但多好。

生命對於誰來說，都不可能有兩次。但如果主要以後面一種方式去捱時間，那麼，也許你連一次真正的人生意義都沒有度過。

你只是活著，但不自覺地被時間推著，無意識中移向墓地。僅此而已。

❖生活，雖缺憾很多，但仍是美好的

生活中雖然滿是柴米油鹽、衣食住行等瑣屑小事，缺憾不少，但仍是值得期待的。羅丹說過：

世間活動缺點雖多，但仍然是美好的。生活也同樣如此。

歌德曰：「相信生活，它給人的教益比任何一本書籍都好。」

即便是生了病，也是生活中的一部分；學會順從接納它，可以增加你人生溪流直瀉而下中的壯觀程度，平添生活之情趣。就像我的老朋友兼老患友郭某總經理所言：「我生了癌，我感到很自豪！感到很驕傲！我快樂地接受了它（癌），且戰勝了它！」「癌讓我更加堅強，我對抗了它，走了出來！我走出來後，又繼續努力做了十多年。」他曾自豪地說：「如果論成功，我比你們在座的各位都要更有資格，因為我經歷過癌症。你們都沒有這個經歷。」

又如，我的另一位朋友，三十多年的腸癌患者趙繼鋒老師，二十多歲生了癌，做了人造瘻口，但這三十多年間，他不僅沒有趴下，反而很滋潤地活著，且用他的康復經驗和郭林氣功技巧，幫助了數萬個患者。他的郭林氣功弟子人數之眾及虔誠程度之甚，真可謂是勝過孔夫子門下。

可見，一個人的生命長短或許並不是最重要的，財產的富有和光鮮度（為社會及他人所關注的程度）等也並不是最重要的，最重要的或許是其生命之熱度及充實度。

所謂「熱度」，指奉獻出的愛，指向他人的付出，以自己微薄的光與熱，照亮溫暖著他人；所謂充實度，指在這過程中，自己感受到滿足、愜意及充實與否。重要的是，這分分秒秒中的自我感覺是怎樣的：有意義嗎？願意嗎？值得嗎？累，並快樂著的嗎？

快樂並不意味著一切都是完美的，只是意味著你的眼界已超越了不完美。

人生，絕對不是費盡心思的財富搜刮中蠅營終日——我想，現在最痛苦的莫過於那些曾顯赫一時，搜刮了大量民脂民膏而身陷囹圄的達官貴人們，他們一定追悔萬千。也可能是那些在聲色犬馬、燈紅酒綠中苟且度過，因為毒、賭、黃而身敗名裂者，或許他們也會流下懺悔的淚水。

無可置疑，多數人一生都將平凡而過。但平凡平淡中奉獻的光與熱，卻是再偉大不過的事了。就像郭總、趙老師、樂奶奶等等無名的生活強者，也許，他們從未靜下來思考過人生的意義，但成就了一種偉大——平凡中的偉大。

活著，需要體現自我的存在，證明我活著是與死的確不同的。

活著，毫不猶豫地去做自己想做而又一直沒能做之事，別帶著遺憾離去。

哲人如是說：人生在得失、苦樂之間不斷輪迴，「在一切失去時，希望依然存在」。須知，生活不只是一種負擔，摯愛生活者就能夠充分享受其中的樂趣。

我們擁有的是活著過程之精彩。絕非人生結果之短暫。

生活中，好的、光鮮的，都不會永駐，總有一天會消退；但愛是永恆的，紀念也可以長久。

愛生活，人生就快樂；愛他人，生活就幸福；奉獻於外，自我就光彩。

熱愛生活的點滴細微，珍惜今天的擁有，人人將感到幸福、快樂永恆。

泰戈爾說：「採摘花瓣的人得不到花的美麗。」因為摘花者不懂愛的真諦。比花兒美麗的是愛，愛的花朵是人用心靈澆灌而成的精靈。

愛是高尚的，愛是多元且多層次的：愛，首先源自於愛自己，但只愛自己者，與其說自私自利，不如說其不懂得真愛。因此，更重要的是愛生活、愛他人、愛芸芸眾生、愛國家。一句話，具有博愛的心靈，才能算得上高尚的靈魂。

愛是平等的，也是會有回饋的。你付出什麼，它就反饋什麼；你給予他人什麼，就得到什麼回報。愛心，要靠心來交換，感情只有用感情來博取。

付出，本身就是一種快樂。只有懂得愛的人，才能享受著本真的生活。

生活分分秒秒中的風風雨雨、艱難痛苦、成敗得失，既充實著我們生活中酸甜苦辣之感受，讓自我活在真實中，又使得我們的人生，有了跌宕起伏，多姿多彩，多出了回憶時的無窮韻味。

有意義的生活，既可以細化為分分秒秒的充實，也可理解為以付出為主旋律的活著，更是一種為人處世的境界，且又是一種在兩極中遊刃有餘的狀態。因此，生活是豐富的、美好的，儘管也是坎坷而崎嶇的。

❖ 哲人眼裡的生活意義

正因為生活是美好的，也是坎坷崎嶇的，故先賢哲們留下了不少關乎生活意義的雋永論述。品味其中一二，常可令人獲益良多，甚至指導生活。

古羅馬哲學家西塞羅（Marcus Tullius Cicero）說：「我熱愛生命，栽培生命，並不期望生命只是不食人間煙火的精神所組成。」只有熱愛生命，才能談及其他。

康德（Immanuel Kant）曾呼籲說：「老年時像青年時一樣高高興興吧。青年，好比百靈鳥，有他的晨歌；老年，好比夜鶯，應該有他的夜曲。」人生每個時期，都有意義。

叔本華（Arthur Schopenhauer）分析指出：「沒有人生活在過去，也沒有人生活在未來，現在是生命確實占有的唯一形態。」活在當下，才是最重要的。

詩人海涅（Christian Johann Heinrich Heine）指出：「認識了生活的全部意義的人，才不會隨便死去。哪怕只有一點機會，就不會放棄生活。」誰都需要認識活著的意義，從而不放棄生活。

印度文豪泰戈爾認為：「人生雖只有幾十春秋，但它絕不是夢一般的幻滅，而是有著無窮可歌可頌的深長意義的，附和著真理，生命便會得到永生。」

《我們在旅途中》一書作者，亨利．凡．戴克（Henry Van Dyke）說：「要對生命充滿喜悅，因為它給了你去愛的機會，去工作，去玩樂，並用能仰頭看星星的機會。」

德國詩人里爾克（Rainer Maria Rilke）指出：「假如你覺得自己的日常生活很貧乏，不要去指責生活，而應該指責你自己。」因此，你應該經常反思一下自己的生活。

法國文豪、諾貝爾文學獎得主杜加爾（Roger Martin du Gard）強調：「去生活，不管怎樣，不管什麼地方……睜開眼睛，瞧文明席捲而去的一切：好的、壞的、意想不到的、不可想像的。興許此後你才能對人、對社會、對自己說出點見解。」

美國現代教育之父、成功學倡導者卡內基和他的學生兼妻子姚樂絲．卡內基（Dorothy Carnegie）在合著的書中說：「確定了人生目標的人，比那些徬徨失措的人，起步時便已領先幾十步。有目標的生活，遠比徬徨的生活幸福。沒有人生目標的人，人生本身就是乏味無聊的。」因此，想告別乏味的生活，關鍵在於確定自己的人生目標。

日本著名企業家松下幸之助曾這樣說：生活如同不停地走路，「生活如山路，向前跨一步，便可發現一條更好的路，它使生活更充實，更有樂趣」。

革命老人謝覺哉曾樸實地說：「生活就是工作勞動，人生最大快樂，是自己的勞動得到了成果。農民勞動得了收穫，工人勞動出了產品，醫生勞動治好了病，教師勞動教好了學生，其他工作都是一樣。」樸實中，道出了真諦。

民間許多諺語中，也折射出生活的意蘊及情趣：

「你越對人生有所期待，人生便越美好。一個認為自己已享盡人生的人，實際上並未生活。我寧願相信我一生最好的時光還在後頭。」充滿期望，可以讓每個人活得更好、更滋潤。尤其是患過大病者，更應該對自己的生活有所期待。

「熱愛生活的人，生活也愛他。」因為人生本就是折射板。

「生活的本意是愛。誰不會愛，誰就不能理解生活。」愛的確是人生的本意。

「生活就是一杯濃酒，不經三番五次的提煉，就不會這樣可口。」讓我們自己不斷地為自我釀造醇和而香濃的生活美酒吧。

「生活中的許多情趣意義，都是在無關宏旨的小事情中俯拾的。」關注小細節，你才可能不斷地享受生活無限旨趣。

「我有好多好多的東西，以前我總覺得那些東西是上蒼賜予全人類的，但今天我知道，那是我的，我一個人的。」我是獨一無二的，所以，我的才意義突出，無人能夠替代。

有人戲說：如果人生也能有第二版，我將會如何認真地修改校對。可惜，人生沒有第二版，抓住眼下這一版，好好活出意義來，才是最真實的。

❖「生活意義」的自我評估

眾所皆知，社會學有個「恩格爾係數」，通過分析居民家庭中食物支出所占消費總支出的比重，來評估貧富狀態。一個家庭收入越少，用來購買食物的支出所占的比例就越大。隨著收入增加，用來購買食物的支出也將下降。籠統地說：一個國家平均家庭恩格爾係數大於百分之六十為貧窮；百分之五十到百分之六十為溫飽；百分之四十到百分之五十為小康；百分之三十到百分之四十屬於相對富裕；百分之二十到百分之三十為富足；百分之二十以下為極其富裕。

筆者突發奇想，覺得可以對生活意義也來個評估。

我們在亞健康的國家支撐項目研究中，總結了評估個體健康狀態的「康商」體系，認為可以從健康文化、健康意識、健康行為、健康感受、健康指標等五個面向來測評個體及群體的健康狀態，並可以進行動態的觀察、追蹤等（參見《你會管理自己的健康嗎》等書籍）。

透過對癌症患者生存狀態及人生意義的沉思，筆者發現也可創造一套評估體系，來測評個體的生活意義及感受，姑且命之曰「生活意義指數」。

初步考慮：生活意義指數評價體系可分成兩大塊。

第一大塊就是人們獲取生活資料和滿足生活所需（如吃、睡、上下班等所需要）的時間，其所占的百分比。這個百分比越高，證明你越忙，更多的只是為了維持基本生計，或者說，只是為了生存，養家餬口，能夠活下去。這個比例越低，說明你越有時間，可自由支配；你的閒暇時間越多，怎麼活的問題就越是彰顯。

例如，你每天需要花七小時睡覺、四小時吃飯洗澡等，與生活直接相關就需要十一小時；每週工作五天、每天八小時，加上交通二點五小時，平攤到每天，就是七點五小時［（8+2.5）×5/7］，十一加七點五等於十八點五；每天可自我支配的時間平均僅百分之二十三（約五點五小時），顯然較低，卻是一般上班族的概況。也有些人，除了十一小時外，都可自我支配，那就是百分之五十四（二十四分之十三）。時間非常富裕，怎麼好好安排，大有講究。而過去，一週工作六天，回家還要多忙一個小時，那麼十二加九等於二十一，每天可自我支配的時間不足三小時，只占百分之十二點五。因此，那時汲汲於生存者，沒時間嘆息，更沒時間憂鬱焦慮。當然，那時候，有太多的人處於神經衰弱狀態。②

第二大塊就是在這基礎上，根據前文所述的，你怎麼安排這自我支配時間，給出加權係數。主動安排的，可乘上係數一點五；有計劃性的，又可乘上一點五；以自己喜歡方式安排的，還可以再乘上一點五；有積極自我反饋的（如充實感、快樂感、成就感），還可以再乘上一點五；有正性的社會回報，又乘上一點五；因此，根據最後數值，來評判你的生活意義。當然，這數值越高越好。

其中，第一大塊只是單純按照時間多少來考評的，因此，只是個量的概念；第二大塊重點則在兼顧了生活品質的方面，涉及生活的主動性、計劃性、喜悅性、正性反饋及社會意義等。因此，提示著更多的生活質量。

換句話說，即便是你很忙，為瑣事而困，可自我支配的時間只有區區的百分之二十，但即使是這百分之二十，如果主動性、計劃性、喜悅性、正性反饋、社會意義等都取得高值，你仍舊能夠得到一百五十一分之高分；證明你雖忙碌，卻高效且高質量（生活充實且有意義得很）。而你即便是空閒時間很多，基本生存所需的十一小時外（十三小時），你都可以自主安排，但在其他方面，你沒有加權係數（缺乏主動、沒計畫、沒興趣、負性反饋、缺乏社會意義），那麼，你充其量只有五十四分。與前者相比，差異巨大。說明你真的是無聊至極、無精打采，缺乏意義地活著的。

當然，生命的意義是多元的，且總是變化的。上述評估中，只是粗略地討論了生活意義的評估大方向問題，沒有涉及意義本身的界定。對此，我們可以借鑑一下心理學的意義療法，該學科主張用三種不同的方式來發現生命之意義：

(1)通過創立某項工作或從事某種事業獲得成就或成功，其意義顯而易見。

(2)通過體驗某種事情或面對某個人，例如，通過體驗自然和文化，或體驗另一個人的獨特性，如去愛某個人，來彰顯出生活的意義。

(3)當個體處於某種狀態或忍受不可避免的苦難時改採取某種應對態度，也體現出生活的意義。

很明顯，其中，愛，被認為是生活中最有意義的。且這個「愛」，是廣義的，或說就是中國倡導的「博愛」——涵蓋愛生活，愛親友，愛他人，愛家庭，愛社團，愛自然，愛國家，愛天下。

當然，首先是愛自己。一個不會愛自己的人，是不會兼愛天下人的。

❖善於講和，生活的第一課

要愛自己，關鍵的環節是「學會與自己講和」。

《最後14堂星期二的課》一書中，莫里教授臨終前反覆對學生開導：「要學會跟自己和解，跟你周圍的人和解。」學會講和，不僅體現了智慧、包容，而且也是生命的本質意義之一。何況，「講和不是向平庸倒退，而是一種至高的境界」。

其實，所謂「講和」，就是對自己好一點，別苛求。有時候，夠好了就可以了。生活中需講究智慧與境界。善於講和者，心靈易靜謐安寧，容易滿足。

學會講和，首先涉及與自己講和，其最核心的，是理解生命和生活的真正意義所在，以及自己內心的真實需求，自我人生的真正價值所在。

筆者年輕時是個拚命三郎，也是什麼都努力追求做得最好，什麼都不願意放棄的人。所以，上海高校林立，人才輩出的環境中，三十二歲能成為勞動模範，二十世紀八〇年代末，四十歲不到能夠連續兩次破格，升為教授。然而，四十多歲後，發現了很多健康問題，自己開始反思了：搞醫療及健康的，首先應該自己健康。自己不健康，別人憑什麼把健康託付給你？自己再這樣下去，小車不倒只管推，那麼，健康出大事故只是早晚的事。到那時，鬥而鑄錐，再來治療，有意義嗎？

思考許久，得出結論，應該而且必須同自己講和了。該放棄一些追求了。只關注自己特別感興趣的，自認為最有意義的。二十多年下來，放棄反而得到更多，既很好地體現了自身新的價值，生活節奏放慢後，效率反而有所提高。再者，原來潛在的健康危害或沒太大發展，或有所緩解。看來，講和，也就是學會退一步，其實，往往有助於更紮實地進步。和諧的最高境界就是必要的時候學會「妥協」。而妥協也就是「講和」的一種方式。這裡，富含著生活的智慧。

與自我講和中，關鍵環節是要學會與自我的生活講和。莫里教授認為：「什麼是人生最困難的事情——與生活講和。」的確如此，人們往往沒有意識到這一點。總是孜孜不倦地追求著許多虛無縹緲的身外之物，樂此不疲；不僅光陰虛度，而且，不斷透支著生命與健康；至死不悔，殊是可悲。

十多年前，有位女中醫師匆忙從某省城趕到上海求助。原來，她媽媽得了肺癌，由於年事已高，無法手術和放、化療。為此，開了中醫藥治療，三到五年間，她母親的病情穩定。期間，我注意到她每次帶她媽媽來看病時，都有一個奇怪現象：總戴著口罩和塑膠手套，而且，提CT片的那隻手也同樣戴著手套。有一次我問她為什麼？她答曰「手裂了」。其實，我心裡明白，她說的是假話，因為不可能每次都手裂了。而且，她從來不坐診療室的椅子、不碰診療室的桌子，我心裡更加明白：她有潔癖。我當時就隱晦地告訴她：特別愛乾淨，這是好習慣，但過分了便不太好。她點了點頭，沒有當回事。我私下與助手說，她很危險，是一些疾病的高危對象，早晚會出問題。結果，一語成讖，二〇〇九年來求診時，她母親好好的，她卻哭哭啼啼告訴我：好倒霉……近期查出了乳癌。然後，過了一年多，乳癌還沒有完全控制住，肺部又出現結節，而且，判斷是原發的……後來確診為肺泡癌。她百思不得其解，請教我說：「教授，我是非常講究衛生的人，我的生活習慣很好，什麼都要洗得乾乾淨淨才吃；汙染的東西，外面的東西從來不吃；髒東西也從來不碰。醫院臨床只有我一個人始終戴著口罩，洗手也是我最勤快，為什麼偏偏是我生了癌症？惹得全院上下都笑話我。更可惡的是我居然會生兩個癌？而且，先後只隔了兩年……。」我笑了笑，告訴她：「不瞞你說，我預料到你會生病，且曾委婉地提醒過你。可惜，你沒有聽進去。不信，你問問徐主任（我的助手）。」我繼續說：「你有一個習慣，看上去很好，其實很可怕，說你潔癖，也許有點過了，你不一定樂意接受。但你的確特別愛乾淨，愛乾淨得有點過頭了。如此，往往是生活在自己給自己施加壓力的過程中……你有癌症家族史；你母親患癌又使你陷入焦躁狀態；這些，促使你處在高危險狀態。」其實，她就是不善於與生活講和，自我要求適當放寬些，以至於自己長期處於慢性壓力狀態。

講和，重要的還包括與他人講和，要學會原諒他人。莫里教授指出：「人與人的關係是沒有固定公式的。它需要雙方用愛心去促成，給予雙方以空間，了解彼此的願望和需求，了解彼此能做些什麼以及各自不同的生活。」這時候，就需要「學會與他人講和」。善於與他人講和者，心態更容易平靜，更容易安定好自己的心，也更容易在社會生活中遊刃有餘，取得健康、長壽。其實，先秦的大賢荀子早就說了：「君子賢而能容罷，知而能容愚，博而能容淺，粹而能容雜。」

因此，學會且善於與生活講和，是維持健康長壽的不二法則。說極端點：百歲長壽星中，沒有苛求自己者。不善於與自我及生活講和，形同於戕害生命。

其實，「講和」是「愛」的前提。善於「講和」，不那麼斤斤計較，或能夠換個角度看看，也許，就能發現美，就能滋生愛。

而講和的關鍵，在於善與自己講和，與生活講和，與他人講和。

❖ 捨棄瑣屑，獲得大益

捨得捨得，現代人常朗朗上口，卻頗難做到。生活中，這卻往往至關重要。

捨得捨得，字面上理解：有捨才有得，要想得到，必須先有捨棄。

其實，「捨得」語出《易經》，它並不僅僅是捨與得之間的日常斤斤計較，而是擁有了超越的境界，對已得和可得的東西進行決斷的一種情懷和智慧。

因此，捨得是一種生活智慧和人生態度，它也關涉著康壽。

不久前，筆者接診了一位患者，她女兒陪她來門診，她先是生了胃癌，不久又生了乳癌，這次因為發現甲狀腺癌而求診。她的工作並不繁重，但發現她在看病過程中，還不斷地在叮嚀女兒該怎麼帶好外孫、說她女兒不管什麼事情都做不好。然後，述說自己這一輩子很累，很苦，什麼都要管，什麼都必須親力親為，不然，事情一定就砸了。我當時開玩笑地說：「你自己想一想，離了你，這個地球還轉不轉？沒了你，你的女兒就沒法生活下去了？你的母親也是這樣對你的嗎？」

她笑了笑，說：「我現在做不到。事無鉅細，我都放不開，她們做的我都不放心。」

我就直奔主題，告訴她：「你為什麼會接二連三地被癌症盯上，就是因為你不願意放手，什麼都要你自己親力親為。捨得、捨得，你捨去這份操心（其實，潛意識裡是種權力），就能得到兒女們的成長，更能夠收穫你自己的康健。問題只是在於你願不願意放放手。你已『高中三元』了（隱喻她接連生了三個癌），結果夠慘的了！」「捨得，不僅是種氣度及生活智慧，更是種藥物，有助於你健康。你缺的不是藥物。」她笑了笑，說：「道理我懂了，希望我以後能夠做到……。」

捨與得，也是「講和」的一種體現：你能夠講和、退一步，也許就能獲得更多。其中，捨與得之間體現著辯證關係。有時，索性放棄了，反能得到了。

一位有工程師背景、成為地方領導的幹部，五十多歲時確診為胰臟癌，做了手術。由於她是高級幹部，所以進入了高幹病房。術後，她自己得到的正面消息是手術很「成功」。但她無意中聽到兩個護士議論她的病情，獲悉原來自己的手術不算「成功」，留有不少遺憾。護士在議論時說了主治醫生的意見，她的胰臟癌屬於某種特殊類型的，如果某個指標（也許是CA199、也許是AFP）進一步上升的話，某醫生確定她的壽限只有三到六個月。

而她在手術後第一次檢查時，這個指標的確未達正常。

她是個有知識的人，也是有修養、原先經常在電視等處曝光的領導幹部，知道這消息後，似乎明白了自己病情的真實情況。於是，表面上無動於衷，內心開始非常焦慮。時時刻刻關注這個指標。本來，醫生要求每半個月檢查一次，她反倒要求醫生每五天給她檢查一次。連查幾次後，指標只見上升，不見下降，她口中一語不發，心中自然想：「我這次肯定在劫難逃了。」「與其這樣被消耗折磨而死，不如好好規劃，以什麼體面的方法結束生命吧！」因為她是個公眾人物，不想死得很慘，破壞因為經常曝光、已在民眾中留下的良好形象。苦思冥想，她想到以服安眠藥的方式了結自己，既無痛苦，又不破壞形象，也不至於造成太大的社會影響。她從其他渠道了解，安眠藥要至少一百二十片才可以準確地致死，為了更加保險，她又把自己的致死量調高到一百五十片。她開始和醫生提出自己睡眠不好，要求服安眠藥。醫生剛開始只給她一天兩片，因為對腫瘤患者一般醫院都會控制安眠藥的使用量。但是，她一算，這樣至少要兩個半月才能湊齊。她想，到那時候，自己包準已經很不行了，儀容皆損了，因此，需加快進程，她不露聲色地反覆哀求醫生，總算增加到了每天三片。她在盤算：我五十天處理完該處理的事，藥片積累得也差不多了，就自我了斷了……。

正因為把問題想明白了，所以，接下來一段時間她也不再關心那個指標了，甚至主動放棄了檢查。住在醫院裡，她只是想：「我要讓最後一段時間活得光鮮一點，也給大眾留個好印象。」所以，像以前一樣，她開始講究打扮，想吃什麼就吃什麼，並努力與所有老朋友打電話，請同學聚會，同學及朋友們都感到納悶，以前找她很難，現在她主動找我們，而且，談笑風生，心情很好。其實，她是在為自己的死亡做安排。這些天，她了卻所有的事宜後，過得很快樂（至少表面上），所有的人都發現她連脾氣都改了，她的體重原來直線下降，現在開始上升了，臉頰也紅潤了……可以說一切都很好。

然而，兩個月後，她的安眠藥也正好積累到一百五十片。這時，她卻發現最近自己身體沒有不舒服，反而越來越好，不妨做次檢查再決定吧。檢查結果讓她大吃一驚，所有的指標都正常了，沒有任何異常。影像學檢查也顯示，康復得不錯。這時，她再也不想自我了斷了。她獨自找了一個沒有人的地方，痛哭一場。然後找到筆者，要求加強中醫藥治療（原先，她接觸過筆者，但不願意接受中醫藥。她事後說：反正就是這麼回事，何必再吃又苦又澀的中藥呢？）。調理一兩年後，有一次，她給我講了這麼一段她心中深埋著的坎坷而充滿趣味之故事。

其實，生命本身就充滿了很多偶然性。也許，最初，正是因為她聽到了這個壞消息，故天天糾結於指標的降與升，自身的活與死，故剛開始的十天半個月，她體重下降，指標數值升高，各方面都越來越差。後來，索性拋棄了一切雜想（儘管是以消極的、準備自我了斷的方式），但畢竟從無窮的糾結中義無反顧地走了出來。不再糾纏於得失後，倒反獲得了解脫，最終收穫了意想不到的成功。如果她當時不破釜沉舟，仍糾結於指標高低，也許她今天已經不在世上了。

捨得，是種境界，更是一種生活智慧。

她因為捨棄了生活中的瑣屑之事，真正回歸到愛自己、愛生活——包括活得光鮮，該怎麼做就怎麼做，經常和同學、朋友聚會，快樂地活著，也不再糾結於指標高低；她反而獲得大益，收穫了健康。

這就是真實的人生——活在本真中的人生。

❖不行春風，焉得秋雨

捨與得，是中華傳統文化中最古老的人生命題。

它的類似表達方式很多，「授」與「受」，給予與接受就是其中之一。

給予，既是付出，也是愛的一種形式。只有樂於且心甘情願地付出，不圖回報地給予，才是真正的愛，也才能獲得回饋或接受。這種接受，是付出後的自然折射與回報。這樣的生活，才是平和而充實的。

只有自我先付出，才能啟動日趨充實、溫馨的生活，自動趨於優化過程。

因此，歌詞唱到：「只要人人都獻出一點愛，世界將變成美好的人間。」

「不行春風，焉得秋雨？」既是一種常見自然現象，也是民間對這一現象及其背後哲理的詩意化概括。

人們往往吝嗇於付出，只是渴求得到。這可能嗎？

殊不知，世界存在著基本的補償機制：我們獲取多少，就需要補償多少。

春風秋雨之間，就體現著鮮明的補償機制。

而且，本質上，人與人之間一直是相互依存的：在生命的起點，當我們還是嬰兒時，我們依賴別人而活著；在生命中途，我們需要別人的幫助；到了生命終點，我們更需要別人支持。人人都需要別人的關愛與幫助，包括生活的、情感的。

因此，與其在各個方面（特別是感情世界）被動地補償，不如主動地付出。故先要學會「付出」，然後才是「接受」。莫里教授提出：「真正使你感到滿足的，是給予他人你應該給予的東西。」「給予他人能使我感到自己還活著。」不管付出的形式如何，「只要你做的是發自內心的，你（做）過後就不會感到失望，不會感到妒忌，也不會計較別人的回報」。

筆者經歷的動車上的故事，令人深思。動車上，一對女孩坐在我前面，她們大聲地聊天。一個女孩很年輕，另一個稍微年長一點；年長的女孩已經結婚，她們可能是結伴回家過年。兩人聲音很響，旁若無人。先是年長的女孩抱怨：她的婆婆怎麼不好，不給帶孩子啦，怎麼向她老公要錢啦，從頭到尾，一直在數落婆婆。旁邊的女孩看上去十七到十八歲，患有小兒麻痺症，開始時一直沒有出聲。過一會兒，年長的女孩又開始抱怨她弟媳，怎麼不好，常常跟她媽媽吵架，如何不懂得善待她媽。這時，年輕女孩說了：「你對你婆婆這樣不好。婆婆也是你丈夫的媽，你不尊重婆婆，那你哪有權利要求你的弟媳來尊重你媽呢？」年長女孩還在狡辯說：她婆婆怎麼與別人不一樣，不好；她媽怎麼好。但年輕的女孩堅定地說：「人心都是一樣的。」「如果是我的話，我首先要對我婆婆好。那既是我的本分，也是做樣子給我弟媳看。你自己都不善待你婆婆，你又有什麼權利要求你弟媳善待她的婆婆（你的媽），你沒有資格說你弟媳不好……。」

這時，車上前排乘客刷的一下，都回過頭來，用驚訝的眼神看著這個女孩，露出了讚許和驚訝的眼光。也許，大家都在說她說得對。我坐在後排，也朝她的背影投去了一個敬佩的眼神和肯定的點頭。

不行春風，焉得秋雨？你不付出、你自己這樣對待你的婆婆，你有什麼權力要求別人？聽話間，明顯感受到年長的女孩情緒不好，滿是牢騷，相信她的心靈不可能健康，而這不健康完全是因為只想索取，不想付出所致。

其實，你怎麼對待別人，別人就怎麼對待你。這是一個等式。需要和被需要，給予與接受，都是生活之本義，都存在著折射效應。

腫瘤臨床中，筆者注意到一個不言之祕：凡是樂於幫助新患者，無私提供各種幫助（包括康復經驗指點、名醫推薦介紹、勇於出手相助）者，康復效果明顯為優。胰臟癌患者鄭總，十分樂意幫助相識或不相識的患者，常不厭其煩地指點、勸說他人。一位與我同姓、同年的何女士，乳癌晚期，左鎖骨淋巴轉移，心臟因為化療而嚴重受損，她多次默默幫助他人，一位遠道而來的陌生女患者，途中錢財被偷，正在哭泣中，她主動關心，二話不說，掏出一千元錢給她。而我知道，她家境平常，只是個拿退休工資的返滬知識青年。當然，他們也得到了大家的尊敬。而且，他們就有奇特的康復效果。這類現象非常常見，反面的例子也有。

是因為康復得很好，所以他們更樂於施善？還是他們樂於施善，故有助於康復？我們不敢斷然下結論。但是，他們樂意於行善施樂，且從中獲得了愉悅，有助於心身康寧，增加了自我積極心理，愉悅中促進了諸多機能的協調和順，這一層機制起了促進康復作用，是毋庸置疑的。

古人主張「道法自然」。一如太陽的東昇西落，照耀大地時從沒索取過什麼，只是無私奉獻著陽光，一切都是自然而然的。因為它的無私，所以才能恆常。

人生，難免要依賴他人，故需要奉獻。付出與接受是一對孿生兄弟。只有明白並踐行了這一點，才能享受快樂、幸福及長壽。因為只知索取者，雖得到時會有一時歡快，但終究是痛苦的；而只有付出，才可能收穫持久且真正的愉悅。

❖寬容、包容與從容，愉悅生活的要素

寒山、拾得兩位是歷史上著名詩僧及佛學大師，相傳是文殊菩薩與普賢菩薩化身。關於他們民間流傳的故事很多。如寒山曾問拾得：「世間有人謗我、欺我、辱我、笑我、輕我、賤我、騙我，如何處置乎？」拾得曰：「忍他、讓他、避他、由他、耐他、敬他、不要理他。再過幾年，你且看他。」倡導包容解除苦難之說。

二〇一四年春節期間，筆者在北京衛視養生堂做了一組「健康管理」的養生節目。播放當晚，老朋友、中國協和醫科大學的袁鐘教授打電話告訴我，他接到該大學一位老校長的電話，與他重點討論了我節目中所說的「包容、寬容、從容」與健康的關係問題，讚不絕口，說我說得好。

的確，寬容、包容與從容，愉悅生活的要素，它折射出了「德壽率」。

節目中，主持人悅悅問我：能否用一個詞概括傳統文化的「德」字？我答曰：「容。」因為林則徐曰：「有容乃大。」有容乃有文化也；有容，有德行也。當然，進一步分析此「容」包括「包容」、「寬容」和「從容」。

筆者進一步析曰：欲從疾病中求康復並追求心身康寧，則①應該承認並包容世間的各種差異；②應學會寬容，善於講和；③需從容對待生活和萬事。

佛學星雲大師寫有《包容的智慧》、《寬容的價值》等，指出包容就是「放下頑強固執的己見，

解除心中的框框，把心放空，讓心柔軟，這樣我們才能包容萬物、洞察世間，達到真正心中萬有，有人有我、有事有物、有天有地、有是有非、有古有今，一切隨心通達，運用自如。」因為世界大不同，你有你的見解，他有他的原因；承認差異的存在，並加以體諒和理解，這就是包容，它是健康生存的關鍵。莫里認為：「應該原諒別人，也應該原諒自己，這是一種身心的自我洗滌。」

寬容的核心，則在於學會講和。它體現了一種和諧精神，一種講究重新適應與調適的生活智慧與境界。善於講和者，心就容易平靜安寧，容易趨向康寧。

前已述及，講和涉及與自我講和，與生活講和，與他人講和。

講和，也涉及與疾病及死亡講和。其實，許多疾病（包括某些癌症）很多情況下是生命過程的一個必經環節。如老年男性的前列腺癌、老年人的心血管疾病、許多退化性病變，等等。對此，汲汲於攻擊、征服，結果只會兩敗俱傷，徒增痛苦，且縮短壽限。而學會講和，學會與某些疾病（包括癌症）和平共處，相安無事，何嘗不是一種成功、一種智慧、一種大度又超脫的雙贏境界。我們在老年腫瘤患者中看見，太多借助這一思路的人，大獲成功。

莫里教授說：「死亡是一種自然，人平常總覺得自己高於自然，其實只是自然的一部分罷了。那麼，就在自己的懷抱裡講和吧。」特別是當人們「在死亡面前真正懂得了與生活講和，這簡直是一個充滿哲理的審美現場」。

經常聽患友們說，看了我的《癌症只是慢性病》後，「充分理解了癌症的性質與意義，心裡坦蕩多了。就把生病看作是一種考驗，把生病看作生命過程中的一部分吧。現在開始學習努力與病『講和』，心裡開始坦蕩起來了，安寧些了。即使稍稍有點忐忑不安，把該書當作枕邊書翻一翻，也就平靜些了」。就是這種學會和疾病（包括癌症）講和的心態，使得很多患者開始悠哉悠哉地、一年年地活了下來，並且活得很好，活得很長。

從容，既是一種生活智慧的體現，也是信心及自信的反映。從容中還包含著「講和」。佛學星雲大師與鳳凰衛視的劉長樂先生合著了《修好這顆心》一書。書中，長樂先生回憶起他請大師看過的一位肺癌患者，醫院確定「他的生命只有四個月了，在疾病的折磨下，老友越來越煩躁易怒。無奈之中，他弟弟對我（長樂先生）說：你和星雲大師很熟，能不能帶我大哥去見見大師，給他指點指點？我（長樂先生）知道您（大師）非常忙，也很勞累，但人命關天，安撫一位垂危者也很重要，躊躇再三，還是向您說了，您立刻爽快地答應了。見面那天我感冒了，但不願錯過當面求教的機會，就戴著口罩和老友一起去了。」

「您（大師）當時對我們講了兩層重要的意思——」「生，也未嘗可喜；死，也未嘗可悲……，」「生命是激流，我們只有先認識到此生為人的弱小，才能『向死而生』，勇敢地面對恐懼，面對死亡……。」「您講得泰然，朋友聽得入神。回去之後，我這位朋友的情緒變化很大，非常和順平靜，甚至能用一種詼諧的豁達態度對待生死。他走得很安靜、很坦然。」這也就是學會了從容地面對生死，因此，他能夠走得很安靜、很坦然。可見，寬容、包容與從容，確是愉悅生存的要素。

包容、寬容、從容，有個基本前提，都應該是出自內心的、真善美的，而不是虛偽的、假腥腥的。這就涉及一個更基本的問題：人應該善念常存，別心存惡念。這似乎契合佛學等宗教教義。卻確確實實是健康人生的一大要義。

已有多項科學研究證明：「心存惡念的人更容易短命。」

幾年前，荷蘭科學家曾對男性做過一項研究，發現心地善良的男性比心存惡念的男性活得長。

二〇一三年，美國匹茲堡大學的醫學家發表研究結論說，他們把女性作為研究對象，一項涉及十萬名女性的多年追蹤調查顯示，不善良的女子，活得更短命。研究人員對受訪者發放了複雜的問卷，以便了解其生活觀念和對人的態度。八年的追蹤調查表明：與經常對他人懷有惡意的女子相比，善良友好的女性心臟病發病率要低百分之九，因各種原因死亡的機率也低百分之十四。此外，不善良的人把更多的時間放到琢磨他人上，而善良者則會把時間用在增進快樂的事情上。

這項研究的負責人希拉蕊．廷德爾（Hilary A. Tindle）教授表示：善良者更樂觀向上，喜歡微笑，她們胸懷更廣闊些，從而更容易挺過艱難與不幸。不善良者則因常對他人懷有惡意，斤斤計較，長此以往，必定損害自身身心健康，讓心情總處於憋悶鬱怒狀態，而且容易患上高血壓和高膽固醇等疾病，從而影響生活質量和壽命。

發端於善念的包容、寬容與從容，既是會生活的愉悅態度，體現著人生的智慧與生存技巧，又是「人之所以為『人』」的本質屬性所決定的。「人之初，性本善」，善良是生命中最本真的部分。人總是帶著善念、厚道、關愛自我和他人而來到世上的。包容、寬容與從容，都體現著對他人及自我的關愛和厚道。

❖ 認清自我，安頓好心靈

筆者在本書前幾章中，分析了很多晚期患者的臨終懺悔，提出要透過生癌這本滲透著血的生命教材，更深刻地感悟人生，認清自我，學會好好生活。

前已述及，當下，探究身心靈之風走紅。暫不談其科學性如何，至少，此類思考可以促使我們靜心寧息地思考一些更本質的生存和生活問題，包括對自我靈魂之沉思，對內在、真實、本然需求之追問。而這類本質問題的尋覓與思考，對每個個體的安身立命來說，都會是有益的。不至於迷失在喧囂市井之中，不至於像個幽靈般地迷茫，不知去向何處，沒有了自我。

也許，靈魂兩個字，人們比較忌諱或陌生。其實，專業點，用「深度或深層心理」一詞或許更易被接受。深層或深度心理，就是心靈，就是靈魂，指的是人深層次的、常起著決定性作用的精神實質。相對於它，其他心理活動則大都是表層的，易被注意到的，如感覺、欲望、需求、情緒、知覺、思慮、知識等。

關於中國傳統文化（醫學）對於靈魂等的論述，我們已在第六章中有所介紹。

何謂心靈／靈魂，國外的賢哲們對此也有著太多論述。如四五世紀，在著名學者、被奉為天主教之聖師的奧古斯丁（Aurelius Augustinus）看來：人賴靈魂以生存；靈魂有著不可探測的深度；靈魂深處，人們才能夠尋找最終真理。因此，需要拯救人的靈魂。

討論靈魂時，諸多學者都肯定或涵蓋了一點：靈魂指人的內在尊嚴、深層次的心靈和精神實質，它決定著個體「張」之所以成為個體張，個體「李」之所以不同於個體張的本質特點，是人的想像力和創造力萌生之處，是夢想和渴望起飛之地。靈魂主導著內心活動，讓人擺脫日常的瑣屑和人世間之冷漠，回歸內心，丟失靈魂者往往人情冷漠，只浮於表面生活，無法抵達生活實質，無法與人深交。靈魂還涉及我們內心最深處的真實感覺，靜下心時，人們就能夠捕獲這些感覺。通過它，既彰顯著自己獨一無二的存在，又令人感受著人生的真實意義。

著名心理學家榮格還認為：靈魂是世界和人的本質反映。它的多樣性促使人們可從無數側面去分析和考察。靈魂還可指人的「自性」和「獨特性」，自性是與人的可塑性相對的另一面向，或可理解為本身所具有的天然特性。

近年來，世界範圍內影響頗巨的心靈學導師艾克哈特倡導「重新發現靈魂」，強調須發掘自我靈魂深處，要引領人們注重精神之旅，從而走向完整純粹的自我。

可以說，在當今世界，重新與靈魂溝通是身心健康的前提。倘若每個人都關注自我靈魂，並給靈魂更多的空間，相信內在感覺，那麼，人與人之間，及整個世界將會建立起一種新型的和順關係。

不管是賈伯斯，還是于娟，不管是佳麗張淳淳，還是才女崔雅，生了大病，感慨都一樣——為什麼不傾聽內心靈魂的呼喚，健康時活得更本真些？不管是中國版、日本版、美國版、澳大利亞版的臨終懺悔，都彰顯出一點——何必如此拚命地掠取一切，何必天天踮起腳尖急奔快跑，何必放棄生活中的點滴樂趣，何必不早點聽聽自我內心真實的呼喚。

因此，重新發現靈魂，善於與自我靈魂對話，發掘內心深層次的真實需求，就有了確保個體生存，幫助守住身心康寧，從而促進康壽幸福的普遍意義。

筆者行醫四十餘年，送別臨終患者不少。臨終前，沒有人會關心自己掙多少錢、有多少車、多少房、多少珠寶，是正廳級還是副部級？甚至，像小品調侃的那樣——很多人為如此拚命掙錢，「人死了，錢沒用完」而懊惱萬分。或者說，掙了這麼多錢，只是為了自己能住高級病房、用些進口藥而鬱悶。其實，死亡之際，心裡牽掛想念之事，就是你我平日應努力而為且生活真實意義所體現之事。

臨終前，很多人最牽掛思考的是：「親人好嗎？」「家人平安快樂否？」「我應多和他們說：我愛你們！」「我死後，他們會怎麼樣，生活能過下去嗎？」「也許，我有對不住親友家人之處，請原諒。」

層次高一點的個體，臨終前常常會思考：「我這一生值得嗎？」「是否充實地活了？」「我為世界做了什麼？」「我是否實現自己夢想？」「我是否善用了老天給我的資源，把它發揮出來，讓人受益了？」或者說，像《鋼鐵是怎樣煉成》作者奧斯特洛夫斯基（Nikolai Alexeevich Ostrovsky）情懷一樣——當回憶往事的時候，他不為虛度年華而痛悔，也不為庸庸碌碌卻無為而羞愧；在臨死的時候，他能夠說，他的整個生命和全部精力，都已經獻給世界上最壯麗的事業：為人類的解放而鬥爭！

當然，前者是最為常見、最普遍的，指向了對他人的愛。後者是高尚的，指向了對社會的奉獻。這，才是人生最本質的意義。

樹，有根才能活下去。人，懂得生存的本義才能真正地活著。

哲學家周國平先生寫了《把心安頓好》，扉頁內指出：「老天給了每個人一條命、一顆心。把命照看好，把心安頓好，人生即是圓滿。把命照看好，就是要保護生命的單純，珍惜平凡生活。把心安頓好，就是要積累靈魂的財富，注重內在生活。」在書的封底，他又說：「人最寶貴的東西，一是生命，二是心靈。而若能享受本真的生命，擁有豐富的心靈，便是幸福。」

星雲大師在《修好這顆心》書中認為：所謂修心，「就是為心找一個可以安頓之處」。但「心安住在哪裡呢？」大師詰問道：「安住在錢財上，它可能失去；安住在情感上，它可能會變化；安住在榮耀上，它可能不長久。」大師指出：應「安住在禪定上，所謂『以定安住，一切皆定』。禪的世界，充滿灑脫、自在、活潑；禪的風光，可以與宇宙天地永恆並存」。然而，「凡人」無法達到「成佛」的境界，因此，「禪定」也可以看作是一種修行方法。

而更通俗、更明確的說法：應該是回歸內心世界，回歸單純，回歸自我本真之需求。這本真之需求也很樸實，關鍵的只有兩點：一是「愛」，包括付出愛與接受愛；二是恬淡、平靜、平和的生活。具備這兩點，你的生活就十分愉悅。

身心靈專家們為了把這些問題闡明，提出了一系列相關概念：如小我、真我（本我）等，其中，部分借助了佛洛伊德（Sigmund Freud）的學說。他們強調說「真我」才是真正的「我」，本然的「我」（本我）。他們反覆闡述：芸芸大眾是被「小我」所挾持的；而小我是易受外界誘惑的，表現為被名譽、錢財、地位、曝光率等所驅使或裹挾，整天庸庸碌碌地奔忙著。每個人在小我驅使下，時時帶著假面具在演戲——扮演好先生、好妻子、好子女、好媳婦、好員工、好朋友、好同事，乃至好人。但這些都不是「真我」。不僅不是「真我」，而且猖獗活躍的「小我」，往往遮掩了「真我」，壓制了「真我」。人類所有苦難、痛苦及不快樂的根源，就在於不清楚自己是誰（「真我／本我」之迷失），而被小我驅使，盲目地去攀附、追趕那些我們並不是真正需要的東西。

「為什麼人人都在追求幸福，但是真正幸福、快樂的人卻這麼少？事業、家庭、成就，都不是真正的我，而我卻如此地認同於它們，認為我擁有了它們，就是擁有了幸福。可是老天爺可以在一瞬之間，把它們席捲一空。」身心靈傳播者們如是發問。並回答說，這些，都是因為「我們這個小我，不擇手段地去認同各式各樣的事物，好延續它的存活」。

應該說身心靈傳播者的苦口婆心，與哲人的睿智、宗教家的指點，都道出了同一要害（儘管用語不太一致）——人們應回歸內心世界，了解自我本真的簡單需求，借此，既可安頓心靈，又可快樂愉悅地生活。這同樣也是醫學家悉心觀察、檢討了數萬例癌症患者坎坷生存狀態，數十年反思所獲得的結論。

❖過靈魂相伴隨的生活

生活如何才能快樂幸福？很顯然，需要傾聽自身內心呼喚，了解自己真實需求，並努力提升心靈品質，爭取過上有著靈魂相伴隨的生活，才能是本真的，真正愉悅而無太大太多遺憾的。

中醫學中，素有形與神俱、心身合一乃為健康之說。可以說，心身合一是身體健康的前提條件。它的反義同樣成立——心身分離（涉及魂魄飛揚、魂不守舍、神魂不寧、心神不安等諸多具體概念）則是臨床常見的諸病之病根（中醫學說的「病機」）。同理，生活中所作所為（自我行為）與靈魂（內心真實需求）不契合甚或嚴重分離，也是導致生活十分疲憊（累）並始終痛苦著（而不是「累並快樂著」），甚至，它是最後招致諸多疾病的深層次根源。

網絡瘋傳的打油詩《瘋油經》唱道：「急事快快做，緩事當天出。大事優先辦，小事要兼顧。忙得眼發直，累得屁股木。喝茶看報紙，哪有閒工夫。」這的確是今天很多人日常生活的寫照，但我們在《你會管理自己的健康嗎》一書中已指出，它是可怕的，會招致諸多疾病。問題還在於，儘管這種工作，能夠賺來較多的錢，獲得更多的「收益」，但它是我們真正喜歡的嗎？它，除了給自己帶來一大堆紙（包括紙幣、獎狀、發明證書、文章等各種紙化物），還有其他樂趣嗎？在這個過程中，能讓自身靈魂寧謐且緊緊地跟上身體行為嗎？當然，只有跟上，才能談及靈魂「相伴隨」。而只有靈魂相伴隨，才能感受到生活的愉悅和舒適。

怎麼才能提升心靈品質，爭取過上有著靈魂相伴隨的生活呢？至少，從大病患者的教訓中，可以提煉出幾大要點，有助於人們兌現這個目標。

一、協調好自我的內外索求

人生的追求，不外乎兩大方向：一個是向外的持續索求，一個是向內的自我追尋。如果只有向外的追求，即便探索到更廣闊的空間，獲得了再多的收益——包括像亞歷山大大帝，征服了世界，自我內在的心靈仍是空虛的；而當一個人內在充實之時，他並不需要這麼多外在物質、榮譽等作為支撐，也可以過得愉悅、快樂、滿足，並有生活意義感。這就是筆者對星雲大師「安住在禪定上……一切皆定」的通俗解讀。

然而，芸芸眾生畢竟並非佛教徒，多數人難以靜心地單純向內求索；而且，現實的物質世界，如果沒有向外的努力索求，很難立足生存，更遑論安身立命和社會發展。因此，本真的生活，在於人們向外努力求索同時，還應不時地向內自我追尋，內外求索之間保持一定的張力。今天問題的關鍵是，人們只知道拚命地向外求索掠取，不顧一切地希冀獲取更多、更多、更多，卻忘記了反向過程同樣重要，甚至更為重要。須知，「人生的最大快樂和滿足，是在於自己並不需要額外地去追求快樂和滿足之時」。鑑此，如何向內地自我追尋，就屬於生活哲學領域「補課」性質的必需品了。

其實，現實中國社會，參悟佛禪之學、修行身心靈、練習瑜伽、研學儒／道家傳統文化等熱潮，都體現出心靈「饑荒」後人們飢不擇食，飢渴地攝取著心靈養分，這是好事情。從歷史看，中國傳統文化的基本精神，是注重內求的。因此，一定意義上，可裨益當今商業世界汲汲於趨利重物之偏差，因為它更傾向於促使人們心靈反思和回歸。

總之，人應該經常追問生命的原始意義，協調好內外求索的關係，使兩者間保持必要的張力，而不能只求一方面，忽略其他，回到人生發展的應有之路上。

楊絳在《百歲感言》中說：「一個人經過不同程度的鍛鍊，就獲得不同程度的修養、不同程度的效益……我們曾如此渴望命運的波瀾，到最後才發現：人生最曼妙的風景，竟是內心的淡定與從容……我們曾如此期盼外界的認可，到最後才知道：世界是自己的，與他人毫無關係。」越是生活經歷豐盛，越會感受到自己內心世界之感知，才是真切的、重要的、無法替代的。

二、靜下心，慢下來，才能有所參悟

如何得知自我內心的真切需求？心靜下來，才能感知自己的心聲；心靈安寧了，才能洞悉事物本性。其實，今人的腳步太匆忙了，心太浮躁了，根本無暇顧及生命中很多更重要之事。就像臨終懺悔錄所揭示的，很多平日苦苦追逐的，卻不是生命所需要的；日常不甘放下的，也不是有多少價值的。這些，只有等人們靜下心，慢下來，才能有所參悟。

建議經常勞作之餘，靜心寧息地好好想一想。最好能在夜晚的室外，看著繁星，耳聞蟬鳴，迎著徐徐微風，學學孔夫子「吾日三省」，做些回顧思考，哪怕是天馬行空，胡思亂想：這段時間過得怎樣？哪些是對的？哪些似乎沒必要？目前最重要的是什麼？哪些並不重要？不時做出調整。借此，還可聆聽內心真實感知及需求，包括自我身體發出的微弱信息。這時，所聞所悟所感知到的，也許是最真切的。經常如此捫心自問，一段時間後，你會感受到自己生活大不相同。

三、學會欣賞並享受日常的點滴美

其實，生活的點點滴滴都有著美，都存在令人喜悅的東西。愉悅與美，是無所不在的：包括迎風招展的小花，嬰兒甜蜜的微笑，飛翔而過的翠鳥，陽光下閃亮的綠葉，朋友隨性的讚美。只不過，芸芸眾生，為瑣事牽掛，視而不見罷了。如果能夠經常靜下心，寧神虛空，你就能觀察體驗到太多過去被自己蔑視了的生活真正意義及情趣。

四、以輕鬆方式自我學習，提升心靈

自我學習，特別是通過閱讀方式，接受新知，提升自我品位，素為人們看重。近年來，國際上更是倡導讀書節。因為現在閒暇時間增多，學習的迫切性加強。故人們尤為推薦把休閒與閱讀兩者結合在一起。一些著名學者甚至認為很多忙碌一輩子、風風火火、指揮若定、發號施令的風光人物，退休後迅速衰老，就是因為他們不知道如何打發閒暇時間。

「讀書」意義毋庸贅述。加拿大學者曼古埃爾在《閱讀史》（2002）中開篇引用法國作家福樓拜（Gustave Flaubert）的話：「閱讀是為了活著。」陳平原在寫《休閒時代好讀書》中，引宋人黃庭堅《與子飛子均子予書》稱：「人胸中久不用古今澆灌之，則俗塵生其間，照鏡覺面目可憎，對人亦語言無味也。」並引有趣的《禮拜六》說法：「買笑耗金錢，覓醉礙健康，顧曲苦喧囂，不若讀小說之省儉而安樂也。」意思是讀書好，既便宜，又衛生。「一編在手，萬慮都忘，勞瘁一週，安閒此日，不亦快哉。」陳先生接著推薦，「說到讀書的策略，我的意見很簡單：第一，讀讀沒有實際功用的詩歌、小說、散文、戲劇等；第二，關注跟今人的生活血肉相連的當代文學；第三，所有的閱讀，都必須有自家的生活體驗做基礎，這樣，才不至於讀死書，讀書死。」作為文學家，陳平原教授的建議是對的，並有自身特點。而筆者同時還推薦讀讀生活、人生哲學的書（如道家思想、斯多葛學派介紹等）、佛家的通俗版、身心靈的書，包括幸福心理學、積極心理學的普及本等。

讀書，不一定力求實用，那太功利了。讀書，最簡單地說，幫你打發空閒時間，逐步提升個人品位。而且，也許曾給你帶來現實的快樂，因為讀書有助於明理。因為很多情況下，讓我們痛苦或者受傷的，不是事情本身，而是我們對事件的分析判斷，和圍繞著這些事件自我所編造的「故事」。明理後，常可恍然大悟：原來如此，何必計較。遂胸中鬱悶茅塞頓開，撥雲見霧。

五、盡可能早地兌現自己的夢

每個人心中都有一些夢。這些夢，也許是兒時形成的，也許是日常生活中逐漸萌發的。但平時因為被太多瑣碎的事困擾，多數人一直沒想盡辦法來兌現它，卻借各種理由，把兌現這些夢的時機盡可能往後拖、往後挪。希望等以後有空了，再來兌現它，但往往已經沒有機會了。終成一生遺憾之「夢」。此時，你會感覺到儘管生命已接近終點，自己卻沒有好好活過。現實社會中，太多的人就是這麼回事情。須知，人生是有限的。人生應學會在有限的生命中，在條件許可的情況下盡可能早地實現自己的夢，踐行自己的理想。因為夢中往往包含你自身真實的需求與期盼。

②筆者注意到一個非常特殊現象，二十世紀七〇年代前，看到太多的中年人，特別是中年女性，表現為神經衰弱，失眠，消瘦，常有低熱，很少有憂鬱的。現在，憂鬱成了人的心靈感冒，成了人真正的第一大病。似乎很多人都要經歷這心理過程。其中一個原因是，七〇年代前我們每週工作六天，每天八小時，滿滿的（儘管低效，出工不出力），然後擠車，回到家，又是洗，又是燒；唯一的星期天還得忙於整理家務。因此，那時候的人沒有休閒時間，也沒空暇去想其他，每天是忙碌地上著班。那時候人的想法也單純，活著一天，填飽肚子，吃飽了（還不能說吃好了），有穿的，只是想著下一次加工資能不能有我份……僅這些而已。

現在大不一樣了。現獲得生活必需品和滿足生活必需的時間越來越少，大量閒暇時間空出來。似乎人們一下子還沒有反應過來，沒能適應。在打發閒置時間中，人們還無法應對。因此，空極無聊，百無聊賴，製造出很多生理上、社會上、自我感覺上的嚴重問題。大城市的人為什麼幸福感大大不如中小城市（或者農村）？因為用在生活必需品獲得時間的，大城市少得多了，他有更多閒暇時間，加上外界更多的誘惑，自我卻沒法滿足，形成了巨大剪刀差，導致幸福感等的丟失，並滋生出很多心身健康問題和社會問題。

與上述問題相伴隨，國外二十世紀末出現了休閒學的專門學科及其研究機構。美國這一領域的先驅，傑弗瑞•戈比教授曾在美國《未來學家》雜誌（1999年，第12期）撰文說：「隨著知識經濟時代的來臨，未來的社會將以史無前例的速度發生變化。也許十至十五年後，發達國家將進入『休閒時代』。新技術和其他一些趨勢可以讓人們生命中百分之五十的時間用於休閒。」「而休閒行為不只是尋找快樂，也要尋找生命的意義。」它也是人存在過程的一部分。

第十四章

樂齡患癌：莫道桑榆晚，為霞尚滿天

有三件事人人都要經歷：出生、生活和死亡。他們出生時無知無覺，死到臨頭，痛不欲生，活著的時候卻又怠慢了人生。

——法國 拉布魯耶

現在中國已進入高齡化社會，老年人越來越多，患病和患癌的更是普遍。然而，進入老年，並非是悲劇的發生，相反，你首先應該慶幸，因為以前的歲月你都已經度過，而現在你進入了一個新階段。須知，不是所有人都能進入這一階段的，夭折於此前的諸君，便不那麼慶幸。比起他們，你應該強多了。至於年輕人，你也不用嫉妒，他們只是你的後繼者；也許，他們中間的某些人，還沒有你這麼幸運。須知，不是每個年輕人都可以進入人生老年驛站的。

❖ 老年，人生新的驛站

伴隨著衰老，人的精血日見不足，諸多臟器功能日漸減退，關節不利，漸次出現一些老衰之象。唐代名醫孫思邈曰：「人年五十以上，陽氣日衰，損與日至，心力漸退，忘前失後，……，計授皆不稱心，視聽不穩，多退少進。」寥寥數語，勾出了老年之態。而孫某自己高壽至一百一十多歲，可見，後面其路漫漫。

年高之人，腎氣漸虛，不能充養髓海，致思維遲鈍，言語多誤、健忘，甚或痴呆；又因患病等，臟腑虧損，氣血失調，容易情緒異常，或多慮多疑，或淡漠孤僻，或急躁易怒。故應自我有所掌控，別再「不減當年勇」，逞能而為。

年老之人，臟腑日虧，陰精虛少，氣血不足，機體處於低能量代謝的低平衡狀態，故常反應力差，有外邪侵犯則無力抗爭，易被邪困；老年人還常有宿痰痼疾，稍失節宜，易為內外所傷而發病。故需好生將息，自訟自克，加倍小心。

「衰老人腸胃薄弱，不能消納。」（《壽親養老新書》）老年人大多脾胃不健，食少納呆、口淡乏味、腹脹。故飲食用藥均須注意「老少有別」。吳鞠通就曾提出：老年人用瀉藥，以一當十；用補藥，以十當一。

老年患者多陰血不足，不能養心安神，寤寐不安，時時易醒，亂夢紛紜等睡眠障礙。《靈樞》指出：因「營衛枯澀」，老年人常白天精力不支，夜寐不寧。

從現代研究結果看，衰老往往是綜合的，常表現為多臟器各系統的某種衰退。由於各組織器官的退行性變，老年人生活質量受到日趨加重的影響，這類影響主要體現在：①視力下降；② 記憶力減退，常常前說後遺忘，有時會反覆陳述；③ 注意力不集中；④ 反應變慢、行動遲緩，說話吐詞過慢，不連貫；⑤ 詞不達意，造成交流的障礙；⑥ 生活自控能力減弱。

老年人總體上體現著「老化著的」心理特徵。有詩描繪了老人之態：「老態年來日日添，黑花飛眼雪生髯。扶衰每借過眉杖，食肉先尋剔齒簽。右臂拘攣巾不裹，中腸慘慼淚常淹。移床獨坐南窗下，畏冷思親愛日簷。」（《刀圭閒話》）這些，可以看作是對老人精神狀態的概括。

此外，部分老人表現情緒多變，古怪而不合乎常理。陳直《壽親養老新書》中說：「眉壽之人，形氣雖衰，心亦自壯，但不能隨時人事，遂其所欲。雖居處溫給，亦常不足。故多咨煎背執，等閒喜怒，性氣不定，正如小兒。」這就是難以遂願的怪癖老人。

總體上，人老了，易表現出自尊心增強，特別喜歡周圍人們敬重、恭從他；易失落和孤獨，常表現為自以為是、固執己見、獨斷專行、易激怒、好挑剔責備等；或特別怕孤獨寂寞，且生活單調，與他人缺乏交流溝通，常產生被拋棄感，沉默寡言。還有就是恐懼和焦慮，煩躁不安、痛苦呻吟等。

Bengtson（1985）總結後認定：早年適應模式較好者到了晚年後仍有較積極的生活適應模式。但還是有些變化的，且變化有些規律，簡單地說，要求精力充沛的快速運動，一般的活動性、反應性、自我控制能力等，都隨著增齡而降低，而刻板性活動則有增強趨勢。

隨著增齡，對多數人來說，同時也經歷著從社會逐漸隱退的過程。一方面，隨著增齡而體力精力日漸不支，一些活動力不從心；更重要的是，社會也漸漸地不能容納他們，至少不像壯年時一樣地包容他們，他們被擠入一種很難參與社會活動的狀態，只能履行一些次要的社會職能。美國老年社會學家伯吉斯（Ernest Burgess）稱這種狀態為「非角色之角色」。如要順利地進入老年，就必須保持足夠程度的社會活動。

雖然作為一個群體，在社會上老人確實比中青年來得孤獨些，社會角色要少得多，然而這也使得他們有了更多自由，更多自我支配時間，更少社會義務。他們所關心的只需是與自身密切相關的事件。因此，可以過得更自得其樂。

劉禹錫在《酬樂天詠老見示》中，前半部分述說了衰老的不幸，後半部分筆鋒一轉，頌曰：「經事還諳事，閱人如閱川。細思皆幸矣，下此便翛然。莫道桑榆晚，為霞尚滿天。」人老了經歷的事多，理解深刻透澈，看事看物，一目瞭然，洞察力深邃，思考深刻，體驗著人生精華。最後強調說：不要說日到桑榆已是晚景，映得滿天紅彤彤的晚霞還燦爛著呢。現實中的確如此，確實有些老人退休後銳氣大振，開創了新的生活，甚至新的事業，從而對社會感到更滿意。可見，真有實力的人還能一定程度上支配自己的人生走向。因此，年近七旬的周國平先生提出：「適時地退出競賽，省下時間來做自己喜歡做的事，享受生命的樂趣。」

其實，這關鍵取決於老人自身的態度和價值取向。所以，調整觀念及價值取向，學會適應，對於老年人來說，意義顯得極其重要。

❖「階梯人生」和「黃金時段」

珍．芳達（Jane Fonda）是享譽全球的影星，拿過兩屆奧斯卡影后獎，現年近八旬，仍健康陽光，生機勃勃地活躍在世界各地的舞台。她的親身經歷及所總結的「階梯人生」與「黃金時段」理論，堪稱是「莫道桑榆晚，為霞尚滿天」的絕佳註腳。

二〇一一年法國坎城影展上，年輕女星們爭奇鬥豔。而最後搶得媒體集體青睞、讓鎂光燈閃個不停的，竟是一位七十三歲高齡的美國老婦珍．芳達。她的出場豔壓群芳，且充滿活力，看不出已是年過七旬之人。人們一片讚歎中紛紛問她：「你的康壽祕訣是什麼？」她從容解釋說，除了運動、飲食、愛情等外，不老的祕訣包括改變看待老化的態度——老年不再是黃昏，而是人生中的「黃金時段」。

她反問道：「現代人越來越長壽，多出來的這一大段人生，你要怎麼過？為什麼不好好利用呢？」早先，她曾經以有氧舞蹈的錄影帶，掀起了全球健身熱潮；後來，她又以新書《黃金時段》

（Prime Time）鼓勵大批陸續退休的老人，活出更精彩、更健康、更快樂的老年時光。

她自己回憶說：「我從來沒料到，自己可以活得這麼久，而且越活越快樂。」「是只有我這樣，還是很多人老了也都是如此？」「為什麼沒有人把老年當成人生中的『黃金時段』？」因為這些疑問，珍．芳達深入思考，故寫就了此書。

美國科學家曾有過一個針對三十五萬名美國人所做的大型研究，發現多數人在五十歲後，通常會比過去更快樂。他們會變得較少有敵意、較少焦慮或緊張。而且，不論男女、結了婚或單身、富有或貧窮，隨著增齡，很多人的人生漸入佳境。因此，珍．芳達歸納認為：五十歲後，人生漸入佳境，進入了人生的黃金時段。

珍．芳達解釋說：「因為此時的你，已是過來人，看過、走過、經歷過的人生很多，知道哪些危險別再碰，哪些錯誤不再犯，哪些東西你並不需要，哪些事情你應該放手。」她以自己為例，「多年來，我深受憂鬱症所苦，而且我父母親也都有憂鬱症。我常每天早上一醒來，就被許多負面的情緒淹沒。直到四十多歲後，我發現，這些想法未必都是真的，才慢慢學會不再陷入灰暗的思考。」

她為了寫這本書，訪問了很多人，發現他們體力也許大不如前，被病痛折磨，卻多半都很樂觀。因為他們的生命隨著歲月而成長，增加了智慧、覺悟、心靈上的自在。所以，「並不只有我是這樣」。事實和科學都證明：人可以越老越快樂。

鑑此，珍．芳達提出了「階梯人生」的新觀念，以拮抗陳舊的「弧形人生」理論。所謂「弧形人生」，是過去對老年的習慣性看法，筆者在二十世紀八〇年代主編《中醫學導論》時，就介紹了「弧形人生」之說，認為生命是一個拋物線，中年以後呈現「弧形」下降趨勢，直至老衰而死。這一度曾是科學界關於老年的定論。

但哈佛學授阿恩海姆（Rudolf Arnheim）提出了的兩種意象：一是傳統的、生物觀點的弧形模式；還有一種爬階梯模式，還可讓生命一步步往前發展，向更高的境界邁進。

珍．芳達接受了後一種模式，並做出了進一步闡述。

她以貝多芬為例（因為她剛演出了他的舞台劇），強調說：「貝多芬就是在晚年寫出了最好的作品。」畫家莫內（Claude Monet）也是例子。「他老年時得了黃斑部病變，在幾乎全盲狀態下，完成了最好的畫作。身體的退化會讓你變得遲緩，但這種遲緩反而使你有了不同的領悟，就像莫內的印象派繪畫所捕捉的。你會看到事物的本質，而不是那些細微差異。」故「我們應該用爬階梯方式，看待生命的老化」。

她指出：「我們的文化一向迷戀青春，所以只看到弧形的模式，老化被視為生命的衰亡。」而階梯模式可以讓人在老年時，即便是老眼昏花，也有機會再造巔峰。她發問道：「這一代美國人的平均壽命，比他們的祖父母、曾祖父母多了三十四年。多出來的這一大段人生，你要怎麼過？為什麼不好好利用呢？」

她進一步建議說：為了守住黃金時代，需要經常運動，以減緩衰老改變，各式各樣的運動都可以；飲食也很重要，要吃得健康，且年紀越大，越要降低熱量攝取；還要鍛鍊自己的腦力，諸如玩填字遊戲、縫拼布；老年人要保持頭腦靈活健康，最好的是去學新東西，例如學習新語言、玩新樂器等。

她還以當年凱薩琳．赫本（Katharine Houghton Hepburn）對她這個後輩的特別照顧、關懷，傳給她許多人生智慧為例，指出要想讓自己的老年活得健康快樂，需要具備「代際關懷」精神。要作為長輩的角色，照顧並關心下一代成長。

因為研究已證明，具備這種關懷精神的人，往往老得更慢，相對更健康。

珍．芳達的自我經歷及階梯人生、黃金時段的解讀，顯然是極具意義的。

❖ 樂齡中的人生哲學

珍．芳達的老年「階梯人生」、「黃金時段」之說，並非她的首創，只不過作為享有國際盛譽的影星，她的自我形象展示及解讀，影響更大些而已。

一九八一年哈佛大學心理學教授埃倫．蘭格（Ellen J. Langer）曾進行過一項著名的「逆時針」實驗——營造昔日場景，讓老年人重返幾十年前的生活，以喚醒他們年輕時的心態；回到過去的目的，是激發當年的激情，治癒當下頹廢。埃倫．蘭格發現，當老人煥發鬥志，把「那怎麼可能」轉變成「為什麼不能」，突破自我設限後，可明顯變得年輕化。為此，他倡導了「逆時針」生活，關鍵三點：① 用心活在當下；② 擺脫自我限制心態；③ 找回對自我生活的掌控權。「逆轉」的核心不在身體生理，而在於心態，積極的心態將促使人們（包括老年人）生活在最佳狀態。

信奉把「那怎麼可能」變成「為什麼不能」的趙慕鶴，現年一百零四歲，是寶島台灣的名人。他六十六歲從學校退休，七十五歲當背包客暢遊歐洲，九十五歲考上研究生，九十八歲拿到碩士學位，一百零一歲在香港辦書法展，不久成為暢銷書作者。近百歲時從頭開始學電腦，百餘歲的他，現在生活起居全都自理，家住四樓，每天上下十來趟，神采奕奕，健步如常人。他的信念是「活著必須創造奇蹟」！他雖已一百零四歲，但仍有生活目標，有自己的喜愛，無憂無慮享受現實生活可愛之處。

康德曾說：「老年時像青年時一樣高高興興吧。青年，好比百靈鳥，有他的晨歌；老年好比夜鶯，應有他的夜曲。」而趙慕鶴就是踐行這些的典範。他曾反問：「誰說七十歲後反應變慢，出國自助旅行很危險？八十歲後記憶力變差，電腦、英文，通通學不會？九十歲後骨頭脆弱，不能做高難度動作？一百歲以上太過虛弱，不能獨處，不能出門？錯。」他現在唱戲、練腰、習字、讀碩士、學電腦，樣樣都還可以。埃倫．蘭格教授也曾總結說：「如果你任由自己受到心態的限制，不再對活動投入心力，有一天，你才會真的『老』到什麼都做不了。」

現實生活中，這類「逆時針」而快樂生存著的老人（包括生了癌的）還真的不少。筆者的患者中，接近百歲老人十餘名，最年長的樂老太，九十三歲腸癌，無法手術，沒有化療、放療，只靠中醫藥，她當時的夢想是超過宋美齡，現在夢想成真，她每天重孫繞膝，偶爾還會打兩局牌，因為她並不認為自己老了。

著名現代文學家王蒙，已九十有幾（1934），年長於珍．芳達，仍耕耘不已。他最近一篇討論「黃昏哲學」的自述，既承啟傳統，又直指現代，頗有韻味。

他認為「人老了之後，最重要的有三點：一是要有自己的專業；二是要有朋友；三是要有自己的愛好」。並強調「老年是最美好的時候」。因為「越來越感覺到老年是人生最美好的時候，成熟、滄桑、見識、自由、超脫。可以更客觀地審視一切，特別是自己，已經有權利談論人生，談論青年人、中年人和自己這一代人了。可以插上回憶與遐想的翅膀讓思想自由地飛翔了。可以力所能及地做不少事，也可以少做一點，多一點思考，多一點回味，多一點分析，多一點真理的尋覓了。也多了一點享受、休息、靜觀、養生、回溯、讀書、個人愛好，無論是音樂書畫、棋牌撲克、飲酒賦詩，還是登山游海……。」

他戲說：「人老了，應該成為一個哲學家。不習慣哲學的思辨，也還可以具備一個哲學的情懷、哲學的意趣，哲學光輝籠罩下的微笑、皺眉、眼淚，至少有可能獲得一種哲學的沉靜。」「老年又是和解的年紀，不是與邪惡的和解，而是與命運，與生命、死亡的大限，與歷史的規律，與天道、宇宙、自然、人類文明的和解……所有這些都會使一個老人變得更可愛、更清純、更智慧光明、更哲學一些。」因此，王蒙的「黃昏哲學」，完全可以稱其為「樂齡哲學」，雖年事已高，卻快樂不減，甚或有增的年齡階段之人生哲學。

楊絳在百歲時寫下的《百歲感言》曰：「保持知足常樂的心態才是淬煉心智、淨化心靈的最佳途徑。一切快樂的享受都屬於精神，這種快樂把忍受變為享受，是精神對於物質的勝利，這便是人生哲學。」

其實，以「樂齡」來標註「高齡」很好，體現「快樂生活年齡」之意蘊。而樂齡的人生哲學，就在於心態不老，找回自我快樂之事。安排好每一天的八萬六千四百秒——埃倫．蘭格教授的「找回對自我生活的掌控權」，王蒙的「要有自己的專業，要有自己的愛好」，趙慕鶴的變不可能爲「爲什麼不能」都帶有這一旨趣。

❖智者：「胸無塊壘」而康壽

歷史上，素有「智者康」一說。在當時平均壽命三十多歲的情況下，孔夫子（七十二歲）、孟子（八十三歲）、老子（一百歲？）、莊周（八十四歲？或九十四歲？）、荀子（七十五歲），後世的包括孫思邈（一百零一歲？）等哲人大家，都屬十分長壽。也許，人們是從智者哲人長壽現象中，總結出這一規律性現象的。

其實，這可以作為普遍現象而存在。有人專門以北大哲學係為例：北大哲學系樓宇烈教授曾談到，自己雖年已八十歲，但在北大哲學系不敢稱老人，因為北大哲學系被公認為「長壽系」。北大哲學系教授中九十歲以上樂齡者有十餘人；馮友蘭、梁漱溟、張岱年、任繼愈等都是九十多歲的高壽哲人；八十五歲以上者更比比皆是，超過二十人，占有成就的北大哲學系教授過半數。

進一步深究表明：哲學家長壽是個常見現象。原因之一在於：研究哲學的人明白事理，不斤斤計較，達觀所以長壽。「心中無壘塊」故易於康壽。北大教授李中華說：「我想，長壽的祕訣就是儒家所講的『以德養壽』、『仰不愧於天，俯不怍於人』。」「儒家的養生突出『德』，不做虧心事。」北大哲學系主任王博說，哲學是對世界，對生命的一種理解，這種理解很容易讓人有一個比較開闊的心靈。胸中少有塊壘，因此，可以盡享天年。如張岱年先生活到九十五歲，儘管歷經諸多磨難挫折，卻一直很達觀，且著作不斷。

而且，長壽哲學家往往隨性而生活，不刻意追求養生。馮友蘭、梁漱溟、張岱年等最大的特點就是平時生活平淡自然，也不怎麼刻意運動，吃得很普通，生活大都很簡樸。如周輔成先生活到九十八歲，他認為，吃飽了能工作就是最大的福氣，沒有過多欲望要求；美學大師宗白華享年九十歲，平日非常逍遙，穿得就像平民百姓，常背的黃色背包裡裝著餅乾，到哪裡餓了就拿一塊吃，活得很坦然。

哲學家長壽的重要一點是從容豁達。王博教授說：張岱年先生長壽的原因，就是六個字「坦蕩蕩，看得開」。「一個人如果能看得開的話，他的胸中就沒有壘塊，我們經常講鬱悶，鬱悶就是胸中壘塊。」這，涉及如何面對世界，如何面對挫折，如何看待成功等，從容、豁達等會對生命的康壽產生重要影響。

把事業當生命也是哲人長壽之因。李中華教授分析北大哲學教授長壽原因時，認為哲人高壽還在於他們把自己的生命融匯到工作中。很多人在去世前還在動腦子，思考問題，「不知老之將至」。這些老先生離不開工作，把事業當生命，活著就是在創作，不追求安逸享樂。如從八十五到九十五歲，馮友蘭先生重新寫了七本書，加起來二百萬字。第七部書是在他九十五歲去世前三個月完成的，完成後他就放心了，如沒有完成他還會挺著。「文革」時馮友蘭在勞改大院，人們擔心他會自殺，他卻淡淡地說：「任務還沒有完成，我不會自殺。」他還說：「學哲學的人應有這樣的智慧，不能輕易地自殺。」李中華指出：「梁漱溟先生二十世紀五〇年代初以後，就不能公開講話，也不能發表文章，拮据了幾十年，但是他還是那麼長壽。」

這些，是對王蒙所倡導的老年人生「一是要有自己專業，一是要有自己愛好」的絕佳腳註。當然，最重要的當屬借助哲學智慧，隨時解開胸中塊壘。

前已述及，依據傳統文化我們總結出了「德壽率」、「德康率」。所有這些，都只是對「德壽／康律」的進一步充實。且此「德」並非高不可攀——學會愛自己，愛他人；善於付出並接受愛；不做虧心事；善把生活分分秒秒填滿（與此同時若能兼顧意義及愛好，如有喜愛的專業等更好），就是生活充實；隨性而不苛求，基本生存滿足後，能過上恬淡平和的生活，且並無過度欲望……這些，就是本真的生活，有德行的生活，也有助於康壽的生活。當然，若能進一步習書明理，兼具哲人情懷，且隨時消解胸中塊壘，更是理想、愜意且快樂的人生。

❖ 高齡患病，樂齡之事

然而，即便是再理想、愜意的人生，生老病死等生物學規律仍不可違；生、長、壯、老、已等仍將接踵而至。人人都應坦蕩地迎接垂暮之年的不期而至。

研究表明：二十世紀，全球人均壽命延長了約三十歲。其中，上半世紀因營養不良改善和部分傳染病控制，約提升了十二歲；下半世紀，又提升了約二十歲（十九歲），後者提升的貢獻中，生活方式改善加部分感染性疾病的進一步被控制，約占了其中十四年；治療手段的高科技化，貢獻了約五年；而後面這個五年中，心血管疾病高科技治療手段的進步，又獨占鰲頭，貢獻了約二年半。

很顯然，二十世紀延壽記錄給人們的啟示是：

(1)經濟及社會發展，對民眾康壽的影響巨大。從發達國家期望壽命可高達八十多歲，到非洲一些國家不到四十歲，就可以看出這一點。

(2)生活方式的改變對期望壽命提升之貢獻，大大高於純粹治療疾病的高科技手段等。而生活方式改變中，生活態度、精神情感等的意義不容小覷。從這個意義上說，人類自我掌控命運（包括康壽）的時代真的已經降臨。

(3)工作方式改進，老年期延長，閒暇時間大增，怎麼安排閒暇就提上了議事日程。如何能夠在閒暇中「怡情養性」，愜意地安排好每天的生活而又不驕不餒、不卑不亢、不慍不火，在兩極中形成一定的張力，成了一個難題。它不僅體現著個體品位、學識、心態等，而且也關涉他的患病與否，能否康壽。

（4）延壽中將有慢性病相伴。「福兮禍之所伏。」延壽自是好事，但也潛伏著不幸。二〇一二年十二月底《柳葉刀》公布的全球健康研究報告：人類與一九七〇年相比平均壽命增加了十年，但這十年中，大部分時間是在與癌症等疾病做鬥爭。

這項研究指出：到二〇一〇年，男性出生時的預期壽命與一九七〇年相比已上升了十一點一年，女性上升了十二點一年。儘管人們活得更長，卻更常受到疾病的侵擾，罹患如癌症和心臟病等非傳染性疾病的患者越來越多。哈佛大學公共衛生學院的研究者約書亞·薩洛蒙（Joshua Salomon）說：「在過去的二十年中，人類的壽命在全球範圍內已增加大約五年，但其中只有約四年的健康壽命。」他說：「可以把這理解為相當於增加了四年的健康和一年的病痛。」更有其他研究資料認定，人類增壽的十年中，平均約有百分之七十將不同程度伴隨著病痛。

研究顯示：除部分地區如非洲外，世界各地的病痛也出現明顯轉變，人類從過去的傳統疾病，更多地轉化為癌症、心臟病和糖尿病等慢性病。二〇一〇年，癌症、糖尿病和心臟病等占據每三例死亡中的兩例，而一九九〇年的比例不足二分之一。

二〇一〇年死於癌症的人數比一九九〇年多百分之五十，從五百八十萬人上升到八百七十萬人；高血壓（九百四十萬人）、吸菸（六百三十萬人）緊接其後；還有酒精中毒（造成五百萬人死亡）。不健康的飲食和缺乏運動也與約一千二百五十萬人的死亡有關。

這些疾病將導致人漸漸失去勞動能力，且往往與增齡有關。因此，隨著人口年齡的增長，早亡率下降，更多的人進入這些疾病多發的高年齡組。

簡單地說，好消息是人們的期望壽命延長了。壞消息則是：所延長的這些年月裡，有很長一段時間不得不將與癌症、冠心病等相伴隨，而這就是辯證法。

換句話說，人人可以期盼高齡，但高齡中往往又有慢性病痛相伴隨；樂齡之年生病，將是再自然不過的事了。因此，要坦然接受這一自然趨勢，提前採取防範措施，或許可以減少延壽歲月裡的疾病痛苦。

若欲減少延壽歲月裡的病痛，主要不在於依賴高科技醫療，而是須改善自我的生活方式，優化人生態度，提升自我精神情感，並善於在閒暇中「怡情養性」，儘早努力過上愜意而本真的生活。

❖ 知曉生老病死之理，更需要追求善終

眾所皆知，人生只是通往死亡的一次旅行，終點出生時已決定，那就是死亡，誰都難以逃脫。但現實生活中，似乎誰都不在意這一點，且不接受這一事實。好像死亡離你我遠遠的，只是天國之事。

魯迅《野草．立論》中的故事，深刻地折射出中國人的集體無意識。

一戶人家生了個男孩，高興透頂。滿月時，抱出來給客人看，大概自然是想得一點好兆頭。一個說：「這孩子將來要發財的。」他得到一番感謝。一個說：「這孩子將來要做官的。」他收回幾句恭維。一個說：「這孩子將來是要死的。」他得到大家合力的一頓痛打。「說富貴的說謊，說要死的必然。但說謊的得好報，說必然的遭打……。」

看來，中國人誰都樂生惡死。但有生必有死，這是鐵定的規律。

蒙田（Michel de Montaigne）明確指出：「生之本質在於死，因此只有樂於生的人才能真正不感到死之苦惱。」因此，理解善始善終，就是人生一門必備課程。尤其對於中國人而言。

本書前面已提出：中國人需要進行死亡教育，了解生死相依。正因為缺乏對死的必要理解和接受，現實中，死對於國人來說，是完全難以接受的。

我們每個人總是想：今天如此，明天也如此，生命將永遠延續著。但疾病或死亡遲早會光顧——病或死，常中斷我們習慣成自然的生活。總有一天，我們生命的列車會出軌——不測風雲乃自然之本性，旦夕禍福乃無所不包的人生之必然命題。心存僥倖者，結局只有破滅。筆者臨床看了太多面對病或死而措手不及的案例，號啕大哭或頓足捶胸者。有的已耄耋之年，有的已垂暮已久，有的則病入膏肓，但仍本能地排斥死亡，拒不接受「死」乃生命之終點、人生最後驛站之規律。

鑑此，對死亡之反應，可謂國人最強烈——不僅當事人常死不瞑目，且臨終時的現場、送葬方式、死後儀式等，都強烈地折射出不接受自然規律之意蘊。

相比印度的恆河邊隨意進行的升天儀式，尼泊爾人生活中不排斥與屍為伴，基督天主之徒臨終前牧師神父祈禱，平靜、莊嚴而肅穆，反差何止一點點。

須知，善終，也是人生一大命題及快事。

無疾而終，或一覺睡過去，未嘗不是幸福。

中國人往往在受歡迎中降生，痛苦地活著，極其失望而不願意地死去。

心理學研究證實，越是排斥沒有心理準備之事，降臨時帶給當事人及相關者的痛苦、折磨及難以接受程度就越大。

因此，有善始善終意識，對中國的芸芸大眾來說，善莫大焉。

人來自大地，棲居於大地，最後也歸於大地。大地，才是人永恆的家園。

楊絳在這方面做了睿智者的表率，她寫的《百歲感言》曰：「我今年一百歲，已經走到了人生的邊緣，我無法確知自己還能走多遠，壽命是不由自主的，但我很清楚我快『回家』了。」記住，她用的是「回家」一詞，太確切了。

「我得洗淨這一百年沾染的汙穢再回家。我沒有『登泰山而小天下』之感，只在自己的小天地裡過平靜的生活。細想至此，我心靜如止水，我該平和地迎接每一天，準備回家。」她最後說道，「我們曾如此期盼外界的認可，到最後才知道：世界是自己的，與他人毫無關係。」

其實，每個人都以自己的方式走向死亡，這是人生最後獨一無二的經歷。我們的人生，需要補上兩堂課：一是要儘早接受自己會被病痛盯上的可能性；二是要知曉早晚會降臨的死亡，並做好相應的心理準備。

接受病或死的事實，是人生教育的必修課程。只有接受了它，你才能從容應對，早作準備。而對病或死是否有心理準備，決定著當它們真實降臨之際，你的應對及事態的結局將大不相同——有睿智而善生活者，面對這些，尚能一定程度支配自己剩餘的人生走向，適時地退出「競賽」，省下時間做自己喜歡做的事，安排好應完成之事，並享受生命的樂趣，盡可能做到人生結局之完美。

須知，我們既然來到了這個世界，也就一定有終將離開之時。這一生怎樣走好、過得充實，怎麼讓生命之花盡可能怒放，我們應該及早開始思考，並按照自我意願踐行。否則，前面羅列的臨終懺悔錄，就將成為你屆時的楷模。

英國傑出思想家拉斯金（John Ruskin）曾告誡說：「我們需要把每一個黎明看作是生命的開始，把每一個黃昏看作是你生命的小結。」

這，不失為一種生活智慧，它能為不期而至的「病」與「死」做好平時之操練，它或許還能幫助提高每一天的生活趣味及意義。

一位朋友的父親生了晚期肺癌骨轉移，疼痛劇烈，大劑量嗎啡無濟於事，患者煩躁不安，痛苦萬分。夫妻倆一商量，將本不信佛的父親，送到了寺廟，請高僧為他誦經祈禱。他們則時時在身邊相伴隨。幾天後奇蹟發生了，聽著誦經，父親心緒平靜了，疼痛緩解了，嗎啡劑量減了，最後幾天居然不需要嗎啡了。臉上有了笑容與血色。儘管半個月後走了，但走得安詳平靜，四肢柔弱，並無多大遺憾。夫妻倆也總算心裡平靜了，畢竟，父親是安詳地駕鶴西歸的。與此同時，他們在寺廟遇到另一位老人，也是癌症患者，疼痛不已。然該老人有世事未平，心有不甘，儘管同一批高僧、同樣誦經，卻未見有效。且死時仍舊痛苦萬分。不像朋友之父，死時四肢柔弱，平靜安詳，他仍四肢緊握，肌張力很高，眼不能閉（死不瞑目）。可以肯定地說，後一位患者，臨終時是帶著太多的憤懣悔恨與遺憾離世的。他最後的結局是非常悽慘而不圓滿的，這將是他的人生永遠無法彌補的缺憾。

哲學家周國平先生說：「西方有哲學告訴我們趨樂避苦，東方有宗教開導我們擺脫苦樂輪迴。可真正熱愛人生的人把痛苦和快樂一齊接受。」而一起接受，就包括接受早晚會面臨病或死降臨之事實。

❖ 向死而生，活出真滋味

「一旦你學會了怎樣去死，你也就學會了怎樣去活。」蒙田如是說。

前述的百餘歲老人趙慕鶴活得精彩，人們追問他何以如此？歸因到原點，竟然是他以死亡為師。他說：「我這輩子就是逃難心理，人生是不停的逃難。」曾歷經抗日戰爭、國共內戰與白色恐怖，經歷九死一生的他，認真活在當下，活好每一天，從不閒下來，且活出了真滋味。

其實，每個人一出生，就面臨生老病死問題。有玩笑話說：每個人都排著隊，走向墳墓。因此，怎麼面對死亡？它是所有活著的人都必須選修的一門關於生與死的課程主旨。

莫里的學生米奇在《最後14堂星期二的課》一書的封底寫道：「從那十四個星期二到莫里慢慢地、令人揪心地衰竭，直到安靜、不失尊嚴地死去。然後是他的葬禮，我獨自的哀悼，在地下室裡寫這些文字的日日夜夜，預料不到的是接下來的二百次重印。這段旅程（指書的傳播）不僅走遍了這個（指美國）國家，還走到了其他國度。我目睹了這本書在許多學校裡講授，在婚禮和葬禮上誦讀，還有不計其數的書信、電子郵件、評論以及來自陌生人的含淚擁抱，所有要表達的都可以歸結為：你的故事感動了我們。」可見，此書影響之大。

為什麼影響如此巨大？是因為老教授倡導：不要拒絕衰老和病痛，因為那是規律，誰都沒法避免。教授首先提醒學生米奇：「有一個重要的哲理需要記住，那就是拒絕衰老和病痛，一個人就不會幸福。因為衰老和病痛總會來臨，你為此擔驚受怕，卻又拒絕不了它，那還會有幸福嗎？」我們每個人，應該記住這一教誨。

老教授強調說：「我樂於接受自己賦予的一切權力。我屬於任何一個年齡，直到現在的我。我不會羨慕你的人生階段——因為我也有過這個人生階段。」生老病死本身就是一個規律，誰都無法規避的規律。只有對這一點有了認識後，你才能坦然面對。因為，誰都已經或者即將經歷生老病死這一規律。差別只不過是在規律來臨之前用什麼心態去對付它，才能獲得不同的結局。

莫里教授死得很坦然。這是洞悉了生與死，擁有了本真而健康心態的結果。

同時，他有一種更大的胸懷，想到了比自己更痛苦的人，把全部自身痛苦都化為了關愛。他很有哲學味地說：「境界，讓死亡也充滿韻味。死亡，讓人生歸於純淨。」

其實，人生，客觀上說就是從一場由喜劇走向悲劇的過程，毫無例外。新生兒呱呱墜地時，所有人都來慶賀一個新的生命誕生。然而，誰都知道，生就意味著死。而死亡，卻很少有人會慶賀（莊子也許是個例外）。人生就像一齣戲，有的人跌宕起伏，有高潮，也有低潮；有的人平平靜靜，也許從來就沒有過高潮；更多的人只是從高潮，一直走向低潮……但最終誰都會走向結局，就是死亡。「死亡是一種自然，人平常總覺得自己高於自然。其實，只是自然的一部分罷了。」越是高傲的人，往往面臨這些時越是痛苦。

認識到這些以後，面臨死亡的莫里教授坦蕩地說：「我也許就要死去，但我周圍有愛我、關心我的人們。有多少人能有這個福分？」

「我們之所以對死亡大驚小怪，是因為我們沒有把自己視作自己的一部分。我們覺得既然是人，就得高於自然。」其實，「我們並不高於自然，有生就有死。」有生命就會有疾病、痛苦與死亡。

「陷在對生老病死的遺憾或恐懼等的情緒中無法自拔，這對你是沒有益處的。」因為這不但會於事無補，而且會加重你的苦痛，加速你的死亡。

莫里也像蒙田一樣強調：「一旦你學會了怎樣去死，你也就學會了怎樣去活。」的確，情況正是如此。向死才能生（活下去），才會生（活）。

我的朋友兼胰臟癌患者、哲學家鄭弘波教授也正因為有著「向死而生」的哲學思考，在接受《健康報》採訪時，他才大聲說：「生命的主張不能放棄」，並一步步從晚期胰臟癌困境中走出，走向臨床康復。現已整整八年了，創造了奇蹟。

其實，國內人文學者都已經意識到了：中國人缺乏的是死亡教育，缺乏的是對死的正確認識，尤其對待腫瘤這類問題時。沒有認識到：生病與死亡是誰都難以避免的歷史過程。也因為這樣，對活著、對生命、對生活的意義也就不理解或參悟不透，對癌症也就產生了非同一般（指與相鄰的印度、尼泊爾及信奉基督教的多數國度民眾相比較）的極度恐懼與悲傷。

筆者書架上一直放著《向死而生》這本書。它是掙扎徬徨在死亡邊緣的日本人北野武在嚴重車禍，生命垂危時所感悟到極致的、思索的產物。北野武在事故發生到療養期間，將自己的點滴心跡，赤裸地加以剖白，重新檢視生存的意蘊，他不斷詰問：「人究竟為什麼而活？」不斷而嚴酷地自我「哲學」拷問，他終於探尋領悟了自己的生死觀。這也促使了他不僅大難不死，而且還大有成就，成為傑出的導演與偉大的藝術家（他先後獲得了威尼斯電影節首次設立的「導演萬歲大獎」和莫斯科國際電影節的「特別功勛獎」）。

眾所皆知，著名的哲學家海德格爾（Martin Heidegger）認為，死即「向死亡的存在」，或說是「向死而生」；他建構了著名的死亡本體論——向死而生。意即：明白了生與死的關係，才能勇敢地面對死亡，積極地生活。

然而，中國的芸芸大眾，大多數沒有理解這一點：只有坦蕩地面對生老病死，才能學會真正的「活」。就像莫里教授所言：「我們大多數人都生活在夢裡。我們並沒有真正地體驗世界，我們處於一種渾渾噩噩的狀態，做著自以為該做的事。」

也許，不是所有人都有像這位社會學教授的境界，但是面臨疾病，面臨苦痛，面臨死亡的威脅，老教授正確提出你應該「接受你所能接受和你所不能接受的現實；承認過去，不要否認它或拋棄它；學會原諒自己和原諒別人；生活中永遠別說太遲了」。

老教授特別強調：「來日無多和毫無價值不是同義詞。」此話確也。他的最後十四節課的確可謂是價值連城，他的學生米奇在封底寫的那段話可以為憑。

有人曾用亨利．亞當斯（Henry Adams）的一段話來評價莫里：「教授追求的是永恆，他的影響也將永無止境。」

因此，要追求愜意而本真的生活，首先需改變認識，面對生死，學會應對。

❖從容善對生死離別

哲學意義上，人生難以避免苦難。苦難和幸福是一對孿生兄弟，沒有苦難也就無所謂幸福。有時，苦難可磨煉人的意志。苦難也是生存的一部分。你不能排除它的存在，就像死與生一樣。很多情況下，雖然遭受痛苦不是尋找生活意義的必要方式，但即使在遇到困難、遭受痛苦時，也可以找到它存在的意義。

問題只是在於你怎麼去理解、面對它，包括面對生死離別。

莊周妻死，其鼓盆而歌的故事，廣為人知。因為莊周認為生生死死之變化，如同春夏秋冬四季那樣周而復始。現在妻子靜靜地安息於天地之間，活者就沒有必要哭啼了。否則，有點太不通達天理了。當然，能有莊周境界者太少了。需從容面對生死離別，卻是生活的不刊之論。

筆者中學時代正值「文革」動亂，有一位比我們年長得多的老師曾給過我們這些少不更事的小青年們一些指導。等我長大，投身社會後，感到這位老師對我等的教誨還是很有意義的，故留有深刻印象。插隊回城，大學畢業工作後，得知他在電視台工作，相當不錯，遂加強了聯繫。二十世紀八〇年代後他罹癌了，患的是鼻咽癌，我們師生的關係就進一步密切了。他在我處治療，康復得很好。九〇年代中期，他相濡以沫的妻子——我的師母也罹癌了，患的是肺癌。師母性格內向，曾經患過嚴重憂鬱症，那時，他倆都已七十多歲高齡。師母身體狀況很差，已沒法手術，也沒法化、放療，那時，標靶藥還沒問世。因此，僅以中藥調整，一段時間後生活尚悠哉悠哉，頗好。有一年冬天（應該是二〇〇四年前後），特別冷，一場重感冒，讓師母一蹶不振。當時，老師流著淚跟我說，如果師母先他而去，那麼他活著就沒有意義了。幾個月後，師母還是先他而走了。處理完後事後，老師拖著殘弱身體來找我，淚汪汪地。那時，他已八十歲有餘了，他說他厭世了，覺得活著一點意義都沒有。他沒有辦法接受師母先他而去，因為他愛她。當時，我很為他的執著而感動。這位老師原來教政治的，學的是哲學。我要求他重新認識，我肯定地說：「你倆夫妻恩愛，真的值得我們學習。但你若換個角度想想，如果您先師母而去，她還活著。那結果會怎麼樣？」老師頓了頓，說：「那她肯定更痛苦，更活不長。因為她比我脆弱多了，而且她還照顧不了自己……。」「那你應該這樣想啊：師母已近八十歲了，她是一場重感冒後很快走的，沒有多大痛苦。現在，她去了她該去安息的地方，她免除了她的痛苦。現由您來代替她『享受』著痛苦。當然，代價是您還需活著，您覺得您願意她代您嗎？」老師想了半天後點點頭，沒再說什麼，而且，情緒逐漸有所好轉。後來直到其子女接他出國定居，失去了聯繫。

歷史故事及現實中，不願同日生，但願同日死的，並不少見。很多相伴數十年的老夫妻會選擇以一種默契的方式雙雙離開。通常是一個先走了，另一個很快會追隨而去。日前，美國肯塔基州就有一對結婚七十三年的恩愛夫妻，相隔兩分鐘先後離世。此前不久媒體報導，還有兩對老夫妻，一對攜手走過五十五年後，丈夫在妻子臨死前，親口向她告別，承諾「我很快就會去找你」，幾個小時後，丈夫果真離開了人世；一對結髮七十載，也是相隔數小時，夫人追隨仙逝的先生，駕鶴西歸。

生老病死是人之常情，同赴黃泉的，更多的只是一種理想狀態。人們還必須接受現實，從容善對生死離別。畢竟，逝者已去天國，他已安靜地長眠，不再有痛苦。活著的，既享受著活的感覺，又幫著逝者承受著該承受的一切。

就像我這位老師，當時，子女都在外地及國外，強烈希望老師能活下來。所以，筆者詮釋活著的意義，就是代替他的老伴來經歷這個痛苦——為了子女，讓他們仍有家的感覺，仍有長輩需要伺候，需要盡義務，故他須好好地堅持活下去。最後，不管怎麼說，他面對了離別之苦，換了個角度，接受了生死相依之事實。

當然，這並不是一種解脫，只是種認知的轉換，參悟了生死後認識的昇華。

「接受你所能接受和你所不能接受的現實。」哲人告誡說。

❖ 能否讓人們安詳地睡去

有明確研究結論指出：全球範圍，晚期癌症患者，情況已極度糟糕，但在死前半個月（已進入瀕臨死亡狀態）還有百分之九到百分之十一在做化療。這究竟是救治，還是折磨？

二十世紀九〇年代初，我熟悉的大學某位領導，一天晚上打電話給我說：「我爺爺八十五歲發現胃癌，有梗阻。請教該怎麼辦？」已八十五歲了，還能怎麼辦。我問：「吃東西困難嗎？」「還可以，就是人有點消瘦，也疼得不算厲害。」我倆當時商定，別手術，也別做創傷性治療，採姑息性呵護。這也許是最有利於高齡老人的，但他的其他親屬堅決要求動員最好的醫生積極治療，先手術再說。請來上海灘最好的醫生執行手術，手術後第二天，還成功見報：「某醫院在高齡老人中成功切除胃癌。」兩個星期後，他打電話給我，嗚嘸著說：「何老師，我爺爺走了。」

自那次經歷後，筆者一直在思考：高齡人如何才能安詳地謝世，能不能讓人走得從容安靜點。善始善終，善而終，安詳而睡去，少受折磨。

台灣政治大學汪琪教授的網上「醫祭」，促使我加深了對這些難題的追問。

她寫的是她母親生命垂危時在醫院經歷的情景：

她母親卒中後一直臥床，但神智清楚。因為吃了不潔的食物而嘔吐，以致滴水不能進，出現休克，緊急送進醫院，診斷為消化道出血、腎衰竭。經搶救，情況居然好轉，但肺部開始積痰、積水，出現肺炎徵兆，住院半個月後死亡。

汪琪教授感受到：生、老、病、死原為人生所必經，但貴為現代人，醫療延續了生命，卻也拖延了死亡，也拖延了當事人及家屬的痛苦。

今天加護病房（ＩＣＵ）的急救醫生們習慣於插管子，這是專業訓練，也是科學需要。「問題是，有多少患者有幸拔掉管子，又有多少是帶著滿身管子企盼人生的終點而不可得？」「一根根看似無害的軟管，有粗有細，每一種都有它的功能，由進食用的鼻胃管、排泄用的導尿管，到點滴、用藥、灌腸、抽痰、心導管與胃鏡檢查、人工呼吸，以至於種種監測人體狀況的儀器，無管不行。對於一線的醫療人員來說，『插管作業』是基本訓練的一環；因此也是他們最普通的一項日常工作……如果患者來擋、拔或掙扎，就把手或身體固定、綁住……這些管子確實也帶來不少方便。有了點滴的管子，患者不需要承受打針的痛；有了鼻胃管，看護省去餵食的辛苦。但是我們是否也可以從患者的角度來看這些管子呢？」

「我們不要忘記，所有的管子都由一定的路徑進入身體裡面。點滴的管子由針頭到血管，鼻胃管由鼻子進入食道、通到胃裡，導尿管由陰部到膀胱，抽痰的與人工呼吸的管子則由咽喉進到肺部……也有的管子是在使用時就需要不斷地轉動、拔出再插入、拔出再插入……例如抽痰。我母親在臨終前，醫生堅持一天必須抽痰四次，而有的患者多到一個小時抽一次的。」「遺憾的是，我們的身體並不是設計來承受這些管子的。」我們是讓人最後一刻走得好一點，還是折騰？這可不是一個簡單的倫理問題。

「由於我和母親早已讀過這些議題，所以我在母親入院第一天的時候就簽下放棄急救聲明；但是之後的幾次決定，就沒有辦法這麼明快。」

「首先是胃鏡檢查的問題。醫生說，如果不做胃鏡，就無法確知消化道出血的地點與病灶，也無法對症下藥；出血可能是潰瘍，也可能是癌症……在這期間我開始思考下一步的問題：對一名高齡的患者，即使是癌症，可以手術嗎？可以化療嗎？如果不能，那又何必去確定它是不是癌症呢？」

在她去世的前三天，「我簽下放棄抽痰的聲明。當晚醫生打電話來說，如果不繼續抽痰，可能轉成肺炎或呼吸衰竭，新採用的藥物可能是有效的。何況抽痰之後患者會比較舒服，我因此改變主意，於是母親繼續忍受一天四次抽痰的苦楚。」兩天後，她的呼吸加劇到一分鐘四十次，每一口氣都是掙扎；同時她的肺部出現感染的跡象；這表明新的治療不但沒有發生效力，而且可怕的事情仍發生了。「當醫生來通知須作進一步處置時，我第二次簽下放棄抽痰和急救的聲明。在我簽過聲明之後，當天半夜又有護士來抽了一次，看護未能阻止，第二天母親就走了。讓我想到當年父親臨終的時候，因為心力衰竭，所以不停地打強心針；之後肺衰竭而插管，痛苦萬分地插管之後，一個星期不到他就因為腎衰竭而辭世。」

「最後的一段日子，他在加護病房，我們也很少有機會作伴。回過頭來看，如果不打強心針，父親會少存活一個星期，但可以省去後面的折磨；那『必要』的醫療措施究竟要依什麼標準來判斷？」

醫護人員的專業訓練讓他們深信醫療的正面效果。例如，抽痰會讓患者比較舒服。而一根管子在喉嚨裡不斷地攪動、插入、拔出的滋味是什麼？他們無法關注，也無暇關注。但是健康的我們，能忍受一根管子在我們的喉管，每小時這樣進進出出嗎？母親走的前一天晚上，「我在病房外面涕淚縱橫，掙紮著在醫生面前說出『我寧願她走』……。」

這種情景其實在醫院裡每天都不斷地重複發生著。

現代人，為什麼「善終」這麼難呢。想從容地睡去都做不到。如果換成自己躺在病榻上會怎麼樣？難道願意接受這些折磨？只是因為瀕死者無法言語，活著的人，就有權利這樣做嗎？因此，真的很值得我們每一位認真思考。

「此刻我最大的希望，相信也會是我父母親的希望，是未來人們可以重新檢視救人的意義，也希望醫學家們能夠更積極地思考如何發展更人道的醫療方式，而不再堅持單一的治療思想。由延長患者痛苦，轉而幫助他們接受更平靜地結束。或者有一天，讓所有醫學生體會插管感受的『醫生醫療體驗營』，會是醫學訓練的第一步。如果有這麼一天，我就可以更坦然面對母親最後的那聲『謝謝』。」

這裡，筆者想插入圖姆斯（S. Kay Toombs）的意見，她是個哲學家，生病後寫了《生病的意義》，她說：「醫生的世界和患者的世界，是兩個世界。」醫生只是在觀察，冷眼關注你的病（生物學上的常與異）；而患者則是在體驗，體驗自身經歷著的種種痛苦。

美國醫生路易斯（Lewis Thomas）有一段非常經典的話：「最遺憾的是，醫生本人沒有生過病。」

希波克拉底也有一句格言：「醫學的最高原則是不傷害原則。」源自道家的中醫學，其最高原則也是無為無不為，我們過分征服的結果很可能是加重痛苦。

好在目前這一窘境引起了關注。以羅瑞卿大將之女羅點點為首的一批公益人士，發起成立了《選擇與尊嚴》網站，強調要「把死亡的權利還給本人」。她們在《我的死亡誰做主》一書中指出：「一個走到生命盡頭的人不能安詳離去，反而要忍受心臟按壓、氣管插管、心臟電擊等驚心動魄的搶救。即使挽回生命，也可能只是依賴生命保障系統維持的毫無生存質量的植物人狀態，不值得。」因此，她們倡導「生前預囑」，自己提前安排好後事，反對輕易進入ICU病房，認為儘管在ICU裡有最好的設備，卻分不清楚住在裡面的是「人」，還是「動物」？

怎樣告別美好人生？這對每個人來說，都是早晚須面對的嚴肅問題。提前思考，爭取在親友簇擁下，感受著親情，安詳地睡去，也許是最值得期盼的。

❖ 活著愜意，死有尊嚴

毛澤東曾就劉胡蘭的犧牲題詞：生的偉大，死的光榮。

我們在這裡要強調：活得愜意，死有尊嚴。

人生的意義，不僅在於活得怎樣、精彩與否、活得長與短；而且，還在於死的方式，痛苦與否、有無尊嚴？羅點點等的核心思想，就是強調「尊嚴死」。

海珊、格達費等儘管活著時能號令天下，一呼百擁；然而，他們的死，卻被凌侮，既無尊嚴，又極其痛苦。他們的人生，只能說是失敗的，可悲的。

筆者幾十年的記憶裡，對幾位患者的印象一直揮之不去。他們的謝世，是有尊嚴的。一位姓洪的中年男性，二十世紀九〇年代末得晚期肝癌，治療兩年多後，因復發而行將謝世。他在家人攙扶下，顫抖地找到我，給了我一份他詳細記錄的治療體驗，並給了一張卡，裡面有千把塊錢，說是贊助癌症研究的。我當時涕淚泉湧，頓時語塞。一位重慶的農村婦女，患了肉瘤，家境困難，媒體呼籲大家湊錢數萬資助。兩個月後，她託人如數歸還，一分不少。原來，她知道這筆錢就算用於化療，仍無濟於事（因為肉瘤治療效果欠佳）。因此，不如放棄，錢一個個歸還。西安一位農村老太太，卵巢癌晚期，嚴重腹水，中醫藥治療控制三年多，很好。因泄瀉後又出現腹水，料想自己不行了，知我在西安巡診，請子女借了輛車，等我門診結束時要求一見。她只能坐在車上（腫脹得無法動彈），卻只是為了親口對我說聲「謝謝」！令我感慨萬千。後兩位女性都是沒有文化的，但人性的光輝一點不亞於聖者——傳統文化的多為別人著想，不虧欠他人，知恩圖報等，既樸實，又感人。

王一方教授《醫學人文十五講》裡講了一案例：阮明霞，建築工程師，靜靜地走於無雪冬日的凌晨。她入院時已確診為乳癌晚期，全身轉移，放、化療已無力回天，內心的撕裂可想而知，這是真正意義上的「向死而生」。然而，身體日漸衰弱的女性，她居然悲欣交集闖黃泉，一開始還有閱讀；後來聽親人細數往事、音樂錄音帶，最後鎖眉沉思。瀕死前一天，例假來了，此時，她已無力再說什麼，只是以眉頭的舒展來慶幸女性的自得，然後吃力地寫下幾個字，讓家人為她墊上衛生棉，她要最後一次完成做女人的儀式，不容半點馬虎，即使死神來臨。她那份對生的執著和堅毅，令王一方教授感動，也讓從未晤面的我永遠記住了她。

死有尊嚴，是每個生命活在世上最後的儀式。它的方式多種多樣，有些十分感人。不久前（二〇一五年三月一日），比利時揚布雷德爾體育場發生的一幕，便令整個世界為之唏噓。洛倫佐・斯庫博特是個球迷，二十年前，他被查出罹患絕症，長期治療已宣告失敗。難以忍受病痛折磨的他，將選擇接受安樂死。他原本該在當地時間三月一日一早接受注射，但家人與球場是他離別時難以了卻的牽掛。「我想給女兒留下一段值得珍藏一生的記憶，讓她在長大後能為我感到驕傲。」洛倫佐如是說。為此，他將安樂死的時間推遲到了比賽結束後，希望能在離世前，親眼見證主隊的勝利。主隊則邀請他與妻子、女兒一同觀看了人生中最後、也是最特別的一場足球比賽，現場兩萬多名球迷陪他一起度過了人生中最後的九十分鐘綠茵時光。比賽開始前，迎著全場球迷「你永遠不會獨行」的歌聲，洛倫佐和女兒生平第一次站在球場中圈，為比賽開球。周遭的看台上，到處是寫滿「YNWA（你永遠不會獨行）」的溫馨標語，令肅穆與悲傷一去無影蹤。是夜，布魯日隊在下半場連進三球，以三比零的比分橫掃對手。賽後，在主隊更衣室內，球員們一一為他送上祝福與擁抱，守門員馬特甚至哽咽到難以言語，洛倫佐的眼眶徹底濕潤。「美夢成真，我已能安息，會在天堂與所有人一同慶祝勝利。」而這也是他在鏡頭前留下的最後一句話。第二天一早，他滿意地告別了世界。

著名作家畢淑敏轉述的一個故事，也令臨終前的人性，熠熠生輝。

作家在環遊世界的船上，遇到一位外國醫生，是專為癌症晚期患者做臨終治療的。畢淑敏問：「癌症晚期，基本上回天乏力。您可有什麼絕招嗎？」醫生說：「我沒有任何祕方，只是陪著他們，走向漸漸隱沒的過程。」然後，該醫生講了個故事：有個年輕的女廚師求助，談到最後心願，是再做一桌菜。長期的化療，她的味覺器官已全部毀壞了，嘗不出任何味道；胳膊肌肉萎縮，已舉不起鍋鏟，更無法親自採購。經過醫生的努力後，鄭重地告訴患者，已協調好了，一切準備就緒。甚至還為她準備了雪白的工作服和高聳的廚師帽，並指派了一個助手，聽從她調遣。

女廚師很高興，但不放心，說：「體力不支，一次做不出整桌宴席，只能一道道做。」醫生說：「一切以您的身體承受力為限。」女廚師淒然一笑說：「就算這將是一桌真正的宴席，可是，食客在哪裡？誰會來赴宴？」醫生說：「我已找到了食客，他會長久地等待，耐心地吃下您所做的每一道菜。

她的體力非常糟，根本就舞不動鍋鏟，菜燒得生的生、焦的焦。最後幾道菜，味道就更怪異了。從女廚師開始做第一道菜，到最後她離世，一共是整整二十一天。那天他丈夫告訴醫生，說女廚師在清晨的睡夢中，平靜地走了。她臨睡前說非常感謝醫生，並轉交一封信。其實只是一個菜譜，是那道沒有完成的主菜菜譜。因為食客每次都吃得非常乾淨，沒有留下過一絲剩菜，想必對味道很滿意。為了彌補遺憾，患者就把這道菜的食譜奉上，讓食客得以自行湊成完整的一桌。

作家突然想到一個問題，問：「那些菜餚都是誰吃下的呢？」醫生答曰：「我。」

這三個故事，儘管都不無遺憾，卻充滿了人性溫度及尊嚴。反觀ＩＣＵ裡冷冰冰的儀器設備，除了吱吱作響外，又能給人帶來什麼？

讓人充滿尊嚴地離世，其實並不需要很多額外的東西。只是需要對生命及人性的尊重及敬畏，對生命善始善終的恪守，對人內在心靈世界的洞悉，「己所不欲勿施於人」，願意付出一片愛。

後記

晨曦已白，手機裡傳來嘟嘟的短信信號聲。拿起一看，有人這麼早發來了短信祝賀勞動節快樂。啊！原來，現已是勞動節（2015.5.1）上午六時許。看來，我以獨特的方式，慶賀了自己今年的勞動節，在節日清晨，完成了本書稿。

此書原非寫作計畫內之事，只是因為該出版社同仁的努力催促，也因為癌症患者接觸多了，僅僅就一般因素泛泛而談，似乎已解不了渴。故萌生願望，想寫一本討論與癌症相關的人生意義之書。癌症，說到底，是種生活方式病，與人的活法大有關係。生活方式，不只有吃喝拉撒睡，還有更為重要的是怎麼活。恰恰在這一點上，醫學家不敢涉及，營養學家鞭長莫及，心理學家力不從心，社會學家無法討論，哲學家視其為過分形而下，成了真正的空白點。而它又是這等的重要，也許，很深入的討論，激發起民眾重視，其意義將不亞於當初筆者提出「癌症只是慢性病」之新見解，並日益成為癌症新共識之反響。

我們生活在喧鬧的物欲世界裡，瑣碎的日常生活，踮起腳尖拚命趕路之際，芸芸大眾難得有時間靜下心來想一想，更難得有時間思考人生之類頗重要的話題。可是，當遇到突如其來的災難或疾病，特別像生了癌症之類，往往一瞬間便茫然了，打斷了人們習以為常的生活，也給我們提供一個靜心思考的機會，讓我們和現實世界拉開點距離，回到了自己內心世界。就在這個過程中，很多人開始對自我人生獲得了一種新的感悟：一個歷經坎坷（比如生了癌）而熱愛人生的人，就會借助對苦難或大病的反思，從中提煉出生命和生活的真諦。

哲人如是說：「人生最好的境界是豐富的安靜——安靜，是因為擺脫了外界虛名浮利的誘惑；豐富，是因為擁有了內在精神世界的寶藏。」又說，生老病死為人所習見，卻只使釋迦牟尼產生了頓悟。當然，佛祖是無人能望其項背的。

但新的時代——新媒介、互聯網、MP3、動漫，一切都正在被改變著——特別是原先相對悠閒的生活，已不再有。別說「采菊東籬下」是空想，就是回到朝九暮五的上班時代，也已是奢望。芸芸眾生想不踮起腳尖拚命趕路都很難。

癌症飆升，慢性病井噴，中國人每年冤而早死三百萬。所有這些，都非陳舊思維所能破解。都不得不說，與時代的快速變遷，生活節奏的陀螺化旋轉密切相關。而停不下來的生活陀螺，還會進一步把芸芸大眾甩向其間，令其拚命旋轉。可以預料，在幾十年內，罹癌的、得各種慢性病的、冤而早死的還將更多。

毋庸諱言，人們的生活條件越來越好，收入越來越高，有車有房，卻越來越不幸福。別說憂鬱焦慮一大把，疲勞／亞健康已是常態；累死的羅陽、邵市長（杭州前市長）等幾乎天天占據新聞；更有那些自尋短見的，目不暇接，數不勝數。

都說中國人不會活，或者說不懂得怎麼生活。的確如此。

筆者陰錯陽差，接受了國家社科重點項目的研究，研究中涉及中國人的生活方式、態度，對人生意義認識等。初步研究的確顯示：中國人確實不太會生活。

剛剛從飢寒交迫的農耕社會中走出，拚命奔向小康的國人們，捨去了一切（包括應有的寧謐、應有的平靜、應有的坦然和平常心、應有的心身康寧），不顧一切地在商業社會中爾虞我詐地拚搏著，是導致上述悖論的重要原因之一。

人們常說，只有失去了的才是最重要的。健康領域尤其如此。健康伴隨你時，你不會珍惜它。當健康要離開你時，誰都願意砸鍋賣鐵地贖回它。這是一位身為老總的癌症患者家屬親口跟我強調的。

中國人四十歲以前，以命搏錢；四十歲以後，想以錢贖回命。但錢能贖回命嗎？不行。近二十年來，我朦朦朧朧中總覺得有個問題：中國人對生活、對生命、對人生意義等的思考，太蒼白、太乏無力了。或者說，根本就沒思考過。

中國人追求的是竭盡全力，快馬加鞭，「時間就是金錢」。

中國人追求的是竭盡所能地爭取一切，一窩蜂地拚命趕。

國際輿論場上有兩個說法：二十世紀八〇年代，記得好像是柴契爾夫人（Margaret Hilda Thatcher）曾說過，日本人是工蜂。她說「工蜂」的意思是：日本人不知疲倦地只知工作賺錢。

所以，那個時代，日本大量湧現出了「過勞死」現象。

中國衛生部前部長陳竺曾呼籲說：目前，中國正面臨慢性病「井噴」前期，癌症發病快速飆升，癌症及各種慢性病等還會繼續發飆。

面臨排山倒海而來的各種疾病，特別是癌症，人們陷入了慌亂之中，束手無策了。北京、上海大醫院門口的景象，充分說明了這一點。

這時，難道我們不應該靜下心來，好好思考思考。不管你是生了病的，還是沒生病的（可能生病的），都應該深思一下：生命和生活本質究竟是什麼？人生意義何在？我們應該怎麼生活？怎麼才能讓生活改善的同時，幸福感隨之上升？

這些，本身不是一個醫學家思考的問題，而是個帶有宗教韻味的哲學家思考之命題。但做了三十多年的腫瘤科醫生，與死亡邊上的各式各樣癌症患者交往多了，腦海裡不斷浮現出一個個活生生的臉孔。在與他們的對話和交流中，思考琢磨著這類人生的難題。一個個活生生的案例，他們帶著血的教訓，他們以命換來的體會，歷歷在目，醒世性地召喚著我，迫使我一定要想辦法將這些寫下來，公之於眾。因此，有了這本冊子的構思及大量素材。

筆者始終認為，與教學相長一樣，醫患也是相長的。醫生指導著患者進行治療康復，患者的康復經驗、患者的人生經歷，也給了醫生無窮無盡的智慧和生活哲學。因此，這也是一本集合了醫生臨床觀察和患者自身體驗的書。

人生意義這個話題很重要，也很沉重。對這類話題的思考和求索也許是永遠的。筆者只能藉著與數萬例患者面對面的接觸、熟悉、交流之體驗，把點滴所得記錄下來。希望能夠對國人當下的生存狀態改善，有所幫助。

有哲人曾戲說：西醫臨床醫生發展到極致，常常是個好的科學家。中醫臨床醫生發展到極致，往往會成為好的人生哲學家。我贊同這一看法。

現代醫學所謂的保健，無非是遠離病因，防止傷害，定期檢查，沒法關涉生命及生活本身的智慧等深層內容。它不在乎如何尊重生命，按照生命的規律行事。西方醫學雄糾糾、氣昂昂一心想征服疾病（包括它的宿主——生命）。其實，正是這種無知並伴有些許狂妄，面對真正問題時，人們往往澈底地灰心喪氣。西醫生患了癌更容易治療失敗，就是最佳的註腳。

而癌症的真正控制或治癒，在我們看來，除了通常所謂的抗癌措施等外，還更多地依賴諸多因素的共同作用，發揮身體原有的潛能，通過多個環節（包括飲食、心理、情緒、生活方式等），從內而外地消解癌症得以生存的內環境因素，從而使機體的整體狀態得到某種改觀。有的醫生只是藥物運用的專家，他們沒法接受這些更為本質的東西。因此，即使他們被迫跟著一般癌症患者調整飲食，也只是想碰運氣，這些，導致了他們的治療和康復效果大打折扣。

「我忘不了別人給過我的恩惠，也不抱怨別人對我做過的壞事。」這是我的人生哲學。「您生命的意義在於幫助他人找到他們生命的意義。」這是某患友給我的評論。這兩句話我都很喜歡，故均錄於此，以致勞動節的自我紀念。

何裕民

二〇一五年五月一日於上海湖庭

大病之後才明白

何裕民醫師與癌症交手的生命體悟

作　　者　何裕民

發 行 人　林敬彬
主　　編　楊安瑜
副 主 編　黃谷光
助理編輯　杜耘希
特約編輯　黃亭維
內頁編排　詹雅卉（帛格有限公司）
封面設計　高鍾琪
編輯協力　陳于雯、曾國堯
出　　版　大都會文化事業有限公司
發　　行　大都會文化事業有限公司
11051台北市信義區基隆路一段432號4樓之9
讀者服務專線：(02)27235216
讀者服務傳真：(02)27235220
電子郵件信箱：metro@ms21.hinet.net
網　　　址：www.metrobook.com.tw

郵政劃撥　14050529 大都會文化事業有限公司
出版日期　2016年09月初版一刷
定　　價　450元
ISBN　978-986-5719-86-9
書　　號　Health+95

◎本書由湖北科學技術出版社授權繁體字版之出版發行。
◎本書如有缺頁、破損、裝訂錯誤，請寄回本公司更換

Cover Photography: Shutterstock / 227686717

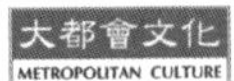

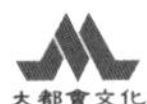

國家圖書館出版品預行編目（CIP）資料

大病之後才明白：何裕民醫師與癌症交手的生命體悟／何裕民 著. -- 初版. -- 臺北市：大都會文化, 2016.09
448面；17×23公分
ISBN 978-986-5719-86-9（平裝）

1.癌症　2.文集

417.8　　105015214

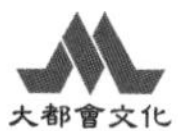

大都會文化　讀者服務卡

書名：**大病之後才明白：何裕民醫師與癌症交手的生命體悟**

謝謝您選擇了這本書！期待您的支持與建議，讓我們能有更多聯繫與互動的機會。

A. 您在何時購得本書：______年______月______日

B. 您在何處購得本書：___________書店，位於___________(市、縣)

C. 您從哪裡得知本書的消息：

1.□書店　2.□報章雜誌　3.□電台活動　4.□網路資訊

5.□書籤宣傳品等　6.□親友介紹　7.□書評　8.□其他

D. 您購買本書的動機：（可複選）

1.□對主題或內容感興趣　2.□工作需要　3.□生活需要

4.□自我進修　5.□內容為流行熱門話題　6.□其他

E. 您最喜歡本書的：（可複選）

1.□內容題材　2.□字體大小　3.□翻譯文筆　4.□封面　5.□編排方式　6.□其他

F. 您認為本書的封面：1.□非常出色　2.□普通　3.□毫不起眼　4.□其他

G. 您認為本書的編排：1.□非常出色　2.□普通　3.□毫不起眼　4.□其他

H. 您通常以哪些方式購書：(可複選)

1.□逛書店　2.□書展　3.□劃撥郵購　4.□團體訂購　5.□網路購書　6.□其他

I. 您希望我們出版哪類書籍：（可複選）

1.□旅遊　2.□流行文化　3.□生活休閒　4.□美容保養　5.□散文小品

6.□科學新知　7.□藝術音樂　8.□致富理財　9.□工商企管　10.□科幻推理

11.□史地類　12.□勵志傳記　13.□電影小說　14.□語言學習（____語）

15.□幽默諧趣　16.□其他

J. 您對本書(系)的建議：

K. 您對本出版社的建議：

讀者小檔案

姓名：______________ 性別：□男　□女　生日：____年____月____日

年齡：□20歲以下 □21～30歲 □31～40歲 □41～50歲 □51歲以上

職業：1.□學生 2.□軍公教 3.□大眾傳播 4.□服務業 5.□金融業 6.□製造業

7.□資訊業 8.□自由業 9.□家管 10.□退休 11.□其他

學歷：□國小或以下 □國中 □高中／高職 □大學／大專 □研究所以上

通訊地址：________________________________

電話：（H）______________（O）______________ 傳真：______________

行動電話：______________ E-Mail：______________

◎謝謝您購買本書，歡迎您上大都會文化網站（www.metrobook.com.tw）登錄會員，或至Facebook（www.facebook.com/metrobook2）為我們按個讚，您將不定期收到最新的圖書訊息與電子報。

大病之後才明白

何裕民醫師與癌症交手的生命體悟

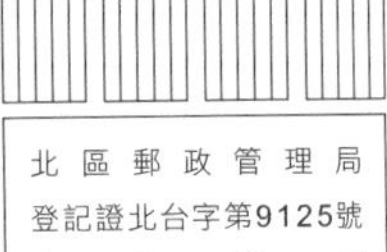

北區郵政管理局
登記證北台字第9125號
免貼郵票

大都會文化事業有限公司

讀者服務部　收

11051台北市基隆路一段432號4樓之9

寄回這張服務卡〔免貼郵票〕

您可以：

◎不定期收到最新出版訊息

◎參加各項回饋優惠活動

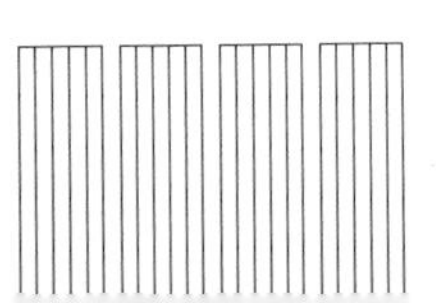

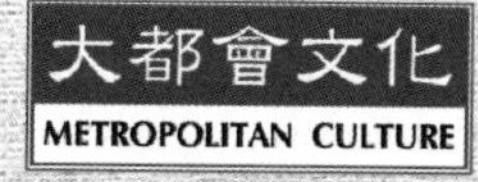
大都會文化
METROPOLITAN CULTURE

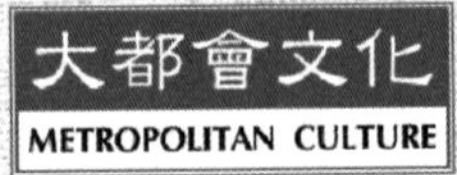
大都會文化
METROPOLITAN CULTURE